T0197266

Weiterbildung Radiologie

Stefan Delorme
Peter Reimer
Wolfgang Reith
Cornelia Schäfer-Prokop
Claudia Schüller-Weidekamm
Markus Uhl
(Hrsg.)

Weiterbildung Radiologie

CME-Beiträge aus: Der Radiologe
Januar 2015 – Dezember 2015

Mit über 217 größtenteils farbigen Abbildungen

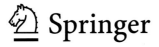 Springer

Herausgeber

Prof. Dr. med. Stefan Delorme (Leitung)
Deutsches Krebsforschungszentrum
Forschungsschwerpunkt Bildgebung
und Radiologie,
Heidelberg, Deutschland

Prof. Dr. med. Peter Reimer
Institut für Diagnostische und Interventionelle
Radiologie
Städtisches Klinikum Karlsruhe, Deutschland

Prof. Dr. med. Wolfgang Reith
Institut für Diagnostische und Interventionelle
Neuroradiologie
Universitätsklinikum des Saarlandes
Homburg/Saar, Deutschland

Prof. Dr. Cornelia Schaefer-Prokop
Meander Medical Center
Amersfoort, Niederlande

Assoc. Prof. PD Dr. med. Claudia Schüller-Weidekamm
Klinik für Radiologie & Nuklearmedizin
AKH der Medizinischen Universität Wien
Wien, Österreich

Prof. Dr. med. Markus Uhl
Klinik für Diagnostische Radiologie, Kinderradiologie,
Neuroradiologie und Interventionelle Radiologie/
Nuklearmedizin
St. Josefskrankenhaus
Freiburg, Deutschland

ISBN 978-3-662-52751-1   ISBN 978-3-662-52752-8 (eBook)
DOI 10.1007/978-3-662-52752-8

Auszug aus: Der Radiologe, Springer-Verlag 2015

Die Deutsche Nationalbibliothek verzeichnet diese Publikation in der Deutschen Nationalbibliografie;
detaillierte bibliografische Daten sind im Internet über http://dnb.d-nb.de abrufbar.

Springer

Umschlaggestaltung: deblik Berlin

Gedruckt auf säurefreiem und chlorfrei gebleichtem Papier

Springer ist Teil von Springer Nature
Die eingetragene Gesellschaft ist Springer-Verlag GmbH Berlin Heidelberg

Inhaltsverzeichnis

1   **Digitale Tomosynthese der Mamma** 1
H. Preibsch, K. C. Siegmann-Luz

2   **Zystische Tumoren des Pankreas** 11
B. Buerke, C. Schülke

3   **Pulmonale Beteiligung bei Kollagenosen** 23
B. Rehbock

4   **Entzündliche Wirbelsäulenerkrankungen: Spondylarthritis. Zentrale Bedeutung der Bildgebung** 37
C. Schueller-Weidekamm

5   **Akute Sportverletzungen und chronische Überlastungsschäden an Vor- und Mittelfuß** .. 47
K. Wörtler, C. Schäffeler

6   **Medikamentöse Therapie in der interventionellen Radiologie** 61
M. Sumkauskaite, M. Bryant, N. Kortes, U. Stampfl, B. Radeleff

7   **Verfahren der Dopplersonographie** 71
K.-V. Jenderka, S. Delorme

8   **Orbita. Teil 1: Anatomie, bildgebende Verfahren und retrobulbäre Läsionen** 89
W. Reith, U. Yilmaz

9   **Akute Aortenerkrankungen: Aktuelle Diagnostik und Therapie** 107
P. Reimer, R. Vosshenrich, M. Storck

10   **Klinisch-forensische Bildgebung: Erfassung und Dokumentation innerer Verletzungsbefunde bei lebenden Gewaltopfern** 121
P. A. Glemser, A. Krauskopf, D. Simons, H. P. Schlemmer, K. Yen

11   **Lokale Bildgebung beim Rektumkarzinom – Update 2015: MRT als „Imaging"-Biomarker** 133
A.-O. Schäfer

12   **Gynäkologische Tumoren im kleinen Becken: Radiologische Diagnostik bei Beckentumoren leicht gemacht** 145
M. Meissnitzer, T. Meissnitzer, R. Forstner

Mitarbeiterverzeichnis

Buerke, B., Prof. Dr. med.
Institut für Klinische Radiologie
Universitätsklinikum Münster
Albert-Schweitzer-Campus 1
48149 Münster

Forstner, R., Prof. Dr. med.
Universitätsinstitut für Radiologie
Landeskrankenhaus Salzburg,
Paracelsus Medizinische Privatuniversität
Müllner Hauptstraße 48
5020 Salzburg, Österreich

Glemser, P. A., Dr. med.
Abteilung Radiologie
Deutsches Krebsforschungszentrum
Im Neuenheimer Feld 280
69120 Heidelberg

Jenderka, K.-V., Prof. Dr. med.
Physik, Sensorik und Ultraschalltechnik
Hochschule Merseburg FB INW
Eberhard-Leibnitz-Str. 2
06217 Merseburg

Preibsch, H.
Abteilung für Diagnostische und Interventionelle
Radiologie
Universitätsklinikum Tübingen
Hoppe-Seyler-Straße 3
72076 Tübingen

Rehbock, B., Dr. med.
Praxis für Diagnostische Radiologie
Spezialgebiet Lunge
Bismarckstr. 45–47
10627 Berlin

Reimer, P., Prof. Dr. med.
Institut für Diagnostische und Interventionelle
Radiologie
Klinikum Karlsruhe
Moltkestraße 90
79133 Karlsruhe

Reith, W., Prof. Dr. med.
Klinik für Diagnostische und Interventionelle
Neuroradiologie
Universitätsklinikum des Saarlandes
Kirrberger Straße 1
66424 Homburg/Saar

Schäfer, A.-O., Prof. Dr. med.
Klinik für Diagnostische und Interventionelle
Radiologie
Klinikum St. Georg Leipzig
Delitzscher Straße 141
04129 Leipzig

Schaefer-Prokop, C., Prof. Dr. med.
Meander Medical Center Amersfoort
Utrechtseweg 160
NL-3800 BM Amersfoort, Niederlande

Schueller-Weidekamm, C., Assoc. Prof. PD Dr. med.
Klinik für Radiologie & Nuklearmedizin
AKH der Medizinischen Universität Wien
Währinger Gürtel 18–20
A-1090 Wien, Österreich

Sumkauskaite, M.
Diagnostische und Interventionelle Radiologie
Universitätsklinikum Heidelberg
Im Neuenheimer Feld 110
69120 Heidelberg

Uhl, M., Prof. Dr. med.
Klinik für Diagnostische Radiologie, Kinderradiologie,
Neuroradiologie und Interventionelle Radiologie/
Nuklearmedizin
St. Josefskrankenhaus
Sautierstraße 1
79104 Freiburg

Wörtler, K., Prof. Dr. med.
Institut für Diagnostische und Interventionelle
Radiologie
Klinikum rechts der Isar der Technischen Universität
München
Ismaninger Straße 22
81675 München

Radiologe 2015 · 55:59–69
DOI 10.1007/s00117-014-2753-0
Online publiziert: 25. Januar 2015
© Springer-Verlag Berlin Heidelberg 2015

Redaktion
S. Delorme, Heidelberg (Leitung)
P. Reimer, Karlsruhe
W. Reith, Homburg/Saar
C. Schäfer-Prokop, Amersfoort
C. Schüller-Weidekamm, Wien
M. Uhl, Freiburg

H. Preibsch[1] · K.C. Siegmann-Luz[2]
[1] Abteilung für Diagnostische und Interventionelle Radiologie,
 Universitätsklinikum Tübingen, Tübingen
[2] Diagnostisches Brustzentrum und Mammografiescreening Brandenburg Ost, Königs Wusterhausen

Digitale Tomosynthese der Mamma

Zusammenfassung

Bei der digitalen Tomosynthese der Mamma werden aus mehreren Niedrigdosisaufnahmen, die aus verschiedenen Winkeln aufgenommen werden, durch Rechenalgorithmen Schichten synthetischer Mammographiebilder erzeugt. Ähnlich wie in der Schnittbildgebung kann das Brustdrüsengewebe auf den Schichtbildern nahezu überlagerungsfrei dargestellt werden. Insbesondere bei hoher mammographischer Brustdichte können so Summationseffekte von echten Herdbefunden differenziert und Architekturstörungen besser sichtbar gemacht werden. Dadurch ist die Tomosynthese im Vergleich zur digitalen Vollfeldmammographie in der Lage, die Karzinomdetektionsrate zu erhöhen und die Anzahl von Kontrolluntersuchungen zu reduzieren. Nachteilig sind die im Vergleich zur digitalen Vollfeldmammographie höhere Strahlendosis und die längere Befundungsdauer der Tomosynthese. In Deutschland wird die Tomosynthese als zusätzliches Verfahren zur digitalen Vollfeldmammographie in der Abklärung unklarer mammographischer Befunde eingesetzt.

Schlüsselwörter

Brustkrebs · Screening · Mammographie · Diagnostische Genauigkeit · Krebsfrüherkennung

Lernziele

Nach der Lektüre dieses Fortbildungsbeitrags …
- kennen Sie die Technik der Tomosynthese der Mamma.
- wissen Sie, was eine virtuelle (= synthetische) 2-D-Mammographie ist.
- wissen Sie, bei welchen Fragestellungen die Tomosynthese eingesetzt werden kann.
- sind Sie über wesentliche Erkenntnisse bisheriger Tomosynthesestudien informiert.
- kennen Sie die Limitationen der Tomosynthese.

Hintergrund

Das Mammakarzinom ist die häufigste maligne Tumorerkrankung der weiblichen Bevölkerung in Deutschland und der westlichen Welt. Neben Verbesserungen in der Brustkrebstherapie ist die Brustkrebsfrüherkennung die einzige Methode, um die durch Brustkrebs bedingte Morbidität und Mortalität zu senken. Die Mammographie ist das einzige für die Brustkrebsfrüherkennung allgemein anerkannte Verfahren [1]. Dabei hat die **digitale Vollfeldmammographie (2-D-Mammographie)** mittlerweile die Film-Folien-Mammographie weitgehend ersetzt und stellt heutzutage das Standardverfahren zur Mammakarzinomdetektion dar. Bei vollständiger Fettgewebsinvolution erlaubt die Mammographie eine Karzinomdetektion mit einer Sensitivität von annähernd 100%. Die mammographische Sensitivität nimmt mit steigender Brustdichte durch Drüsenparenchymüberlagerung ab und beträgt bei sehr hoher Brustdichte nur noch rund 50% [2].

Die **digitale Tomosynthese der Mamma (synonym: 3-D-Mammographie)** ist ein seit 2008 in Deutschland kommerziell erhältliches und seit 2011 von der Food and Drug Administration (FDA) in Kombination mit der 2-D-Mammographie in den USA zugelassenes Verfahren [3], mit dem eine weitgehend überlagerungsfreie Darstellung des Brustdrüsengewebes möglich ist. Insbesondere bei höherer Brustdichte (ACR 3 und 4) können auch solche Karzinome dargestellt werden, die aufgrund von Überlagerungsphänomenen in der Mammographie nicht detektierbar sind. Die Verfügbarkeit der digitalen Tomosynthese ist derzeit noch limitiert, jedoch ist eine kontinuierliche Zunahme von tomosynthesefähigen Mammographiegeräten insbesondere auch in den USA zu verzeichnen [4].

Ziel des vorliegenden Fortbildungsbeitrags ist die Vermittlung der technischen Grundlagen der digitalen Tomosynthese der Mamma, die Darstellung der Vor- und Nachteile gegenüber der 2-D-Mammographie sowie die Vorstellung aktueller wissenschaftlicher Studien und des derzeitigen klinischen Stellenwerts der Tomosynthese in der Brustkrebsdiagnostik.

Die Mammographie ist das einzige für die Brustkrebsfrüherkennung allgemein anerkannte Verfahren

Digital breast tomosynthesis

Abstract

In digital breast tomosynthesis several low dose mammograms are acquired from different angles to calculate thin slices of synthetic mammograms from algorithms. Similar to computed tomography and magnetic resonance imaging, breast tomosynthesis provides breast images which are virtually free from superimposition. This is in particular important in cases of high mammographic density to differentiate real masses and architectural distortions from the overlying parenchyma. In comparison to full field digital mammography tomosynthesis can improve the cancer detection rate and reduce the recall rate. The limitations of tomosynthesis are the higher radiation dose and the longer reporting time compared to full field digital mammography. Until the radiation dose can be significantly reduced it is advisable to use tomosynthesis in addition to full field digital mammography primarily for the assessment of suspicious mammographic findings and not for breast cancer screening.

Keywords

Breast neoplasms · Screening · Mammography · Diagnostic accuracy · Early detection of cancer

Tab. 1	Funktionseigenschaften der aktuell erhältlichen Tomosynthesegeräte. (In Anlehnung an [5])						
	General Electric Essential	Hologic Selenia Dimensions	IMS Giotto TOMO	Philips Microdose	Planmed Clarity3D	Siemens Mammomat Inspiration	Fujifilm Amulet Innovality
Röhren-bewegung	„Step and shoot"	Kontinuier-lich	„Step and shoot"	Kontinuier-lich	Kontinui-erlich,"sync and shoot"	Kontinuier-lich	Kontinui-erlich
Rotations-winkel (°)	25	15	40	n. a.[a]	30	50	15/40
Anzahl der Projektionen	9	15	13	21	15	25	15
[a]Röhrenbewegung: 34. *n. a.* nicht angegeben.							

Technik

Funktionsprinzip

Die Durchführung der Tomosynthese erfolgt an einem digitalen Mammographiegerät mit integrierter Tomosynthesefunktion. Grundsätzlich können alle in der 2-D-Mammographie gebräuchlichen digitalen Detektoren verwendet bzw. alle derzeit gebräuchlichen digitalen Mammographiegeräte umgebaut werden. Lediglich Speicherfoliengeräte sind nicht tomosynthesefähig. Auch die Einstelltechnik der 2-D- und der 3-D-Mammographie ist identisch. Die Tomosynthese kann bei einem Hersteller während einer Brustkompression gemeinsam mit einer 2-D-Mammographie akquiriert werden („combo mode"). Bei den übrigen Herstellern erfolgt die Tomosynthese als separate Untersuchung. Je nach Hersteller differiert die Anzahl der Niedrigdosisaufnahmen pro Röntgenröhrenrotation sowie der Rotationswinkel ([5]; ◻ **Tab. 1**).

Dabei sind sowohl eine kontinuierliche Bogenbewegung der Röntgenröhre um die Brust während der Bildakquisition als auch eine Abstoppung des Geräts bei jeder Aufnahme („**Step-and-shoot**"-**Technik**) möglich (◻ **Abb. 1**).

Die Scan-Dauer liegt je nach Hersteller zwischen 4 und 25 s, die Rekonstruktionszeit beträgt wenige Sekunden. Dabei ist ein größerer Scan-Winkel mit einer höheren Ortsauflösung in der Z-Achse vergesellschaftet. Allerdings ist anzunehmen, dass Bewegungsartefakte mit längerer Scan-Dauer zunehmen. Es liegen hierzu jedoch bislang keine publizierten Daten vor. Es ist noch nicht ausreichend evaluiert, welche Technik (Scan-Winkel, Aufnahmenanzahl, Röntgendosis, Röntgenstrahlenqualität, Detektorart) die besten Tomosynthesebilder liefert [6]. Aus den gewonnenen Bilddaten der Niedrigdosisserie einer Tomosynthese können durch Rechenalgorithmen synthetische Mammographieebenen erstellt werden. Das Grundprinzip ist hierbei eine geeignete Verschiebung und Summation von Bilddaten („**shift and add**"), wodurch die in der jeweiligen Schicht befindlichen Strukturen verstärkt werden. Zur Reduktion von Artefakten vor allem durch nicht in der jeweiligen Schicht befindliche Strukturen wurden weitere Rechenalgorithmen entwickelt [6]. Das Rechenergebnis ist ein aus vielen dünnen Schichten bestehender Mammographiedatensatz. Summationseffekte der 2-D-Mammographie können so weitgehend eliminiert werden ([7]; ◻ **Abb. 2, 3**). Die Schichtdicken geben dabei nicht wie bei der Computertomographie die Dicke einer rekonstruierten Schicht, sondern den Abstand von konsekutiv berechneten Tomosyntheseschichten an. Da diese einzelnen Schichten bei der Befundung an einer geeigneten Workstation durchgeblättert werden können und so der Eindruck eines lückenlosen 3-D-Datensatzes entsteht, wird die Tomosynthese der Mamma synonym als 3-D-Mammographie bezeichnet, auch wenn dies nicht ganz den Tatsachen entspricht. Die Schichtdicken bzw. Abstände zwischen den Tomosyntheseschichten differieren je nach Hersteller und Rechenalgorithmus. Meist werden Schichtabstände von 0,5 oder 1 mm gewählt. Eine Zusammenfassung mehrerer Schichten („**thick slab**") ist an der Workstation möglich und kann z. B. zur Darstellung von Mikrokalkgruppen, die sich auf mehreren Schichten befinden, sinnvoll sein [6]. Allerdings haben bisherige Studien gezeigt, dass die Tomosynthese keine signifikant verbesserte Diagnose von Mikroverkalkungen erlaubt [8], sodass zur Abklärung unklarer Mikroverkalkungen weiterhin Kompressionsvergrößerungsaufnahmen sinnvoll erscheinen.

Es ist noch nicht ausreichend evaluiert, welche Technik die besten Tomosynthesebilder liefert

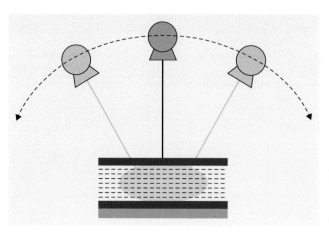

Abb. 1 ◀ Schema der Bogenbewegung um die komprimierte Brust bei der Anfertigung einer Tomosynthese. (Mit freundlicher Genehmigung von J. Strobel)

Synthetische (= virtuelle) 2-D-Mammographie

Die Tomosynthese ist als mammographisches Zusatzverfahren entwickelt worden. Nach Meinung der Autoren sollten zur Befundung weiterhin auch 2-D-Mammographien zur Verfügung stehen, da diese im Gegensatz zur Tomosynthese eine vollständige Übersichtsaufnahme der Brust und damit wichtige Informationen liefern. Durch geeignete Rechenalgorithmen können aus den Tomosynthesebildern virtuelle (= synthetische) 2-D-Mammographien berechnet werden. Diese gleichen vom Bildeindruck her „echten" digitalen Vollfeldmammographien. Erste klinische Ergebnisse zeigen, dass die diagnostische Genauigkeit der synthetischen 2-D-Mammographie allein oder in Kombination mit der Tomosynthese derjenigen der „echten" digitalen 2-D-Mammographie allein oder in Kombination mit der Tomosynthese vergleichbar ist [9, 10, 11].

Seit dem Jahr 2013 ist die Verwendung der synthetischen 2-D-Mammographie in den USA von der FDA zur Befundung zugelassen. In Deutschland ist eine entsprechende behördliche Genehmigung noch nicht erfolgt. Daher kann die Kombination aus virtueller 2-D-Mammographie und Tomosynthese derzeit noch nicht als Ersatz für die digitale Vollfeldmammographie eingesetzt werden.

Klinische Studienergebnisse

Einsatz der Tomosynthese im Mammographiescreening

Architekturstörungen, die bei Karzinomen zumeist aufgrund einer desmoplastischen Umgebungsreaktion entstehen, können durch Summationseffekte in der 2-D-Mammographie maskiert und auf Tomosyntheseaufnahmen als spikulierte Strukturen sichtbar werden ([12]; ◘ **Abb. 3**). In mehreren Studien konnte nachgewiesen werden, dass die Tomosynthese mit einer höheren Sensitivität bzw. Karzinomdetektionsrate im Vergleich zur digitalen 2-D-Mammographie einhergeht [13, 14]. Neben der verbesserten Karzinomdetektion kann die Tomosynthese die Rate falsch-positiver Befunde reduzieren. Eine prospektive Vergleichsstudie mit 7292 Frauen, die im Rahmen des Mammographiescreenings untersucht wurden, kam zu dem Ergebnis, dass 20 von 59 Karzinomen nur durch die Kombination von Tomosynthese und digitaler 2-D-Mammographie detektiert wurden. Die Detektionsraten bei 1000 Untersuchungen waren 5,3 Karzinome mittels 2-D-Mammographie und 8,1 Karzinome mittels Kombination von 2-D-Mammographie und Tomosynthese. Es traten keine falsch-negativen Befunde, d. h. Karzinome, die nur mit der 2-D-Mammographie und nicht mit der Tomosynthese detektiert wurden, auf [13]. Dieselben Autoren berichten, dass sie durch die Einführung der additiven Tomosynthese im Mammographiescreening die Rate falsch-positiver Recalls, d. h. benigner Veränderungen, die aufgrund auffälliger Mammographiebefunde weiter abgeklärt wurden, um 17% reduzieren konnten. Auch in einer großen retrospektiven Studie führte die Kombination von Tomosynthese und 2-D-Mammographie zu einer Senkung der Wiedereinbestellungsrate und zu einer Erhöhung der Karzinomdetektionsrate (von 4,2 auf 5,4 pro 1000 Untersuchungen; [14]). Ähnliche Ergebnisse, bezogen auf die Wiedereinbestellungsrate, wurden von anderen Autoren publiziert [15]. Hier war die ergänzende Tomosynthese mit einer reduzierten Abklärungsrate im Mammographiescreening vergesellschaftet.

Die Tomosynthese ist als mammographisches Zusatzverfahren entwickelt worden

Die synthetische 2-D-Mammographie ist in Deutschland noch nicht zur Befundung zugelassen

Neben der verbesserten Karzinomdetektion kann die Tomosynthese die Rate falsch-positiver Befunde reduzieren

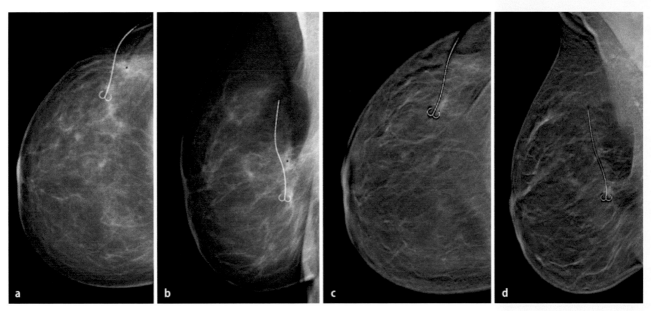

Abb. 2 ▲ 43-jährige Patientin mit histologisch gesichertem Mammakarzinom (durch die Drahtspitze markiert) und einer in den präoperativen Aufnahmen neu abgrenzbaren Verdichtung (*Stern*, **a** CC, **b** ML): In der anschließend durchgeführten Tomosynthese (**c** CC, **d** MLO) löst sich diese Verdichtung vollständig auf, sodass sich der Verdacht eines weiteren Karzinomherds nicht erhärtet [Histologie: unifokales invasives duktales Mammakarzinom (NST) G3 mit 13 mm Größe]

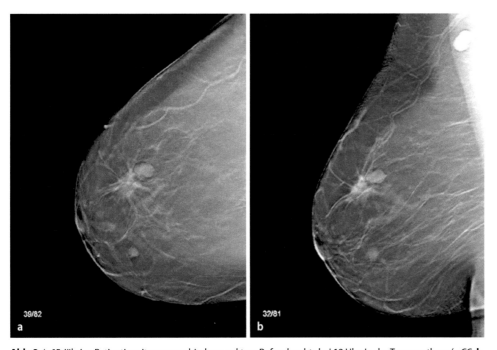

Abb. 3 ▲ 65-jährige Patientin mit sonographisch suspektem Befund rechts bei 12 Uhr: In der Tomosynthese (**a** CC, **b** MLO) rechts oben außen spikulierter BI-RADS®-5-Befund mit Nachweis von 2 weiteren glatt berandeten BI-RADS®-3-Befunden. Diese sich teilweise mammographisch überlagernden Befunde können in der Tomosynthese besser voneinander abgegrenzt und beurteilt werden [Histologie: unifokales 30 mm messendes (T2) invasiv-lobuläres Mammakarzinom mit Infiltration eines benachbarten, regressiv veränderten Fibroadenoms]

Durch die bessere Befundabgrenzbarkeit erlaubt die Tomosynthese der Mamma im Vergleich zur 2-D-Mammographie nicht nur eine bessere Karzinomdetektion, sondern auch eine genauere Karzinomgrößenbestimmung ([16]; ◘ **Abb. 4**).

Die Tomosynthese der Mamma erlaubt im Vergleich zur 2-D-Mammographie auch eine genauere Karzinomgrößenbestimmung

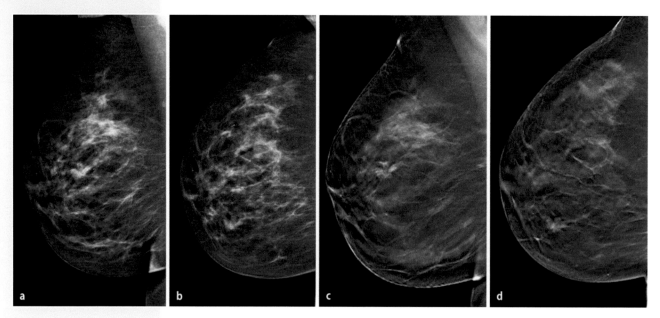

Abb. 4 ▲ 49-jährige Patientin mit sonographischem BI-RADS®-5-Befund rechts bei 2 Uhr (nicht dargestellt): In der 2-D-Mammographie der rechten Mamma Nachweis einer Verdichtung in der MLO-Aufnahme (**a**) mit nur flauem Korrelat in der CC-Ebene (**b**). In der Tomosynthese der rechten Mamma (**c** MLO, **d** CC) demarkiert sich die lobulierte, maximal 19 mm durchmessende Opazität rechts oben innen bei 2 Uhr mit spikulierten Ausläufern, BI-RADS® 5; histologisch Nachweis eines unifokalen, 19 mm messenden (pT1c) invasiv-duktalen Mammakarzinoms

Einsatz der Tomosynthese in der Abklärungsdiagnostik

In einer Studie wurde die diagnostische Genauigkeit von Ein-Ebenen-Tomosynthese und Ein-Ebenen-Tubuskompressionsaufnahme in der Abklärung mammographisch auffälliger Befunde vergleichend analysiert. Dabei war die Tomosynthese der Tubuskompressionsaufnahme signifikant überlegen [17].

Eine weitere Studie untersuchte die Wertigkeit einer Tomosynthese bei Patientinnen mit mammographischen BI-RADS®-4- oder -5-Läsionen. Die Autoren berichten, dass die Tomosynthese bei 10% der Patientinnen mehr Befunde als die Mammographie zeigte und dass zudem das lokale Staging bei Patientinnen mit Mammakarzinom optimiert werden konnte. Allerdings war die Tomosynthese dabei der MR-Mammographie unterlegen [18].

Der Einfluss der Tomosynthese auf die Karzinomdetektion bei Patientinnen, die aufgrund von auffälligen Befunden im Mammographiescreening zur Abklärung einbestellt worden waren, wurde in einer anderen Studie untersucht. Hier konnte durch die Tomosynthese eine Erhöhung der Karzinomdetektionsrate um 20% erzielt werden [19].

In einer weiteren Studie konnte gezeigt werden, dass insbesondere Frauen mit BI-RADS®-0-Befunden aus dem Mammgraphiescreening, bei denen Architekturstörungen abgeklärt werden sollten, vom Einsatz der Tomosynthese profitierten. Dabei gelang mittels Tomosynthese nicht nur eine bessere Darstellung der vorbeschriebenen Architekturstörungen, sondern auch die Entdeckung mammographisch okkulter Architekturstörungen. Die Karzinomdetektionsrate in mammographisch okkulten Architekturstörungen betrug 21% [20]. Die subjektive Sicherheit bei der Befundung der Tomosynthese ist im Vergleich zur Mammographie und zu mammographischen Zusatzaufnahmen teilweise so groß, dass die befundenden Radiologen auf einen ergänzenden Ultraschall verzichten können [21]. Allerdings sollte bei unklaren und suspekten Befunden (BI-RADS® 3–5) entsprechend den Empfehlungen der S3-Leitlinie immer ein ergänzender Ultraschall erfolgen, um eine noch bessere diagnostische Einschätzung vorzunehmen zu können und festzustellen, ob eine ultraschallgestützte Biopsie möglich ist [1].

Die subjektive Sicherheit bei der Befundung der Tomosynthese ist teilweise so groß, dass auf einen ergänzenden Ultraschall verzichtet werden kann

Ein- versus Zwei-Ebenen-Tomosynthese

In einer Studie wurde untersucht, ob die Tomosynthese bereits in einer Ebene eine mit der Zwei-Ebenen-Mammographie vergleichbare diagnostische Genauigkeit aufweist. Die Autoren konnten zeigen, dass die in einer Ebene (MLO) durchgeführte Tomosynthese einer digitalen Mammographie in 2 Ebenen (CC und MLO) in Bezug auf Sensitivität und Spezifität beim Mammakarzinom nicht unterlegen ist [22]. Andere Autoren berichten, dass die Tomosynthese in 2 Ebenen signifikant besser abschneidet als die Mammographie in 2 Ebenen, eine Tomosyntheseebene allein jedoch nicht, weshalb Letztere nicht ausreicht [23]. Eine weitere Studie zeigte hingegen eine signifikant erhöhte Sensitivität bereits schon durch eine Ebene [24]. Wenn die Tomosynthese lediglich in einer Projektion durchgeführt wird, dann sollte nach Meinung der Autoren einer weiteren Studie die MLO-Ebene bevorzugt werden [25]. Dies ist vermutlich darauf begründet, dass im Vergleich zur CC-Projektion ein größerer Ausschnitt der Brustdrüse dargestellt wird. Dies gilt vor allem für thoraxwandnahe und axilläre Abschnitte.

Tomosynthesegestützte Vakuumbiopsie

Die Tomosynthesetechnik kann nicht nur zur Optimierung der mammographischen Diagnostik, sondern auch zur Steuerung von Brustbiopsien oder -markierungen herangezogen werden. Dies ist insbesondere in solchen Fällen vorteilhaft, in denen die Befunde lediglich in der Tomosynthese sicher lokalisiert werden können (z. B. 2-D-mammographisch okkulte oder nur in einer Ebene sichtbare Läsionen). Zudem ist im Gegensatz zur stereotaktischen Biopsie oder Markierung lediglich eine Kontrollaufnahme (Tomosynthesebildserie) anstelle eines Stereobildpaars notwendig. Dadurch können die Untersuchungszeit und vermutlich auch die Strahlenexposition reduziert werden. Bisher wird das Verfahren nur von einem Hersteller angeboten. In einer ersten Publikation zur tomosynthesegestützten Vakuumbiopsie konnte gezeigt werden, dass das Verfahren gut funktioniert und mit einer kurzen Untersuchungszeit einhergeht [26].

> Die Tomosynthesetechnik kann nicht nur zur Optimierung der mammographischen Diagnostik, sondern auch zur Steuerung von Brustbiopsien oder -markierungen herangezogen werden

Limitationen der Tomosynthese

Strahlendosis

Die Strahlendosis einer Tomosynthese in einer Ebene beträgt etwa das 1,1- bis 1,9-Fache einer 2-D-Mammographie in einer Ebene [27]. In bislang publizierten Studien beträgt die Parenchymdosis der Tomosynthese pro Brust etwa 1,5–4 mGy [28]. Damit liegt die Tomosynthese mit ihrer Strahlendosis innerhalb des von den europäischen Leitlinien empfohlenen Bereichs für die Mammographie [29]. Andere Autoren berichten, dass 3-D- und 2-D-Mammographie mit ähnlichen Strahlendosen pro Untersuchung vergesellschaftet sind [6]. Allerdings ist die Strahlendosis stark von der Detektorart und den individuellen Geräteeinstellungen abhängig. Analog zur 2-D-Mammographie steigt die Strahlendosis der Tomosynthese mit zunehmender Kompressionsdicke der Brust an [28]. Ziel ist es, einen optimalen Kompromiss zwischen Strahlendosis und Bildqualität zu finden. Insgesamt muss man davon ausgehen, dass mit den heutigen technischen Gegebenheiten für eine qualitativ hochwertige Tomosynthese die 1- bis 2-fache Parenchymdosis einer digitalen Vollfeldmammographie notwendig ist. Da die diagnostische Genauigkeit der Zwei-Ebenen-Tomosynthese der der Ein-Ebenen-Tomosynthese überlegen ist, sollte eine alleinige Ein-Ebenen-Tomosynthese nur dann erfolgen, wenn dies aus strahlenhygienischen Gründen gerechtfertigt ist (z. B. Patientin <40 Jahre mit erhöhtem Mammakarzinomrisiko und unklarem Mammographiebefund nur in einer Ebene).

> Die Strahlendosis der Tomosynthese liegt innerhalb des von den europäischen Leitlinien empfohlenen Bereichs für die Mammographie

> Eine alleinige Ein-Ebenen-Tomosynthese sollte nur dann erfolgen, wenn dies aus strahlenhygienischen Gründen gerechtfertigt ist

Zur Strahlendosisreduktion bei der Tomosynthese werden neben technisch-apparativen Veränderungen [30] vor allem folgende Vorgehensweisen diskutiert:

1. In der Abklärung: Durchführung einer Ein-Ebenen-Tomosynthese (MLO; [22]); zusätzlich ist hier an die Magnetresonanztomographie (MRT) der Mamma zu denken, welche ohne Strahlenexposition auskommt und in einer vergleichenden Studie zumindest beim Staging von Patientinnen mit Mammakarzinom der Tomosynthese bezüglich der Sensitivität überlegen war [18].
2. In der Implementierung im Screening: Berechnung einer synthetischen 2-D-Mammographie aus den Tomosynthesedaten, um eine „echte" 2-D-Mammographie einzusparen [9, 10].

Befundungszeit

Es konnte gezeigt werden, dass die Kombination aus 2-D-Mammographie und Tomosynthese mit einer signifikant längeren Befundungszeit im Vergleich zur alleinigen 2-D-Mammographie einhergeht [31]. Allerdings sinkt in derselben Studie der zusätzliche Zeitaufwand für die Befundung mit zunehmender Erfahrung des Befunders. Der erfahrenste Befunder erzielte sogar gleiche Befundungszeiten für 2-D-Mammographie und die Kombination aus 2-D- und 3-D-Mammographie. Andere Autoren [32] zeigten, dass die mittlere Befundungszeit im Mammographiescreening durch Hinzuziehung der 3-D-Mammographie in etwa verdoppelt wird (2D: 33 s; 2D und 3D: 77 s). Allerdings führt die Tomosynthese im Mammographiescreening zu einer höheren diagnostischen Genauigkeit (höhere Sensitivität und Spezifität) und einer reduzierten Abklärungsrate. Dadurch ist wiederum eine Zeitersparnis möglich, da die Patientin nicht erneut einbestellt werden muss.

Zusammenfassung und Ausblick

Die Kombination aus digitaler Vollfeldmammographie (2-D) und Tomosynthese der Mamma (3-D) führt zu einer Verbesserung der diagnostischen Genauigkeit im Mammographiescreening und in der kurativen Mammographie. Insbesondere können durch die 3-D-Mammographie nicht nur die Karzinomdetektionsrate gesteigert, sondern auch die Recall- und die Falsch-Positiv-Rate gesenkt werden. In der Abklärung eines mammographischen Befunds sollte eine Tomosynthese möglichst in 2 Ebenen erfolgen. Wenn der Befund nur in einer mammographischen Projektion sichtbar ist und aus strahlenhygienischen Gründen nur eine Ein-Ebenen-Tomosynthese erfolgt, sollte diejenige Ebene für die Tomosynthese gewählt werden, die den Befund am besten zeigt. Falls kein mammographischer Befund vorhanden sein sollte und nur eine Tomosyntheseebene erfolgen soll, ist der MLO-Tomosynthese der Vorzug zu geben.

Es sollte keine isolierte Befundung der Tomosynthese, sondern eine Kombination aus 2-D-und 3-D-Mammographie erfolgen. Die 2-D-Mammographie kann als synthetische (synonym: virtuelle) 2-D-Mammographie aus den 3-D-Daten errechnet werden, sodass keine erneute Strahlenexposition notwendig ist. Bisherige Studienergebnisse zeigen, dass die synthetische 2-D-Mammographie der „echten" digitalen Vollfeldmammographie in der diagnostischen Aussagekraft mindestens ebenbürtig ist und Letztere dadurch ersetzt werden könnte. Aufgrund der bisher nicht erfolgten behördlichen Genehmigung in Deutschland wird die alleinige Tomosynthese (± synthetische 2-D-Mammographie) nicht als Ersatz für die digitale Vollfeldmammographie in der Brustkrebsfrüherkennung eingesetzt. Daher ist der Einsatz der Tomosynthese in Deutschland derzeit auf die Abklärung mammographisch unklarer Befunde beschränkt.

In ersten Studien ist die tomosynthesegestützte Vakuumbiopsie schnell und mit einer geringen Strahlendosis vergesellschaftet. Vergleichsstudien mit der stereotaktischen Vakuumbiopsie fehlen bislang. Da das Verfahren bisher nur an wenigen Standorten verfügbar ist, sind weitere Daten zur Validierung dieser Ergebnisse notwendig. Eine Ablösung der stereotaktischen Vakuumbiopsie durch tomosynthesegesteuerte Verfahren erscheint wahrscheinlich.

Fazit für die Praxis

- **Die zusätzliche Tomosynthese der Mamma erhöht die diagnostische Genauigkeit (Sensitivität und Spezifität) der alleinigen digitalen Vollfeldmammographie. Dies gilt insbesondere für die Detektion von Architekturstörungen in einer mammographisch dichten Brust.**
- **Die Tomosynthese der Mamma ist zur Abklärungsdiagnostik im Screening und bei symptomatischen Patientinnen gleichermaßen gut geeignet. Die Tomosynthese ist dabei der Tubuskompressionsaufnahme bei Architekturstörungen und fraglichen Herdbefunden überlegen.**
- **Die Mikrokalkdiagnostik wird durch die Tomosynthese nicht verbessert. Hier sind weiterhin Vergrößerungsmammographien in 2 Ebenen (CC und ML) zur diagnostischen Einschätzung (vor Biopsie) notwendig.**

- Die Tomosynthese mit synthetischer 2-D-Mammographie ist bislang nicht in ausreichendem Umfang verfügbar. Das Verfahren hat das Potenzial, die digitale Vollfeldmammographie zu ersetzen.

Korrespondenzadresse

H. Preibsch
Abteilung für Diagnostische und Interventionelle Radiologie, Universitätsklinikum Tübingen, Hoppe-Seyler-Str. 3, 72076 Tübingen
heike.preibsch@med.uni-tuebingen.de

Einhaltung ethischer Richtlinien

Interessenkonflikt. H. Preibsch und K.C. Siegmann-Luz geben an, dass kein Interessenkonflikt besteht.

Dieser Beitrag beinhaltet keine Studien an Menschen oder Tieren.

Literatur

1. Leitlinienprogramm Onkologie der AWMF, Deutschen Krebsgesellschaft e. V. und Deutschen Krebshilfe e. V. (Hrsg) (2012) Interdisziplinäre S3-Leitlinie für die Diagnostik, Therapie und Nachsorge des Mammakarzinoms. 3. Aufl. Zuckerschwerdt, Germering
2. Kolb TM, Lichy J, Newhouse JH (2002) Comparison of the performance of screening mammography, physical examination, and breast US and evaluation of factors that influence them: an analysis of 27,825 patient evaluations. Radiology 225:165–175
3. US Food and Drug Administration. Selenia Dimensions 3D System-P080003. http://www.accessdata.fda.gov/cdrh_docs/pdf8/p080003a.pdf. Zugegriffen: 18. Nov. 2014
4. Hardesty LA, Kreidler SM, Glueck DH (2014) Digital breast tomosynthesis utilization in the United States: a survey of physician members of the Society of Breast Imaging. J Am Coll Radiol 11:594–599
5. European Reference Organisation for Quality Assured Breast Screening and Diagnostic Services (2014) Protocol for the Quality Control of the Physical and Technical Aspects of Digital Breast Tomosynthesis Systems, Draft Version 0.15
6. Kopans DB (2014) Digital breast tomosynthesis from concept to clinical care. Am J Roentgenol 202:299–308
7. Semturs F, Sturm E, Gruber R et al (2010) Physical aspects of different tomosynthesis systems. Radiologe 50:982–990
8. Rafferty EA, Park JM, Philpotts LE et al (2013) Assessing radiologist performance using combined digital mammography and breast tomosynthesis compared with digital mammography alone: results of a multicenter, multireader trial. Radiology 266:104–113

9. Skaane P, Bandos AI, Eben EB et al (2014) Two-view digital breast tomosynthesis screening with synthetically reconstructed projection images: comparison with digital breast tomosynthesis with full-field digital mammographic images. Radiology 271:655–663
10. Zuley ML, Guo B, Catullo VJ et al (2014) Comparison of two-dimensional synthesized mammograms versus original digital mammograms alone and in combination with tomosynthesis images. Radiology 271:664–671
11. Van Schie G, Mann R, Imhof-Tas M et al (2013) Generating synthetic mammograms from reconstructed tomosynthesis volumes. IEEE Trans Med Imaging [Epub ahead of print]
12. Poplack SP, Tosteson TD, Kogel CA et al (2007) Digital breast tomosynthesis: initial experience in 98 women with abnormal digital screening mammography. Am J Roentgenol 189:616–623
13. Ciatto S, Houssami N, Bernardi D et al (2013) Integration of 3D digital mammography with tomosynthesis for population breast-cancer screening (STORM): a prospective comparison study. Lancet Oncol 14:583–589
14. Friedewald SM, Rafferty EA, Rose SL et al (2014) Breast cancer screening using tomosynthesis in combination with digital mammography. JAMA 311:2499–2507
15. Haas BM, Kalra V, Geisel J et al (2013) Comparison of tomosynthesis plus digital mammography and digital mammography alone for breast cancer screening. Radiology 269:694–700
16. Förnvik D, Zackrisson S, Ljungberg O et al (2010) Breast tomosynthesis: accuracy of tumor measurement compared with digital mammography and ultrasonography. Acta Radiol 51:240–247

17. Morel JC, Iqbal A, Wasan RK et al (2014) The accuracy of digital breast tomosynthesis compared with coned compression magnification mammography in the assessment of abnormalities found on mammography. Clin Radiol 69:1112–1116
18. Mercier J, Kwiatkowski F, Abrial C et al (2014) The role of tomosynthesis in breast cancer staging in 75 patients. Diagn Interv Imaging [Epub ahead of print]
19. Margolies L, Cohen A, Sonnenblick E et al (2014) Digital breast tomosynthesis changes management in patients seen at a tertiary care breast center. ISRN Radiol 2014:658929
20. Partyka L, Lourenco AP, Mainiero MB (2014) Detection of mammographically occult architectural distortion on digital breast tomosynthesis screening: initial clinical experience. Am J Roentgenol 203:216–222
21. Hakim CM, Chough DM, Ganott MA et al (2010) Digital breast tomosynthesis in the diagnostic environment: a subjective side-by-side review. Am J Roentgenol 195:W172–W176
22. Gennaro G, Toledano A, Maggio C di et al (2010) Digital breast tomosynthesis versus digital mammography: a clinical performance study. Eur Radiol 20:1545–1553
23. Wallis MG, Moa E, Zanca F et al (2012) Two-view and single-view tomosynthesis versus full-field digital mammography: high-resolution X-ray imaging observer study. Radiology 262:788–796
24. Waldherr C, Cerny P, Altermatt HJ et al (2013) Value of one-view breast tomosynthesis versus two-view mammography in diagnostic workup of women with clinical signs and symptoms and in women recalled from screening. Am J Roentgenol 200:226–231

25. Baker JA, Lo JY (2011) Breast tomosynthesis: state-of-the-art and review of the literature. Acad Radiol 18:1298–1310
26. Viala J, Gignier P, Perret B et al (2013) Stereotactic vacuum-assisted biopsies on a digital breast 3D-tomosynthesis system. Breast J 19:4–9
27. Shin SU, Chang JM, Bae MS et al (2014) Comparative evaluation of average glandular dose and breast cancer detection between single-view digital breast tomosynthesis (DBT) plus single-view digital mammography (DM) and two-view DM: correlation with breast thickness and density. Eur Radiol 25:1–8
28. Olgar T, Kahn T, Gosch D (2012) Average glandular dose in digital mammography and breast tomosynthesis. Rofo 184:911–918
29. Perry N, Broeders M, Wolf C de et al (2008) European guidelines for quality assurance in breast cancer screening and diagnosis. Fourth edition – summary document. Ann Oncol 19:614–622
30. Malliori A, Bliznakova K, Sechopoulos I et al (2014) Breast tomosynthesis with monochromatic beams: a feasibility study using Monte Carlo simulations. Phys Med Biol 59:4681–4696
31. Dang PA, Freer PE, Humphrey KL et al (2014) Addition of tomosynthesis to conventional digital mammography: effect on image interpretation time of screening examinations. Radiology 270:49–56
32. Bernardi D, Ciatto S, Pellegrini M et al (2012) Application of breast tomosynthesis in screening: incremental effect on mammography acquisition and reading time. Br J Radiol 85:e1174–e1178

Radiologe 2015 · 55:145–157
DOI 10.1007/s00117-014-2770-z
Online publiziert: 4. Februar 2015
© Springer-Verlag Berlin Heidelberg 2015

Redaktion
S. Delorme, Heidelberg (Leitung)
P. Reimer, Karlsruhe
W. Reith, Homburg/Saar
C. Schäfer-Prokop, Amersfoort
C. Schüller-Weidekamm, Wien
M. Uhl, Freiburg

B. Buerke · C. Schülke
Institut für Klinische Radiologie, Münster

Zystische Tumoren des Pankreas

Zusammenfassung

Mit zunehmender Häufigkeit werden zystische Pankreasläsionen bei asymptomatischen Patienten als Zufallsbefund in der Multislice-Computertomographie oder bei Magnetresonanztomographieuntersuchungen des Abdomens entdeckt. Die meisten dieser Läsionen weisen eine Größe von weniger als 2 cm auf, was ihre Differenzialdiagnose erschwert. Dennoch lässt die hoch auflösende moderne Bildgebung auch bildmorphologisch eine zunehmend detailliertere morphologische Charakterisierung und somit bessere differenzialdiagnostische Aufarbeitung zu. Parallel hat sich innerhalb der letzten Jahre ein zunehmend differenziertes Verständnis der Histopathologie zystischer Pankreasläsionen entwickelt. Radiologen haben neben der intraduktalen papillären muzinösen Neoplasie (IPMN) vor allem die seröse zystische Neoplasie (SZN) und die muzinöse zystische Neoplasie (MZN) zu unterscheiden. Die korrekte Benennung einer zystischen Pankreasläsion, das Erkennen einer malignen Transformation und insbesondere die Abgrenzung von einem malignen Pankreastumor ist dabei nur mit fundierten Kenntnissen des pathomorphologischen Aufbaus unter Berücksichtigung der Alters- und Geschlechterverteilung der jeweiligen Läsion möglich. Neben der Differenzialdiagnose stellt jedoch insbesondere die Entscheidung über das weitere Prozedere, z. B. die Empfehlung von Verlaufskontrollen oder die erforderliche Vorstellung zu einer operativen Versorgung, den Radiologen vor größere Probleme. Die korrekte Empfehlung im Rahmen des weiteren radiologischen Managements ist deshalb von besonderer Bedeutung, da einige der zystischen Pankreastumoren das Potenzial zur malignen Transformation entlang einer Adenom-Karzinom-Sequenz aufweisen und daher mit einem entsprechenden Malignomrisiko verbunden sind. Der vorliegende Beitrag soll einen Überblick über die Komplexität der zystischen Pankreastumoren sowie die erforderlichen Empfehlungen im Rahmen des weiteren klinisch-radiologischen Managements geben.

Schlüsselwörter

Zystische Pankreasläsionen · Intraduktale papilläre muzinöse Neoplasie · Seröse zystische Neoplasie · Muzinöse zystische Neoplasie · Klinisch-radiologisches Management

Lernziele

Nach Absolvieren dieser Fortbildungseinheit …
- sind Sie in der Lage, die wichtigsten zystischen Pankreasläsionen anhand der Bildgebung zu differenzieren.
- wissen Sie, welche der zystischen Pankreasläsionen einer bildgebenden Verlaufskontrolle zuführen sind.
- können Sie die Notwendigkeit einer weiteren histologischen Abklärung, z. B. mittels EUS oder ERCP, sicher einschätzen.

Hintergrund

In bis zu 45% durchgeführter Computertomographie (CT)- und Magnetresonanztomographie (MRT)-Untersuchungen finden sich inzidentelle zystische Pankreasläsionen bei klinisch asymptomatischen Patienten [1, 2, 3]. Die in den letzten Jahren ansteigende Prävalenz ist vor allem der technischen Entwicklung der CT- und MRT-Geräte zuzuschreiben, die zu einer ständig verbesserten Bildauflösung geführt hat [4]. Zudem hat die verbesserte Ultraschalltechnik einen entsprechenden Beitrag geleistet. Als Folge dessen nimmt die Größe der inzidentell detektierten zystischen Pankreasläsionen immer weiter ab, was wiederum die Charakterisierung und somit die Differenzialdiagnose deutlich erschwert. In rund 50% der Fälle sind zystische Pankreastumoren als maligne bzw. prämaligne einzustufen, sodass auch im frühen Stadium, d. h. bei geringer Größe, eine korrekte Zuordnung der Läsion mit Empfehlung zu einem korrekten nachfolgenden Management, z. B. im Rahmen von Verlaufskontrollen, erfolgen sollte [5].

Aufgrund der geringen Größe und eines z. T. uneinheitlichen Verlaufsmanagements ist anzunehmen, dass ein nicht unerheblicher Teil zystischer Pankreasläsionen nicht als solche diagnostiziert oder im weiteren Verlauf nicht dem korrekten Prozedere zugeführt wird. Dies ist u. U. mit einem relevanten Malignomrisiko verbunden, da einige der zystischen Pankreasläsionen ein Entartungspotenzial besitzen und anhand einer **Adenom-Karzinom-Sequenz** in komplizierter Weise fließend in eine maligne Form übergehen können [5, 6].

Dieser Beitrag soll die wichtigsten differenzialdiagnostischen Kriterien zur Unterscheidung zystischer Pankreasläsionen sowie die aktuellen Strategien zum erforderlichen Management in Bildge-

In rund 50% der Fälle sind zystische Pankreastumoren als maligne bzw. prämaligne einzustufen

Cystic lesions of the pancreas

Abstract

Due to the widespread use of computed tomography (CT) and magnetic resonance imaging (MRI) of the abdomen, the incidence of cystic pancreatic lesions as an incidental finding in asymptomatic patients is increasing; however, most of these lesions are less than 2 cm in size at the time of diagnosis making a correct classification difficult. A more differentiated understanding of the pathophysiology of these lesions has been developed during recent years. Technical improvements in imaging techniques have resulted in an increase in image resolution and has enabled radiologists to differentiate between intraductal papillary mucinous neoplasms (IPMN), serous cystic neoplasms (SCN) and mucinous cystic neoplasms (MCN). A correct classification, including the differentiation from malignant pancreatic tumors, can only be achieved by combining the knowledge of lesion pathophysiology and basic epidemiological data, such as age and sex distribution with modern imaging techniques. In conjunction with the correct diagnosis, the radiologist has to decide on the further management of the newly found lesion. This differs greatly depending on the biological behavior, especially the potential for malignant transformation, e.g. in main duct IPMN. This review gives an overview of the different cystic pancreatic lesions, their underlying pathophysiology and imaging characteristics along with recommendations for the further clinical management.

Keywords

Cystic pancreatic lesions · Intraductal papillary mucinous neoplasms · Serous cystic neoplasms · Mucinous cystic neoplasms · Clinicoradiological management

Tab. 1	Malignitätspotenzial zystischer Pankreasläsionen
Läsion	**Malignitätspotenzial**
Pseuodzyste	Keines
SZN	Sehr gering
MZN	5–40% Prävalenz eines invasiven Karzinoms
Seitengang-IPMN	8–45%„High-grade"-Dysplasie oder maligne Transformation
Hauptgang-IPMN	57–92%„High-grade"-Dysplasie oder maligne Transformation innerhalb von 5 Jahren
Solid-papilläre Neoplasie	Geringes malignes Potenzial
	In Anlehnung an Sahani et al. [5]
SZN seröse zystische Neoplasie, *MZN* muzinöse zystische Neoplasie, *IPMN* intraduktale papilläre muzinöse Neoplasie.	

bung und Therapie zusammenfassen, sodass anhand dieses Algorithmus das Patientenmanagement vom Radiologen optimal mitgestaltet werden kann.

Klassifikation und Epidemiologie zystischer Pankreasläsionen

Unter zystischen Pankreasläsionen lässt sich ein großes Spektrum pathologischer Entitäten, von der lymphoepithelialen Zyste über die durch eine Pankreatitis bedingte Pseudozyste bis zu den eigentlichen zystischen Neoplasien, subsumieren [6, 7, 8, 9, 10, 11, 12]. Innerhalb der zystischen Neoplasien finden sich benigne Tumoren wie die seröse zystische Neoplasie (SZN), aber auch als potenziell maligne einzustufende zystische Pankreastumoren wie die intraduktale papilläre muzinöse Neoplasie (IPMN) oder die muzinöse zystische Neoplasie (MZN; ◘ Tab. 1).

Deutlich seltener sind zystische neuroendokrine Tumoren oder die pseudopapilläre epitheliale Neoplasie (syn: solide pseudopapilläre Neoplasie, SPN), die vor allem bei jungen Frauen zu finden sind und aufgrund entsprechender Beschwerdesymptomatik vielfach nicht erst inzidentell zur Darstellung kommen.

Nach wie vor stellt die in Zusammenhang mit einer Pankreatitis stehende Pseudozyste die häufigste zystische Läsion des Pankreas dar (ca. 24% der zystischen Veränderungen des Pankreas; [13]). Rund 50% der zystischen Neoplasien des Pankreas gehen zurück auf schleimbildende (muzinöse) bzw. in etwa einem Viertel (24%) der Fälle auf seröse epitheliale Veränderungen. Meist sind Personen im 6 bis 7. Lebensjahrzehnt von diesen Veränderungen betroffen.

> Die in Zusammenhang mit einer Pankreatitis stehende Pseudozyste ist die häufigste zystische Läsion des Pankreas

Pankreaspseudozyste

Die Pankreaspseudozyste stellt die häufigste zystische Pankreasläsion dar, die in jeder Altersgruppe und bei beiden Geschlechtern auftritt. Meist findet sich in der Patientenanamnese eine akute oder chronische Pankreatitis oder ein abdominelles Trauma [9, 14].

Pseudozysten sind von einem Fibrosewall umgeben, besitzen keine epitheliale Auskleidung und sind mit einer amylasehaltigen Flüssigkeit gefüllt. Neben dieser Flüssigkeit enthält eine Pseudozyste vielfach Zelldebris bzw. Nekrosematerial. Eine Einblutung kann ebenfalls vorliegen [15, 16, 17, 18].

In der Regel besteht eine weitgehend glatte Berandung, Wandverdickungen oder Kontrastmittel (KM)-aufnehmende Knoten im Randbereich der Zyste sind nicht typisch, können u. U. Zeichen einer sekundären Infektion sein und sollten Grund zur weiteren Abklärung geben. Die Größe und Anzahl sind variabel.

Die Diagnose wird dagegen gestützt durch typische Zeichen einer akuten oder chronischen Pankreatitis, wie irreguläre Verkalkungen des Pankreasparenchyms oder Erweiterungen des Pankreasgangs mit entsprechender Anamnese. Bei rund 20–40% der Patienten mit einer chronischen Pankreatitis sind Pseudozysten nachweisbar, im Falle einer akuten Pankreatitis bei bis zu 5% [15, 17].

> Bei rund 20–40% der Patienten mit einer chronischen Pankreatitis sind Pseudozysten nachweisbar

Zur Sicherung der Differenzialdiagnose kann in unklaren Fällen eine endoskopisch durchgeführte Ultraschall (EUS)-gestützte Feinnadelaspiration (FNA) zur Bestimmung des Amylasegehalts hilfreich sein.

Bildmorphologisch weisen Pankreaspseudozysten keine Lokalisationspräferenz auf. Sie zeigen sich zumeist wasserisodens bzw. isointens zum Parenchym und können multilokulär vorliegen [18, 19]. Eine minimale lineare KM-Aufnahme im Randbereich ist durchaus normal (◘ Abb. 1).

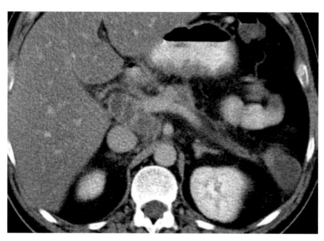

Abb. 1 ◄ Pankreaspseudozyste

Durch Resorption des Zysteninhalts ist eine Rückbildung der Pankreaspseudozyste innerhalb von 4 bis 6 Wochen möglich, durch Anschluss an das Pankreasgangsystem mitunter noch schneller. Jedoch kann eine Pseudozyste auch größenprogredient sein.

Bei bekannter chronischer Pankreatitis zeigen sich in Pankreaskopf und -schwanz z. T. partiell gekammerte zystische Formationen, die sich in die Umgebung des Pankreas ausdehnen. Bei bestehender infektiöser Aktivität kann sich um diese Formationen eine entzündlich-ödematöse Fettgewebsimbibierung zeigen. Sofern keine sekundäre Infektion vorliegt, weist die Pseudozyste in der Regel wasserisodense Dichtewerte auf und kann im Randbereich geringfügig KM aufnehmen.

Seröse zystische Neoplasie (SZN)

Die SZN ist zumeist gutartig und betrifft überwiegende ältere Frauen

Die SZN ist zumeist gutartig und betrifft überwiegende ältere Frauen (ca. 65 Jahre, **„grandma tumor"**) und ist für rund 20% der zystischen Pankreastumoren verantwortlich [17]. SZN finden sich vor allem im Kopf und im Korpus des Pankreas. Morphologisch setzen sie sich aus multiplen kleinen Zysten mit einer Ausdehnung von wenigen Millimetern bis mehreren Zentimetern zusammen. SZN lassen sich in 3 wesentliche Unterformen differenzieren, die trotz ähnlicher Bildbefunde ein etwas unterschiedliches pathognonomisches Verhalten aufweisen [12]:

1. seröses mikrozystisches Adenom (SMA, häufig vorkommend);
2. seröses oligozystisches Adenom (SOIA);
3. mit Von-Hippel-Lindau-Krankheit assoziiertes Adenom (VHL-ZA).

Das seröse mikrozystische Adenom zeigt sich in der Regel als solitäre zystische Raumforderung

Das seröse oligozystische Adenom besteht aus nur wenigen größeren Zysten und ist vor allem im Pankreaskopf lokalisiert

Das mit Von-Hippel-Lindau-Krankheit assoziierte Adenom weist multiple zystische Läsionen von seröser Dichte auf

Das SMA zeigt sich in der Regel als solitäre zystische Raumforderung mit einer Ausdehnung von 1–15 cm, die vor allem in Pankreaskorpus bzw. -schwanz lokalisiert ist und eine wellige Außenkontur aufweist. Dabei setzt sie sich aus vielen kleinen, nur dünn berandeten Zysten zusammen, die sich wie bei einer Traube um eine zentrale Narbe, von der nach peripher bindegewebige Stränge nach außen ziehen, anordnen. In bis zu einem Drittel der Fälle können Verkalkungen auftreten. Je nach Anordnung der Zysten werden 2 weitere Subtypen unterschieden: der **„Honeycomb"-Typ**, bei dem sich die Zysten in gleicher Größe vom Zentrum bis in die Peripherie ausdehnen, und ein schwammartiger (**„sponge-like"**) Subtyp, bei dem die Zysten in Richtung der äußeren Begrenzung jeweils an Größe zunehmen. Eine Verbindung der SZN zum Pankreasgang besteht in der Regel nicht. Bei großer Befundausdehnung kann es jedoch zu einer von außen verursachten Gangkompression mit konsekutivem Aufstau kommen. Die oligozystische Variante (SOIA) besteht aus nur wenigen größeren Zysten und ist vor allem im Pankreaskopf lokalisiert, wo es bei größerer Ausdehnung ebenfalls eine Kompression des Pankreasgangs verursachen kann. Das VHL-ZA weist multiple zystische Läsionen von seröser Dichte auf, die irregulär über das Pankreas ohne Lokalisationspräferenz verteilt sind. Eine Geschlechterpräferenz besteht bei diesem Subtyp nicht. Bei entsprechender Grunderkrankung und morphologisch gleichartigen Läsionen innerhalb der Nieren sollte an diese Differenzialdiagnose gedacht werden.

In der Regel weisen die SZN eine äußerst geringe Tendenz zur malignen Transformation auf, sodass ein konservatives Vorgehen klinisch angebracht erscheint (◘ **Abb. 2**).

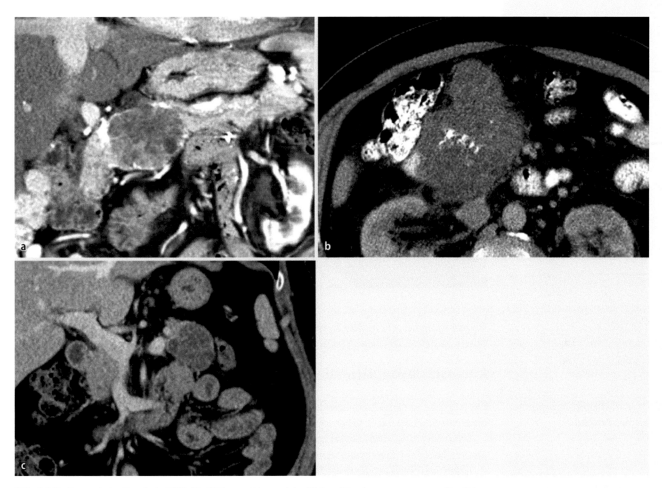

Abb. 2 ▲ Seröse zystische Neoplasie (*SZN*): Die SZN setzt sich aus vielen kleinen Einzelzysten zusammen, die z. T. jedoch nicht als separate Läsionen zu erkennen sind, sodass die SZN ein solides, d. h. homogenes Erscheinungsbild aufweisen kann (**a**); in einzelnen Fällen sind zentrale Verkalkungen zu beobachten (**b**). **c** SZN im Pankreasschwanz: Die Zysten sind bei mikrozystischer SZN zentral und peripher von weitgehend identischer Größe („Wabenmuster", „sponge-like")

Muzinöse zystische Neoplasie (MZN)

Die MZN besteht im Vergleich zur SZN aus größeren zystischen Einheiten, die mit einem muzinbildenden Epithel ausgekleidet sind [8, 9, 12]. Die MZN macht rund 10% der zystischen Pankreastumoren aus. Die Zystenwand setzt sich aus ovariellem Stroma zusammen, was erklärt, dass diese zystische Neoplasie des Pankreas nahezu ausschließlich bei prä- und nicht bei postmenopausalen Frauen anzutreffen ist. Dennoch können auch Männer und ältere Frauen von einer MZN betroffen sein, in diesem Fall findet sich das entsprechende Stroma jedoch nicht. Die MZN besitzt ein Entartungspotenzial entlang einer Adenom-Karzinom-Sequenz. Mit einer malignen Entartung ist in rund einem Drittel der Fälle zu rechnen.

Bildmorphologisch ist zumeist ein einzelner Tumor mit einer Ausdehnung von wenigen bis zu mehreren 10 cm Ausdehnung zu finden. Dieser setzt sich aus uni- oder multilokulären Zysten zusammen, die zumeist ineinander verschachtelte/verwobene Zystenstrukturen aufweisen (◘ **Abb. 3**). Die MZN weist eine Lokalisationspräferenz für Pankreaskorpus sowie -cauda auf. Im Vergleich zur SZN ist die Außenstruktur der MZN etwas weniger wellig. Verkalkungen, wie bei der SZN, können ebenfalls auftreten, wobei diese vor allem in Form linearer Verkalkungen (**Eierschalenkonfiguration**) peripher lokalisiert sind. Eine Verbindung der MZN zum Pankreasgang ist ebenfalls nicht typisch.

Als Malignitätskriterien werden eine noduläre Konfiguration der Zystenwand sowie eine deutliche Größenzunahme der Zystenausdehnung auf mehr als 6 cm, z. T. mit deutlicher Verlagerung des Pankreasgangs, sowie neu aufgetretene oder besonders ausgeprägte, peripher lokalisierte Verkalkungen angesehen (Eierschalenverkalkungen) angesehen [3]. Die MZN im Pankreaskorpus/-cauda-

Die MZN macht rund 10% der zystischen Pankreastumoren aus

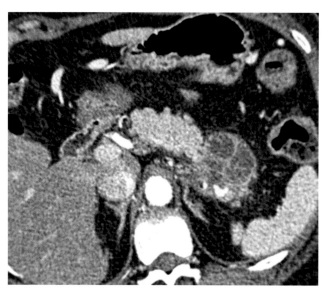

Abb. 3 ◄ Muzinöse zystische Neoplasie (MZN)

Übergang zeigt eine komplexe Zystenstruktur mit z. T. ineinander verschachtelten Zystenstrukturen unterschiedlicher Größe und randständiger Verkalkung.

Intraduktale papilläre muzinöse Neoplasie (IPMN)

Die IPMN ist die häufigste zystische Neoplasie des Pankreas

Die häufigste zystische Neoplasie des Pankreas (ca. 20–25%) stellt die IPMN dar, von der vor allem ältere Männer im 6. bis 7. Lebensjahrzehnt betroffen sind (**„grandpa tumor"**).

Die IPMN weist eine Lokalisationspräferenz im Pankreaskopf auf, kann jedoch auch multilokulär innerhalb des Pankreas auftreten [20].

Ursächlich liegen Proliferationen innerhalb des Pankreasgangs mit papillärer Anordnung zugrunde, wobei die papilläre Komponente den histologischen Subtyp der IPMN bestimmt: gastrisch-foveolärer, villös-intestinaler, pankreatikobilärer und onkozytischer Subtyp. Diese Subtypen unterscheiden sich hinsichtlich ihres malignen Transformationspotenzials, sind bildmorphologisch jedoch nicht voneinander zu differenzieren. Der von den papillären Proliferationen freigesetzte Schleim gelangt in den Pankreasgang und kann hierüber die Papille erreichen und sich dort entleeren, was in der ERCP für den Untersucher sichtbar wird. Durch die außerordentliche Schleimfreisetzung kann es zu einer deutlichen Dilatation des Pankreasgangs kommen, der mehrere Zentimeter durchmessen kann.

Die IPMN-Subtypen unterscheiden sich hinsichtlich ihres malignen Transformationspotenzials, sind bildmorphologisch jedoch nicht voneinander zu differenzieren

Anhand bildmorphologischer Kriterien lassen sich 3 Subtypen unterscheiden: IPMN, Seitengang-IPMN sowie gemischter Typ.

Hauptgang-IPMP („main duct type")

Die Hauptgang-IPMN ist durch eine deutliche Dilatation des Pankreashauptgangs gekennzeichnet, die vor allem innerhalb des Pankreaskopfs ausgeprägt ist. In den distalen Abschnitten des Gangs kann – mitunter in Abgrenzung zu einem stenosierend wachsenden Pankreaskarzinom – dagegen eine normale Weite des Gangs vorliegen.

Seitengang-IPMN („branch duct type")

Bei der Seitengang-IPMN sind die entsprechenden Veränderungen innerhalb von Seitengängen des Pankreasgangs und dort vor allem im Bereich des Processus uncinatus ausgebildet. Vielfach sind mehrere Seitengänge betroffen, die z. T. deutlich aufgetrieben erscheinen. In selteneren Fällen finden sich entsprechende Veränderungen an mehreren Stellen des Pankreas (Multifokalität). Klassisch weisen die Seitengang-IPMN eine traubenartige Konfiguration (**„grape-like appearance"**) auf. Um die Seitengang-IPMN von anderen schleimbildenden Tumoren, z. B. einer MZN, zu unterscheiden, sollte der Nachweis einer Gangverbindung geführt werden, der eine räumlich hoch aufgelöste Bildgebung erfordert [21].

Mischtyp-IPMN

Bei der Mischtyp-IPMN findet sich ein gemischtes Bild aus Veränderungen innerhalb des Pankreashaupt- und eines oder mehrerer -seitengänge. Dabei können die entsprechenden Veränderungen auch dadurch verursacht sein, dass die papillären Proliferationen von einem Seitengang in den Hauptgang vorgewachsen sind.

Die korrekte Unterscheidung der IPMN-Subtypen ist zur Beurteilung der Prognose von besonderer Wichtigkeit, da die beiden Haupttypen eine unterschiedliche Wahrscheinlichkeit zur malignen Entartung aufweisen. Im Gegensatz zur IPMN vom Hauptgangtyp mit rund 70% weist der Seitengangtyp mit weniger als 25% einen deutlich geringen Anteil zur karzinomatösen Entartung auf. Entlang einer Adenom-Karzinom-Sequenz kann es zu einer malignen Entartung insgesamt innerhalb eines Zeitraums von 7 Jahren kommen [22, 23]. Bis zu 50% der IPMN sind bereits bei Diagnosestellung als invasiv wachsend und damit als maligne einzustufen. Auch wenn die Wahrscheinlichkeit einer malignen Entartung bei einer Seitengang-IPMN deutlich geringer ist als bei einer Hauptgang-IPMN, sollte auch hier nach Malignitätskriterien gesucht werden, zu denen eine massive Erweiterung des Pankreasgangs, noduläre Veränderungen im Randbereich der zystischen Neoplasie sowie auch Verkalkungen gehören. Daneben spielen klinische Symptome entsprechend denen einer Pankreatitis im Rahmen der prognostischen Evaluation eine ungünstige Rolle (◻ **Abb. 4**).

Bis zu 50% der IPMN sind bereits bei Diagnosestellung als invasiv wachsend und damit als maligne einzustufen

Solide pseudopapilläre Neoplasie des Pankreas (SPN)

Die äußerst seltene SPN wird nahezu nur bei jungen Frauen im 4. Lebensjahrzehnt nachgewiesen (**„mother's tumor"** ; [11, 24, 25]). Die Tumormatrix besteht zum großen Teil aus soliden Komponenten, ergänzt durch pseudopapilläre Gewebsabschnitte sowie hyaline Gewebsstränge mit Gefäßen. Hämorrhagien innerhalb des Tumors können als zystische Areale zwischen dem soliden Tumorgewebe imponieren.

In der Regel wird die SPN im späteren Stadium bei entsprechender Ausdehnung u. a. durch Schmerzen symptomatisch [26]. Zu einem Aufstau des Pankreasgangs kommt es nur selten. Das maligne Potenzial ist nur gering.

Kennzeichen der SPN sind die häufig zentral lokalisierten zystischen Formationen innerhalb der Raumforderung mit umgebener verdickter Kapsel, welche vielfach Kontrastmittel aufnimmt. Die zystischen Tumoranteile können Einblutungen aufweisen. Zudem sind in einem Drittel der Fälle Verkalkungen nachweisbar. Eine Lokalisationspräferenz innerhalb des Pankreas besteht nicht. Die Differenzierung dieser Tumorentität ist trotz des seltenen Vorkommens von entscheidender Bedeutung für die Behandlung der Patientinnen.

Trotz des seltenen Vorkommens der SPN ist die Differenzierung dieser Tumorentität von entscheidender Bedeutung für die Behandlung der Patientinnen

Zystisches duktales Adenokarzinom

Eine wichtige Differenzialdiagnose zu den bereits genannten zystischen Pankreasneoplasien stellen duktale Adenokarzinome dar, bei denen eine zystische Tumorform bekannt ist; diese besitzt entweder mikrozystische drüsige Strukturen oder eine zystisch degenerierte zentrale Tumornekrose [10, 25].

Differenzialdiagnose der zystischen Neoplasie

Zur Diagnose der zystischen Neoplasien sollten Anamnese, Lokalisation der zystischen Neoplasie und Zystenmorphologie herangezogen werden [17].

Im Rahmen der Anamnese sind vor allem Alter und Geschlecht des Patienten zu berücksichtigen sowie eine chronische/aktute Pankreatitis in der Vorgeschichte zu eruieren (Klinik, Voraufnahme etc.).

Anhand der Lokalisation können zystische Neoplasien des Pankreas weiter eingegrenzt werden: Da zystische Pankreasneoplasien z. T. eine deutliche Lokalisationspräferenz aufweisen, sollte im Besonderen auf das betroffene Pankreassegment geachtet werden. Die MZN ist überwiegend im Pankrasschwanz, die SZN im Pankreaskorpus/-schwanz (mikrozystische SZN) und die oligozystische SZN im Pankreaskopf lokalisiert. Die Hauptgang-IPMN betrifft vor allem den Pankreaskopf, die Seitengang-IPMN ist bevorzugt im Prozessus uncinatus oder multifokal detektierbar. Die SPN be-

Zur Diagnose der zystischen Neoplasien sollten Anamnese, Lokalisation der zystischen Neoplasie und Zystenmorphologie herangezogen werden

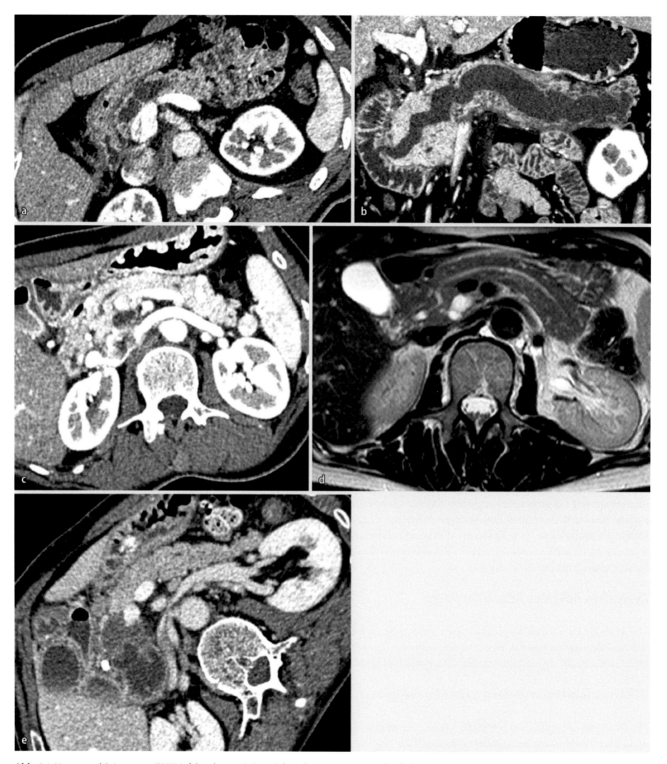

Abb. 4 ▲ Haupt- und Seitengang-IPMN: Infolge des muzinösen Sekrets kommt es zu einer deutlichen Dilatation des Haupt-gangs (**a**), die z. T. sehr ausgeprägt sein kann (**b**). Das Sekret entleert sich z. T. über den Gang aus der Papille. Endoskopisch ist hier das sog. „Fischmaul"-Zeichen zu erkennen. Die Bestätigung einer zystischen Erweiterung eines Pankreasseitengangs im Rahmen einer Seitengang-IPMN des Processus uncinatus (**c**) lässt sich mittels Magnetresonanztomographie bestätigen. Beim IPMN-Mischtyp sind sowohl der Haupt- als auch ein oder mehrere Seitengänge betroffen (**e**).

Tab. 2 Zysteninhalt nach Feinnadelaspiration (FNA)

	Viskosität	Amylase	Muzin	CEA	Glykogen
SZN	Gering	Normal (<250 U/l)	–	Normal	++
IPMN	Hoch	↑↑	+	↑↑ (>192 ng/ml)	–
MZN	Hoch	Normal (<250 U/l)	+	↑↑ (>192 ng/ml)	–
Pseudozyste	Gering	↑↑ (>250 U/l)	–	Normal	–

SZN seröse zystische Neoplasie, *IPMN* intraduktale papilläre muzinöse Neoplasie, *MZN* muzinöse zystische Neoplasie, *CEA* karzinoembryonales Antigen, – erniedrigt, ↑↑ deutlich erhöht.

sitzt keine Lokalisationspräferenz, allerdings eine geschlechts- und altersspezifische Verteilung sowie meist eine klinische Auffälligkeit.

Weitere Rückschlüsse lassen sich anhand der Zystenmorphologie ziehen, wobei mikrozystische Läsionen von makrozystischen Läsionen abzugrenzen sind. Mikrozystisch ist vor allem die SZN („honeycomb"- vs. „sponge-like"); makrozystische Läsionen stellen die MZN und die IPMN dar. Zysten mit soliden Anteilen sind bei der IPMN, der MZN und der SPN sowie beim zystisch degenerierten duktalen Adenokarzinom anzutreffen.

Es sei zudem darauf hingewiesen, die geschlechts- und altersspezifische Verteilung der zystischen Pankreasneoplasien zu beachten, die, wie schon erwähnt, besonders bei einer SPN wichtig, aber auch bei anderen Formen hilfreich sein kann.

Modalität

Die genaue artdiagnostische Zuordnung ist allein mittels Multidetektor (MD)-CT oder MRT zumeist nicht möglich. Aufgrund der nicht unerheblichen therapeutischen Konsequenzen sollte die Diagnose jedoch gesichert werden. Daher sollten in unsicheren Fällen in Ergänzung zur MDCT oder MRT eine Magnetresonanzcholangiopankreatikographie **(MRCP)** oder endoskopische Verfahren wie die endoskopisch retrograde Cholangiopankreatikographie **(ERCP)** oder die Endosonographie **(EUS)**, ggf. mit Aspiration mittels Feinnadel **(FNA)**, oder der intraduktale Ultraschall **(IDUS)** empfohlen und durchgeführt werden [5, 12, 15, 27].

Mittels ERCP und MRCP gelingt vor allem der Nachweis eines Gangbezugs der zystischen Neoplasie, welche z. B. bei der Artdiagnose der IPMN eine wichtige Rolle spielt. Dieser Nachweis kann auch durch (para)koronare bzw. auf den Gang ausgerichtete („curved") Reformatierungen dünnschichtiger CT-Datensätze entlang des Pankreasgangs geführt werden, sodass dieser Datensatz obligat bei der Beurteilung von zystischen Pankreastumoren angefertigt und dokumentiert werden sollte.

Die FNA erlaubt dagegen eine Untersuchung des Zysteninhalts zur Differenzialdiagnose hinsichtlich muzinösem versus serösem Zysteninhalt sowie die Bestimmung von Tumormarkern, bei denen vor allem karzinoembryonales Antigen (CEA) und Carbohydrat-Antigen 19-9 (CA19-9) zu nennen sind (❑ **Tab. 2**; [12, 28, 29, 30]).

> **Die genaue artdiagnostische Zuordnung ist allein mittels MD-CT oder MRT zumeist nicht möglich**

Radiologisches Prozedere bei zystischen Pankreastumoren

Die Empfehlungen zum Prozedere bei zystischen Pankreasneoplasien sind aktuell einem ständigen Wandel unterworfen, sodass verbindliche Kriterien für alle Entitäten nicht vorliegen und sich in der Literatur die Empfehlungen z. T. unterscheiden [1, 2, 3, 5, 6, 27, 31, 32]. ❑ **Abb. 5** fasst die Empfehlungen zum Prozedere zusammen.

SZN

Da die SZN kein relevantes Entartungsrisiko aufweist, besteht keine Indikation zu einer operativen Entfernung. Daher wird in Abhängigkeit von der Größe zumeist eine Verlaufskontrolle empfohlen, sofern keine Symptomatik, wie Schmerzen oder ein Gangaufstau, bestehen. Bei vergleichsweise größeren SZN (>4 cm) wird dagegen zu einer operativen Vorgehensweise geraten.

> **Da die SZN kein relevantes Entartungsrisiko aufweist, besteht keine Indikation zu einer operativen Entfernung**

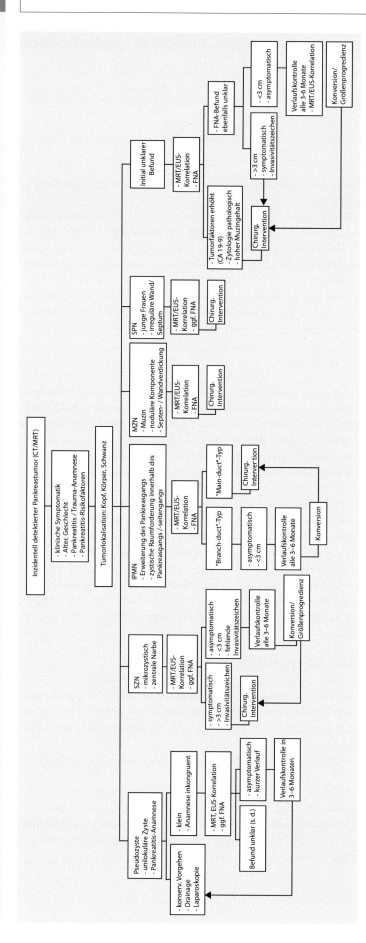

Abb. 5 ◄ Empfehlungen zum Prozedere bei zystischen Pankreastumoren (*CT* Comptertomographie, *MRT* Magnetresonanztomographie, *SZN* seröse zystische Neoplasie, *MZN* muzinöse zystische Neoplasie, *IPMN* intraduktale papilläre muzinöse Neoplasie, *SPN* solide pseudopapilläre Neoplasie des Pankreas, *EUS* Endosonographie, *FNA* Feinnadelaspiration, *CA 19-9* Carbohydratantigen 19-9). (Erstellung Dr. S. Lipsky, mit freundlicher Genehmigung)

MZN

Es besteht eine gewisse Unsicherheit, wie hoch das Entartungsrisiko einer MZN ist. In der Regel wird in Abhängigkeit von vorliegenden Malignitätskriterien eine operative Entfernung im Rahmen einer Pankreasteilesektion indiziert. Mitunter wird bei Vorhandensein von Malignitätszeichen zudem eine Splenektomie vorgenommen.

IPMN

Die IPMN vom Hauptgangtyp weist ein hohes Entartungsrisiko auf, sodass diese zystische Neoplasie primär einer operativen Resektion zugeführt wird. Die Seitengang-IPMN besitzt dagegen, wie oben dargestellt, ein geringeres Entartungsrisiko. Dies ist insbesondere bei kleineren Tumoren der Fall, sodass in diesem Fall eine Verlaufskontrolle als adäquates Prozedere angesehen wird, die unter Berücksichtigung von Größe, Bildmorphologie, Alter und Allgemeinzustand des Patienten alle 6 bis 12 Monate erfolgten sollte. Unter Berücksichtigung der geringen Größenprogredienz einer Seitengang-IPMN können sich hier Kontrollverläufe von kumulativ mehr als 10 Jahren ergeben.

SPN

Die SPN wird in der Regel einer operativen Therapie zugeführt. Aufgrund der Morphologie mit einer umgebenden Kapsel kann der angrenzende Pankreas zumeist geschont werden.

Fazit

- In zunehmender Anzahl kommt es aufgrund verbesserter Bildgebungstechnik zum inzidentellen Nachweis zystischer Pankreasläsionen.
- Die Differenzialdiagnose beruht neben der radiologischen Bildgebung vor allem auf der Endosonographie (EUS) und der Feinnadelaspiration (FNA). Dabei ist die Differenzialdiagnose, vor allem jedoch das klinisch-radiologische Management, z. B. hinsichtlich erforderlicher Verlaufskontrollen, nur in Kenntnis der komplexen histopathologischen Zusammenhänge möglich.
- Radiologen sollten in Kenntnis dieser Zusammenhänge Teil der interdisziplinären Diagnose- und Behandlungsstrategie sein.

Korrespondenzadresse

PD Dr. B. Buerke
Institut für Klinische Radiologie,
Albert-Schweitzer-Campus 1, Gebäude A1, 48149 Münster
buerkeb@uni-muenster.de

Einhaltung ethischer Richtlinien

Interessenkonflikt. B. Buerke und C. Schülke geben an, dass kein Interessenkonflikt besteht.

Dieser Beitrag beinhaltet keine Studien an Menschen oder Tieren.

Literatur

1. Buerke B, Domagk D, Heindel W, Wessling J (2012) Diagnostic and radiological management of cystic pancreatic lesions: important features for radiologists. Clin Radiol 67:727–737
2. Buerke B, Heindel W, Wessling J (2010) Differential diagnosis and radiological management of cystic pancreatic lesions. Rofo 182:852–860
3. Kucera JN, Kucera S, Perrin SD et al (2012) Cystic lesions of the pancreas: radiologic-endosonographic correlation. Radiographics 32:E283–E301

4. Pinho DF, Rofsky NM, Pedrosa I (2014) Incidental pancreatic cysts: role of magnetic resonance imaging. Top Magn Reson Imaging 23:117–128

5. Sahani DV, Kambadakone A, Macari M et al (2013) Diagnosis and management of cystic pancreatic lesions. AJR Am J Roentgenol 200:343–354

6. Freeny PC, Saunders MD (2014) Moving beyond morphology: new insights into the characterization and management of cystic pancreatic lesions. Radiology 272:345–363

7. Kloppel G, Kosmahl M (2001) Cystic lesions and neoplasms of the pancreas. The features are becoming clearer. Pancreatology 1:648–655

8. Kloppel G, Kosmahl M, Luttges J (2005) Intraductal neoplasms of the pancreas: cystic and common. Pathologe 26:31–36

9. Kosmahl M, Pauser U, Anlauf M et al (2005) Cystic pancreas tumors and their classification: features old and new. Pathologe 26:22–30

10. Kosmahl M, Pauser U, Peters K et al (2004) Cystic neoplasms of the pancreas and tumor-like lesions with cystic features: a review of 418 cases and a classification proposal. Virchows Arch 445:168–178

11. Kosmahl M, Peters K, Anlauf M et al (2005) Solid pseudopapillary neoplasms. Enigmatic entity with female preponderance. Pathologe 26:41–45

12. Garcea G, Ong SL, Rajesh A et al (2008) Cystic lesions of the pancreas. A diagnostic and management dilemma. Pancreatology 8:236–251

13. Spence RA, Dasari B, Love M et al (2011) Overview of the investigation and management of cystic neoplasms of the pancreas. Dig Surg 28:386–397

14. Degen L, Wiesner W, Beglinger C (2008) Cystic and solid lesions of the pancreas. Best Pract Res Clin Gastroenterol 22:91–103

15. Hutchins GF, Draganov PV (2009) Cystic neoplasms of the pancreas: a diagnostic challenge. World J Gastroenterol 15:48–54

16. Fernandez-del Castillo C, Targarona J, Thayer SP et al (2003) Incidental pancreatic cysts: clinicopathologic characteristics and comparison with symptomatic patients. Arch Surg 138:427–433 (discussion 433–434)

17. Basturk O, Coban I, Adsay NV (2009) Pancreatic cysts: pathologic classification, differential diagnosis, and clinical implications. Arch Pathol Lab Med 133:423–438

18. Kim YH, Saini S, Sahani D et al (2005) Imaging diagnosis of cystic pancreatic lesions: pseudocyst versus nonpseudocyst. Radiographics 25:671–685

19. Klimstra DS, Pitman MB, Hruban RH (2009) An algorithmic approach to the diagnosis of pancreatic neoplasms. Arch Pathol Lab Med 133:454–464

20. Adsay NV, Conlon KC, Zee SY et al (2002) Intraductal papillary-mucinous neoplasms of the pancreas: an analysis of in situ and invasive carcinomas in 28 patients. Cancer 94:62–77

21. Tanno S, Nakano Y, Nishikawa T et al (2008) Natural history of branch duct intraductal papillary-mucinous neoplasms of the pancreas without mural nodules: long-term follow-up results. Gut 57:339–343

22. Rodriguez JR, Salvia R, Crippa S et al (2007) Branch-duct intraductal papillary mucinous neoplasms: observations in 145 patients who underwent resection. Gastroenterology 133:72–79 (quiz 309–310)

23. Sadakari Y, Ienaga J, Kobayashi K et al (2010) Cyst size indicates malignant transformation in branch duct intraductal papillary mucinous neoplasm of the pancreas without mural nodules. Pancreas 39:232–236

24. Goh BK, Tan YM, Cheow PC et al (2007) Solid pseudopapillary neoplasms of the pancreas: an updated experience. J Surg Oncol 95:640–644

25. Spinelli KS, Fromwiller TE, Daniel RA et al (2004) Cystic pancreatic neoplasms: observe or operate. Ann Surg 239:651–657 (discussion 657–659)

26. Perez-Johnston R, Lin JD, Fernandez-Del Castillo Carlos C, Sahani D (2009) Management of intraductal papillary mucinous neoplasms of the pancreas. Minerva Chir 64:477–487

27. Robinson SM, Scott J, Oppong KW, White SA (2014) What to do for the incidental pancreatic cystic lesion? Surg Oncol 23:117–125

28. Goh BK, Tan YM, Thng CH et al (2008) How useful are clinical, biochemical, and cross-sectional imaging features in predicting potentially malignant or malignant cystic lesions of the pancreas? Results from a single institution experience with 220 surgically treated patients. J Am Coll Surg 206:17–27

29. Bauer A, Kleeff J, Bier M et al (2009) Identification of malignancy factors by analyzing cystic tumors of the pancreas. Pancreatology 9:34–44

30. Kitagawa Y, Unger TA, Taylor S et al (2003) Mucus is a predictor of better prognosis and survival in patients with intraductal papillary mucinous tumor of the pancreas. J Gastrointest Surg 7:12–18 (discussion 18–19)

31. Sahani DV, Saokar A, Hahn PF et al (2006) Pancreatic cysts 3 cm or smaller: how aggressive should treatment be? Radiology 238:912–919

32. Doi R, Fujimoto K, Wada M, Imamura M (2002) Surgical management of intraductal papillary mucinous tumor of the pancreas. Surgery 132:80–85

Radiologe 2015 · 55:241–255
DOI 10.1007/s00117-014-2789-1
Online publiziert: 20. Februar 2015
© Springer-Verlag Berlin Heidelberg 2015

Redaktion
S. Delorme, Heidelberg (Leitung)
P. Reimer, Karlsruhe
W. Reith, Homburg/Saar
C. Schäfer-Prokop, Amersfoort
C. Schüller-Weidekamm, Wien
M. Uhl, Freiburg

B. Rehbock
Praxis für Diagnostische Radiologie – Spezialgebiet Lunge, Berlin

Pulmonale Beteiligung bei Kollagenosen

Zusammenfassung

Systemische Autoimmunerkrankungen sind für rund 25% aller Todesfälle infolge interstitieller Lungenerkrankungen verantwortlich. Daher bestimmt eine frühe Identifikation der Patienten mit einer pulmonalen Manifestation das Management. Detektion, differenzialdiagnostische Einordnung und Staging der pulmologischen Befundmuster basieren maßgeblich auf der hochauflösenden Computertomographie (HR-CT). Die größte differenzialdiagnostische Herausforderung sind interstitielle Parenchymmanifestationen, die sich mit radiologisch-histopathologischen Phänotypen der interstitiellen Pneumonien präsentieren. Die häufigste interstitielle Reaktionsform der Kollagenosen ist das NSIP („nonspecific interstitial pneumonia")-Muster. Bei der rheumatoiden Arthritis (RA) ist ein UIP („usual interstitial pneumonia")-Pattern dominant. Die uncharakteristischen Reaktionen an Atemwegen und Pleura können symptomführend sein oder Begleitbefunde darstellen. Eine gefürchtete Komplikation ist die pulmonale Hypertonie. HR-CT-morphologisch vergleichbare medikamentenassoziierte Veränderungen sind nur im zeitlichen und klinischen Kontext zu differenzieren.

Schlüsselwörter

Kollagenosen · Interstitielle Lungenerkrankung · Hochauflösende Computertomographie · Interstitielle Pneumonie · Pulmonale Hypertonie

Lernziele

Nach Absolvieren dieser Fortbildungseinheit ...
- haben Sie einen Überblick über das Spektrum pulmonaler Reaktionsmuster bei Kollagenosen.
- wissen Sie, welche die jeweils häufigste und typische Form der thorakalen Manifestation der einzelnen rheumatologischen Erkrankung ist.
- kennen Sie die radiomorphologischen Charakteristika der pulmonalen Befundmuster bei Kollagenosen.
- verstehen Sie, warum die Musterzuordnung der interstitiellen Manifestation für Prognose und Differenzialdiagnostik unabdingbar ist.

Einführung

Kollagenosen sind eine Gruppe systemischer Bindegewebserkrankungen unklarer Ätiologie, zu denen definitionsgemäß die Krankheitsbilder des systemischen Lupus erythematodes (SLE), der progressiven systemischen Sklerodermie (PSS), Mischkollagenosen, Dermatomyositis/Polymyositis (DM/PM) und das Sjögren-Syndrom zählen. Im angloamerikanischen Schrifttum beziehen die unscharfen Begriffe „collagen vascular diseases" und „connective tissue disease" die rheumatoide Arthritis ein. Für alle Kollagenosen ist die relativ häufige Lungenbeteiligung ein schlechter prognostischer Faktor für Morbidität und Mortalität. Der hochauflösenden Computertomographie (HR-CT) kommt bei der pulmologischen Abklärung eine diagnostische Schlüsselposition zu. Ziel dieser Arbeit ist es, die häufigsten radiomorphologischen Muster und typische Befundkonstellationen der thorakalen Manifestationen der einzelnen Entitäten zu beschreiben sowie mögliche Charakteristika im Kontext klinischer Aspekte differenzialdiagnostisch zu diskutieren.

Generelle Aspekte

Häufigkeit und Muster der pulmonalen Beteiligung sind von Entität und Aktivität der Grunderkrankung, demographischen Faktoren und Koinzidenz synergistischer Noxen abhängig und bewegen sich etwa zwischen 5 und 85% [1, 2]. Neben Lungenfunktion und nach orientierender Thoraxübersicht ist die HR-CT diagnostische Methode der Wahl.

Alle Kompartimente der Lunge können synchron oder isoliert erkranken

Von den Kompartimenten des respiratorischen Systems können das Lungenparenchym selbst, die Atemwege und/oder die Pleura betroffen sein. Am häufigsten und klinisch bedeutsamsten sind die

Pulmonary manifestations of connective tissue diseases

Abstract
Systemic autoimmune diseases are responsible for about 25% of all deaths due to interstitial lung disease; therefore, an early identification of patients with pulmonary manifestation changes the management. Detection, differential diagnostic classification and staging of the pneumological pattern of findings are largely based on high-resolution computed tomography (HR-CT). The main differential diagnostic challenges are interstitial manifestations which present with radiological-histopathological phenotypes of interstitial pneumonia. The most common form of interstitial pulmonary reaction form of connective tissue diseases is the nonspecific interstitial pneumonia (NSIP) pattern. In rheumatoid arthritis, a usual interstitial pneumonia (UIP) pattern is dominant. Uncharacteristic reactions of airways and pleura can be the leading symptom or present as accompanying findings. A serious complication is pulmonary hypertension. Drug-induced lung lesions can present with similar HR-CT morphology as connective tissue diseases and can only be differentiated in the temporal and clinical context.

Keywords
Connective tissue diseases · Interstitial lung diseases · High-resolution computed tomography · Interstitial pneumonia · Pulmonary hypertension

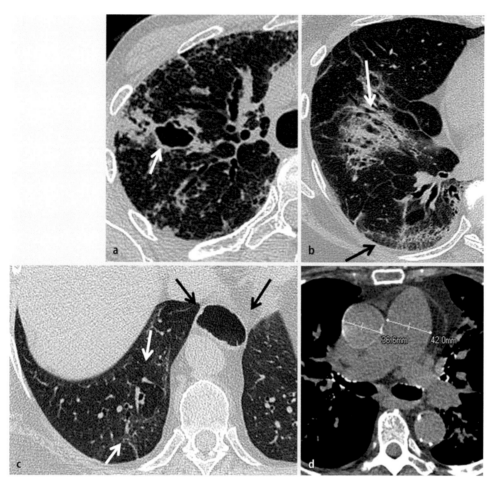

Abb. 1 ▲ Sklerodermie bei unterschiedlichen Patienten: **a** Patientin mit CREST (Calcinosis, Raynaud, Ösophagusbeteiligung, Sklerodaktylie, Teleangiektasien)-Syndrom und mikrobiologisch gesicherter atypischer Mykobakteriose, Kaverne rechter Oberlappen (*Pfeil*), Verdickungen des peripheren Interstitiums mit Traktionsbronchiektasien. **b** NSIP ("non-specific interstitial pneumonia"-Muster mit Traktionsbronchiektasen innerhalb von Retikulation (*weißer Pfeil*), relative Aussparung des Subpleuralraums, mikrozystische Umbauten unmittelbar paravertebral (*schwarzer Pfeil*). **c** Ösophagusdistension (*schwarze Pfeile*), pulmonale Beteiligung mit Milchglastrübung und sehr feiner Retikulation im rechten Unterlappen (*weiße Pfeile*). **d** Pulmonale Hypertonie bei progressiver systemischer Sklerodermie

Parenchymmanifestationen mit patho- und radiomorphologischen Mustern **interstitieller Lungenerkrankungen (ILE)**, speziell der sog. interstitiellen Pneumonien. Signifikante prognostische Unterschiede zwischen kollagenoseassoziierten und den idiopathischen interstitielle Pneumonien (IIP) begründen die differente Einordnung beider Formen in der Klassifikation der ILE [3], in der die Kollagenosen als ILE *bekannter* Ursache den idiopathischen *unbekannter* Ursache gegenüberstehen. Daher ist diese therapie- und prognoserelevante Differenzierung zwischen „primärer" und „sekundärer" Lungenaffektion oberstes Ziel der Diagnostik – sowohl in der pulmologischen Abklärung bei bekannter rheumatologischer Grunderkrankung als auch im Rahmen einer interdisziplinären Konsensusdiagnose zwischen Pneumologe, Radiologe und Pathologe [4] bei ILE zunächst unbekannter Ätiologie. Eine besondere Herausforderung stellt die radiologische Differenzialdiagnostik dar, da die thorakalen Befundmuster der rheumatologischen Erkrankungen durch therapiebedingte Veränderungen (medikamentenassoziierte Pneumopathie) und opportunistische Infektionen bei diesen meist immunkompromittierten Patienten überlagert werden können (◘ **Abb. 1a**; [1, 5]). Die Tatsache, dass die pulmonale Erkrankung häufig der extrapulmonalen Erstmanifestation der Grunderkrankung um Jahre vorausgeht, erschwert die meist nur klinisch-serologisch mögliche Abgrenzung von den IIP besonders [1, 2].

Hinzu kommt die Schwierigkeit, dass es andererseits auch Patienten mit ILE gibt, die nur unspezifische klinisch-serologische Kriterien einer zugrunde liegenden Autoimmunerkrankung haben und damit zunächst keiner eigenständigen Kollagenoseentität zugeordnet werden können. Diese undiffe-

Die Diagnose sollte multidisziplinär gestellt werden

Eine besondere Herausforderung stellt die radiologische Differenzialdiagnostik dar

ILE können Erstmanifestationen der Kollagenosen sein

Tab. 1 Befundkonstellationen bei Kollagenosen und rheumatoider Arthritis. (Modifiziert nach [10])

Erkrankung	Schädigungsform
PSS	NSIP, UIP, PAH
SLE	Pleura- und Perikarderguss, DAD, OP, alveoläre Hämorrhagie, NSIP/UIP
DM/PM	NSIP, OP, UIP, Tumoren
Sjögren	NSIP, LIP, Bronchiolitis, Lymphome
RA	Pleuraaffektion, UIP, NSIP, Bronchiolitis, Rheumaknoten

PSS progressive systemische Sklerodermie, *NSIP* „non-specific interstitial pneumonia", *UIP* „usual interstitial pneumonia", *PAH* pulmonale Hypertonie, *SLE* systemischer Lupus erythematodes, *DAD* „diffuse alveolar damage", *OP* organisierende Pneumonie, *DM/PM* Dermatomyositis/Polymyositis, *LIP* lymphozytische interstitielle Pneumonie, *RA* rheumatoide Arthritis.

renzierten Kollagenosen („undifferentiated connective tissue disease", UCTD), die sich mit einem sog. „Lung-dominant"-Typ ohne extrapulmonale Befunde präsentieren können, werden als eigene Kategorie betrachtet [6]. Die HR-CT- und pathologischen Reaktionsformen umfassen sowohl NSIP („non-specific interstitial pneumonia")-Muster als auch UIP („usual interstitial pneumonia")-Muster [7].

Die HR-CT kann auch prognostische Aussagen treffen

Der HR-CT kommt nicht nur die Aufgabe der Detektion, der Diagnose und der Differenzialdiagnose zu, sondern sie kann auch prognostische Aussagen treffen. So hat sich bei Sklerodermiepatienten mit einer semiquantitativen Evaluation fibrosierender Veränderungen ein – sicher auch auf andere Fibrosen übertragbares – CT-basiertes Staging-System als praxisrelevante Prognoseabschätzung erwiesen [8]. Danach wird ein limitiertes Ausmaß der interstitiellen Veränderungen (<20%) von einem extensiven Stadium (>20%) und bei CT-Grenzbefund unter Berücksichtigung der Vitalkapazität unterschieden.

Die klinische Symptomatik ist uncharakteristisch

Analog zu primären fibrosierenden Lungenerkrankungen besteht die klinische Symptomatik in uncharakteristischem Husten und Dyspnoe. Der „pleuritische Schmerz" ist Leitsymptom einer Pleurabeteiligung. Eine obstruktive Symptomatik zeigt eine dominante Pathologie des Bronchialsystems an [9].

Spektrum der pleuropulmonalen Manifestationen

Das Spektrum der pleuropulmonalen Manifestationen von Kollagenosen ([1, 2, 9, 10, 11], siehe auch ◘ **Tab. 1**) umfasst:
1. interstitielle Reaktionsmuster
   a) nichtspezifische interstitielle Pneumonie („non-specific interstitial pneumonia", NSIP)
   b) gewöhnliche interstitielle Pneumonie („usual interstitial pneumonia", UIP)
   c) organisierende Pneumonie (OP)
   d) lymphozytische interstitielle Pneumonie („lymphocytic interstitial pneumonia", LIP)
   e) diffuser Alveolarschaden („diffuse alveolar damage", DAD)
   f) Hämorrhagien
2. Veränderungen an den Atemwegen
   a) Bronchiektasen
   b) Bronchiolitis
   c) chronische Bronchitis
3. Veränderungen an der Pleura
   a) Pleuraerguss
   b) Pleuritis ohne Erguss
4. Anderes
   a) pulmonale Hypertonie (PAH)
   b) Perikarderguss
   c) lymphoproliferative Veränderungen und Malignome
   d) Assoziation zu Quarzstaubexposition.

Sklerodermie

Bei der **PSS** handelt es sich um eine mit exzessiver Kollagenablagerung einhergehende Multisystemerkrankung mit Verdickung und Verhärtung der Haut sowie Fibrosierung innerer Organe. Frauen sind – bevorzugt zwischen dem 30. und 50. Lebensjahr – 3-mal häufiger als Männer betroffen. Die

Lungenbeteiligung tritt in der Regel in der frühen Krankheitsphase innerhalb der ersten 5 Jahre auf [12].

In Abhängigkeit von Ausmaß der klinischen Erkrankung und Autoantikörperstatus ist die PSS mit 40–80% die Kollagenose mit der häufigsten Lungenaffektion [2, 11]. Daher wird eine frühzeitige HR-CT – oftmals aller Patienten – empfohlen [11].

NSIP-Muster

Die mit bis zu 78% dominante Lungenmanifestation der Sklerodermie ist die interstitielle Form mit NSIP („non-specific interstitial pneumonia")-Muster [1, 2, 13, 14]. Computertomographisch finden sich in Analogie zur idiopathischen NSIP [15] in über 90% der Fälle meist bilateral symmetrische, feine, netzartige Retikulationen als Ausdruck intra- und interlobulärer Verdickungen im peripheren Interstitium. Diese sind subpleural und an Lungenbasen dominant und mit mehr oder weniger ausgeprägten Milchglastrübungen assoziiert ([16]; ◘ **Abb. 1a,b**). Begleitende Traktionsbronchiektasien sind ein Beleg einer der Retikulation zugrunde liegenden Fibrose. Die Milchglastrübung repräsentiert ebenfalls eher ein Initialstadium einer Fibrose und nicht, wie lange Zeit postuliert, Inflammation und potenzielle Reversibilität [17]. Eine relative Aussparung des unmittelbaren Subpleuralraums ist hoch suggestiv für ein NSIP-Muster [15, 18], aber nur bei Nachweis ein diagnostisch verwertbares Befundkriterium. Mikrozystische Umbauten sind möglich ([14]; ◘ **Abb. 1b**).

Hauptmanifestation bei Sklerodermie ist eine ILE mit NSIP-Muster

UIP-Muster

Ein UIP-Muster wird in 5–10% der Fälle bei Sklerodermie beschrieben [13, 14] und ist radiologisch durch subpleural und kaudal betonte Retikulation mit Parenchymdistorsion und -desorganisation definiert. Ein Leitbefund ist der peripher/subpleural beginnende Honigwabenumbau mit Traktionsbronchiektasen ([3, 4]; siehe ◘ **Abb. 6c**, mit typischem UIP-Muster, hier im Rahmen einer RA). Da die Differenzierung zwischen Honigwabenumbau und einem subpleuralen, „kleinzystischen" Emphysem in der HR-CT nicht immer eindeutig ist [18], gilt die Traktionsbronchiektasie gegenüber dem Honigwabenumbau als maßgeblicher Prognosefaktor bei UIP-Mustern [20].

Differenzialdiagnose (DD). Gegenüber dem differenzialdiagnostischen Konkurrenten der idiopathischen pulmonalen Fibrose ist die Lungenfibrose in der HR-CT bei Sklerodermiepatienten insgesamt weniger grob ausgeprägt und hat einen höheren Milchglasanteil [14]. Dies korreliert mit weniger Fibroblastenfoci – dem histopathologischen Hauptkorrelat einer UIP – als bei der IPF-assoziierten Fibrose [20] und hat mutmaßlich einen Anteil an der besseren Prognose der Fibrosen bei Sklerodermiepatienten.

Pulmonale Hypertonie

Die Entwicklung einer pulmonalen Hypertonie (PAH; ◘ **Abb. 1d**), die bei der Sklerodermie wahrscheinlich aus der Wandfibrose der Pulmonalarterien resultiert, ist ein ungünstiger prognostischer Faktor [1, 13]. Eine Korrelation zwischen Ausmaß der Lungenbeteiligung und Grad der PAH ist nicht belegt. So kann eine PAH bei Patienten mit Kollagenosen auch ohne Lungenbeteiligung auftreten [21]. Computertomographisch zuverlässiger als die messbare Erweiterung des Truncus pulmonalis (>3 cm) ist die relative Pulmonalarterienerweiterung (PA) im Vergleich zum Kaliber der Aorta ascendens (A): PA/A-Ratio >1 ([22]; ◘ **Abb. 1d**).

Die Komplikation einer pulmonalen Hypertonie ist bei der Sklerodermie besonders häufig

Ösophaguserweiterung

Eine Ösophaguserweiterung ist im Fall einer fibrogenen Dysmotilität typischer Begleitbefund in der thorakalen CT. Eine Begünstigung der Fibrose durch den resultierenden gastroösophagealen Reflux mit Aspiration wird diskutiert [2]. Da eine Ösophagusbeteiligung relativ früh auftritt, kann die Detektion einer Distension bei initial ätiologisch unklarem NSIP- oder UIP-Befund differenzialdiagnostisch hilfreich sein (◘ **Abb. 1c**).

Silikosklerodermie

Die Silikosklerodermie ist eine heute seltene, nach Silikatexposition auftretende sklerodermieartige Erkrankung in Kombination mit einer pulmonalen Silikose [12].

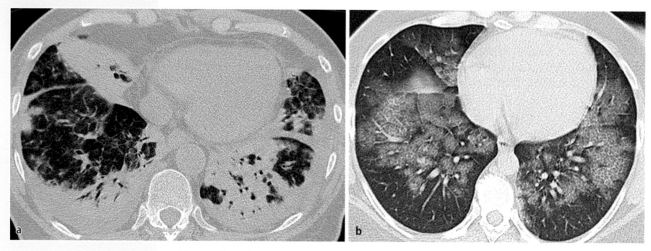

Abb. 2 ▲ Pulmonale Komplikationen bei 2 unterschiedlichen Patientinnen: **a** beidseits basale Konsolidierungen mit Bronchopneumogrammen und geringen Pleuraergüssen, vereinbar mit Lupuspneumonitis; **b** „Crazy-paving"-Muster, in diesem Fall im klinischen Kontext einer pulmonalen Hämorrhagie entsprechend, Differenzialdiagnose: pulmonales Ödem

Systemischer Lupus erythematodes

Der SLE ist eine autoimmunpathologische Erkrankung mit entzündlich-rheumatischem Befall zahlreicher Organsysteme. Zu 80–90% erkranken Frauen mit Prädilektion im 3. Lebensjahrzehnt [12].

Pleura- und Perikarderkrankungen

Pleura- und Perikarderkrankungen infolge Inflammation und Fibrose sind die führende Pathologie am Thorax [1, 2]. Daher ist in den Diagnosekriterien des American College of Rheumatology einschließlich der aktuellen Revision lediglich die Serositis und nicht die Lungenbeteiligung selbst berücksichtigt [22]. Radiologisch sind – meist geringgradige – Pleura- und/oder Perikardergüsse oft ohne pulmonale Pathologie auffällig [1]. Die häufige Beidseitigkeit bei CT-morphologisch unauffälliger Pleura ohne ätiologische Hinweise wie kardiale Stauung, Pneumonien, pleuropulmonale Malignome oder abdominelle Pathologien sollte den Radiologen an eine im weitesten Sinne rheumatologische Ursache der Exsudationen bei jungen Patientinnen denken lassen.

Bei SLE steht eine Serositis an Pleura und Perikard im Vordergrund

Lungenbeteiligung

Die Häufigkeit einer Lungenbeteiligung wird unterschiedlich von bis zur Hälfte der Patienten mit SLE angegeben [24], mit klinischer Signifikanz jedoch nur bei etwa 10% [2, 13]. Hauptsächlich zwei Schädigungsmuster werden beobachtet: Die klinisch fast pneumonische, akute **Lupuspneumonitis** ist histopathologisch durch einen **diffusen DAD** mit oder ohne diffuse alveoläre Blutung charakterisiert. Radiologisch imponieren bilaterale Infiltrate mit zonaler Preferenz. Das CT-morphologische Korrelat sind periphere Konsolidierungen in der abhängigen Partie mit relativer Aussparung der Rezessus und mit Bronchopneumogrammen (◻ **Abb. 2a**). Ein „Crazy-paving"-Muster (Milchglasmuster in Kombination mit Verdickung der Interlobularsepten) kann alle Phänomene ebenso begleiten wie eine pulmonale Hämorrhagie anzeigen ([25]; ◻ **Abb. 2b**). Pulmonale Hämorrhagien können Erstmanifestation des SLE sein und eine lebensbedrohliche Komplikation darstellen [13]. Nach Übergang von der exsudativen in die organisatorische Phase des DAD dominieren Retikulationen wie bei Fibrose [4].

Differenzialdiagnose (DD). Differenzialdiagnostisch kommt das Befundmuster auch bei der akuten interstitiellen Pneumonie der IIP vor und ähnelt der Radiologie bei ARDS. Beide Entitäten sind in erster Linie durch die klinischen Befundkonstellationen dieser fulminant verlaufenden Krankheitsbilder abzugrenzen.

Radiologisch allein nicht zu differenzieren ist der **medikamenteninduzierte DAD**, z. B. bei Therapie mit Cyclophosphamid (bei Lupusnephritis das Mittel der 1. Wahl [12]). Anamnese und zeitliche Korrelation zwischen Applikation und radiologischem Befundwandel können den Verdacht erhärten. In diesem Zusammenhang ist darauf hinzuweisen, dass medikamentenassoziierte Pneumopathien prinzipiell immer in die radiologische Differenzialdiagnostik der Kollagenose-ILE einbezogen werden müssen. Gleichermaßen ist beim SLE die hohe Inzidenz von **Infektionen** zu beachten [13]. Die in Verlaufskontrollen relativ kurzfristige Befunddynamik kann bei sonst vergleichbarer Radiomorphologie der Lupuspneumonitis Hinweise auf einen infektiös-entzündlichen Prozess geben.

Organisierende Pneumonien (OP), die sowohl eine seltene Manifestationsform des Lupus als auch Reaktionsmuster auf Medikamente und CT-morphologisch in ihrer klassischen Form gleichermaßen durch Konsolidierungen gekennzeichnet sind, zeigen gegenüber der Lupuspneumonitis zwar auch Beidseitigkeit, aber weniger Symmetrie, eine typische Infiltratmigration und mögliche Spontanremission [26].

Interstitielle Lungenaffektionen sind bei SLE mit differenten Häufigkeiten beschrieben [13], können aber alle Muster beinhalten. Im Vordergrund steht die NSIP, weniger häufig sind UIP-Muster beschrieben worden [24].

Seltene Befunde bei SLE

„Shrinking lung" ist ein radiologisch wenig gebräuchlicher Begriff für ein seltenes SLE-assoziiertes Syndrom [1] mit restriktiver Lungenfunktionseinschränkung und ein- oder beidseitigem Zwerchfellhochstand ohne pulmonale oder pleurale Ursache. Pathogenetisch wird eine Schwäche der Atemhilfsmuskulatur vermutet. Eine gute Remission unter Therapie stützt diese Theorie. Somit ist die deskriptive Bezeichnung der „Lungenschrumpfung" irreführend, da sie einen irreversiblen volumenreduzierenden Parenchymprozess suggeriert.

Eine **pulmonale Hypertonie** (PAH) tritt in Abhängigkeit von der Krankheitsdauer vor allem infolge chronisch rezidivierender Thrombembolien im Rahmen eines (sekundären) Antiphospholipidantikörpersyndroms, einer Sonderform des SLE, auf [9, 12].

Dermatomyositis/Polymyositis

Hierbei handelt sich um eine Gruppe seltener erworbener entzündlicher Erkrankungen der quergestreiften Muskulatur und Haut. Auffällig ist eine Syntropie mit malignen Tumoren. Frauen sind im mittleren Lebensalter mindestens doppelt so häufig betroffen wie Männer. Angaben über die Prävalenz einer Lungenbeteiligung schwanken zwischen 10 und 50% [1, 9, 12], gehäuft und oft als Initialsymptom beim Jo-1 (Antisynthetase)-Syndrom, einer Myositissonderform.

Patienten mit Dermato- und Polymyositis entwickeln häufig maligne Tumoren

NSIP

Die NSIP (Muster siehe oben im Abschnitt „Sklerodermie") ist die dominante pulmonale Manifestationsform (◨ **Abb. 3a**; [27]), nicht selten in Kombination mit einer OP (◨ **Abb. 3b**).

Organisierende Pneumonie

Die OP kommt prinzipiell als poylätiologisches Reaktionsmuster der Lunge im Zusammenhang mit Noxen (z. B. radiogen), etlichen Medikamenten, Infektionen und anderen Erkrankungen vor. Die idiopathische Form wird als kryptogene organisierende Pneumonie („cryptogenic organizing pneumonia", COP) bezeichnet und wird von der Assoziation mit Kollagenosen abgegrenzt.

Die OP kann CT-morphologisch sehr vielgestaltig sein und daher als „Chamäleon" in der CT-Phänomenologie bezeichnet werden.

Das klassische CT-Bild (siehe auch Abschnitt „Systemischer Lupus erythematodes") ist durch oft bibasale, multifokale, herdförmige Konsolidierungen mit guter – sowohl spontan als auch unter Kortikosteroidtherapie – Reversibilität mit möglicher *Restitutio ad Integrum* oder „Wanderung" der Infiltrate gekennzeichnet. Diese orientieren sich unter Einbeziehung der Fissuren bevorzugt subpleural und sind von meist perifokalem Milchglasmuster begleitet [26].

Differenzialdiagnose (DD). Differenzialdiagnostisch sind von dieser typischen Variante der OP andere, mit Konsolidierungen einhergehende Erkrankungen wie die chronisch-eosinophile Pneumonie (zusätzlich breite bandförmige Morphologie) und vor allem bei solitärer Ausprägung Lungenkarzinome (insbesondere minimal-invasive Adenokarzinome – Progredienz in Verlaufskontrollen!) abzugrenzen. Im Kontext des erhöhten Risikos von Lungenkarzinomen bei Dermatomyositispatienten ist diese Differenzialdiagnose besonders zu beachten [9]..

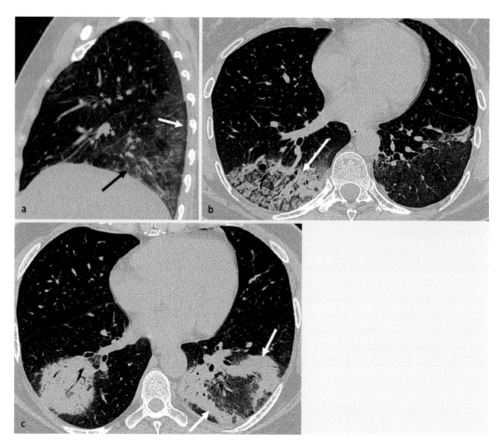

Abb. 3 ▲ Pulmonale Beteiligung bei Dermatomyositis/Polymyositis (DM/PM). **a** Sagittale Rekonstruktion (3 mm) einer hoch auflösenden Computertomographie (HR-CT) bei einer 34-jährigen Patientin mit akuter PM: pulmonale Beteiligung mit NSIP („non-specific interstitial pneumonia")-Muster, ausgeprägte Milchglastrübung mit feiner Retikulation (*schwarzer Pfeil*), relative Aussparung des Subpleuralraums (*weißer Pfeil*); **b** Patientin mit PM, organisierende Pneumonie (OP) in beiden Unterlappen: rechts Konsolidierung subpleural mit Bronchopneumogrammen (*Pfeil*), links Milchglastrübung als Restbefund einer OP; **c** OP bei Sarkoidose mit „Atoll"-Zeichen (*Pfeile*)

Uncharakteristische Formen der OP können sich mit bronchozentrischen Verdichtungen entlang der bronchovaskulären Bündel, diffus kleinnodulären oder perilobulären Mustern und/oder fibrosierenden Umbauten präsentieren. Die fibrosierende OP wird CT-morpholgisch dann kaum von einer NSIP differenzierbar sein, was bei Kombination beider Entitäten zusätzlich erschwert wird. Das für die OP lange als pathognomonisch angesehene „Atoll"-Zeichen oder **„reversed halo sign"** (◘ **Abb. 3c**) kommt auch bei Sarkoidose und granulomatöser Polyangiitis (M. Wegener) vor [26].

UIP
UIP-Formen der Fibrose sind bei DM/PM seltener. Ein DAD (siehe Abschnitt „Systemischer Lupus erythematodes") weist die schlechteste Prognose auf.

Mischkollagenosen

Die Mischkollagenosen („mixed connective tissue disease", MCTD; Syn.: **Sharp-Syndrom**) tragen Merkmale der Sklerodermie, des Lupus, der DM/PM sowie der RA. Aufgrund des hohen Überlappungsgrades gilt die Differenzialdiagnostik als anspruchsvoll [12].

Interessanterweise ist die Lungenbeteiligung sehr häufig, aber oft lange symptomlos. Die pleuropulmonalen Manifestationen folgen der Überlappung der einzelnen Kollagenoseformen, sodass charakteristische Veränderungen in der HR-CT fehlen.

Bei Mischkollagenosen überlagern sich die Formen der Lungenbeteiligung aller Kollagenosen

Interstitielle Veränderungen
Interstitielle Veränderungen im Sinne sog. fibrosierender Alveolitiden werden in der HR-CT bevorzugt als NSIP-Muster mit basaler Betonung beschrieben (◘ **Abb. 4**). In Korrelation mit CT-mor-

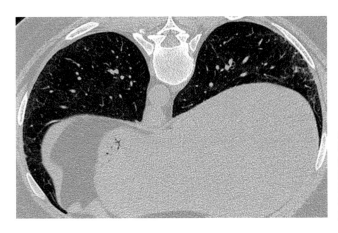

Abb. 4 ◀ Pulmonale Beteiligung bei Patientin mit Mischkollagenose (MCTD): HR-CT-Thorax mit Bauchlage, diskreter Befund eines NSIP („non-specific interstitial pneumonia")-Musters im rechten Unterlappen

phologischem „Aktivitätsaspekt" weisen diese mehrheitlich mit Milchglasmuster vergesellschafteten intra- und interlobulären Gerüstverstärkungen eine beeindruckende therapeutische Beeinflussbarkeit auf [28].

Pulmonale Hypertonie
Trotz vergleichsweise geringer Lungenparenchymmanifestation tritt eine prognosebestimmende pulmonale Hypertonie ähnlich häufig wie bei der Sklerodermie auf [1, 13].

Pleurits sicca
Bis zu 35% wird eine Pleurits sicca symptomatisch [12]. In der CT sind demzufolge pleurale Unregelmäßigkeiten ohne fluiden Erguss zu erwarten.

Sjögren-Syndrom

Das Sjögren-Syndrom ist eine autoimmune Exokrinopathie mit Sicca-Syndrom. Das maßgebliche pathomorphologische Substrat sind lymphozytische Infiltrationen der Tränen- und Speicheldrüsen in Koinzidenz mit chronischer Polyarthritis (Trias). Die lymphozytischen Infiltrationen beziehen die Lunge relativ häufig ein. Frauen über 40 Jahre sind besonders betroffen [9, 12].

Die dem sekundären Sjögren-Syndrom zugrunde liegenden Autoimmunkrankheiten überdecken in der Regel die dem Sjögren-Syndrom eigenen pulmonalen Veränderungen.

Beim **primären Sjögren-Syndrom** stehen drei meist koexistente pulmonale Manifestationsformen im Vordergrund [29], die im Folgenden dargestellt werden.

Alterationen der Luftwege
Die Funktionseinschränkung der exokrinen Drüsen des Bronchialsystems begünstigt rezidivierende Infektionen mit Zeichen einer chronischen Bronchitis. CT-morphologische Korrelate sind Bronchialwandverdickungen, Bronchiektasen und zentrilobuläre Noduli – letztere als Ausdruck der follikulären (lymphozytischen) Bronchiolitis (◘ **Abb. 5a**). Auch „air trapping" als Ausdruck der obstruktiven Bronchiolitis kann beobachtet werden.

Bei „Tree-in-bud"-Phänomenen sollte differenzialdiagnostisch primär immer eine bakterielle oder atypische mykobakterielle Infektion ausgeschlossen werden.

Interstitielle Pneumonie
Häufigstes interstitielles Reaktionsmuster ist die NSIP-Form. UIP-Formen mit Dominanz der irreversiblen Fibrosezeichen sind möglich.

Selten, aber fast pathognomonisch kommt beim Sjögren-Syndrom außerdem die **LIP** (◘ **Abb. 5a,b,c**) vor, die in der primären, idiopathischen Variante unter den äußerst seltenen Entitäten der IIP reklassifiziert wurde [4]. Pathomorphologisch kann die LIP als histologische Variante einer diffusen pulmonalen follikulären Hyperplasie, nur mit dominant interstitiellem Charakter, angesehen werden. CT-morphologisch stellt sich die LIP mit flächigen Milchglastrübungen, zentrilobulären Noduli und variablen Retikulationen der NSIP sehr ähnlich dar [3] und kann allein bildgebend oftmals nicht sicher differenziert werden. Einziger pathognomonischer und differenzialdiag-

Häufigstes interstitielles Reaktionsmuster ist die NSIP-Form

Das seltene HR-CT-Muster einer LIP sollte immer an ein Sjögren-Syndrom denken lassen

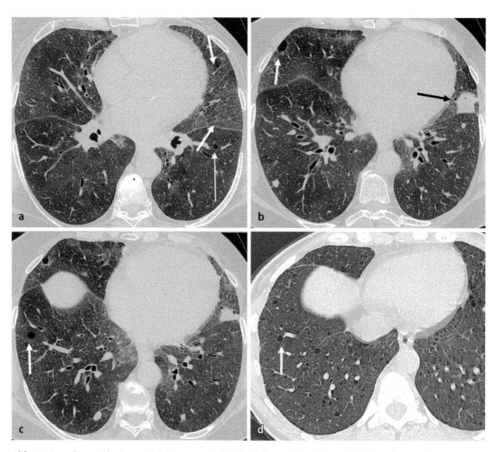

Abb. 5 ▲ Lymphozytische interstitielle Pneumonie (LIP) im Rahmen eines Sjögren-Syndroms bei 59-jähriger Patientin mit Z. n. Mammakarzinom links: **a** ubiquitär patchartig verteilte „Ground-glass"-Opazitäten und diskret submiliar noduläres Muster mit einzelnen Interlobularseptenverdickungen z. B. in Mittellappen (ML) und Lingula (*kurze weiße Pfeile*); kleine, zart begrenzte Zyste im linken Unterlappen (*langer weißer Pfeil*). **b** Im ML subpleurale Zyste i. R. der LIP (*weißer Pfeil*); die zum Metastasenausschluss bei Mammakarzinom erfolgte CT-gestützte Punktion des Lingulaherds ergab histologisch eine pulmonale AL (Lambda-Leichtketten)-Amyolidose (*schwarzer Pfeil*); **c** weitere Zyste im rechten Unterlappen (*weißer Pfeil*) in Kombination mit dem unter **a** genannten interstitiellen Muster (beachte Differenzialdiagnose zu **d**). **d** 40-jährige Patientin mit Lymphangioleiomyomatose; Zystenmorphologie zu LIP nahezu identisch, übriges Parenchym im Gegensatz zu (akuter) LIP jedoch unauffällig

Lungenparenchymzysten können für die LIP charakteristisch sein

nostischer Leitbefund können zartwandige Parenchymzysten sein, die bei diesem Muster im Zusammenhang mit einem anamnestisch bekannten Sjögren-Syndrom immer an eine LIP denken lassen sollten (◘ **Abb. 5**). Pathogenetisch werden diese leider nicht obligaten Zysten u. a. auf eine bronchioläre Obstruktion infolge lymphozytischer Bronchialwandinfiltration zurückgeführt [1].

Differenzialdiagnose. Emphysemblasen oder kleine Bullae haben eine ähnliche Morphologie, aber gegenüber den LIP-Zysten eine Präferenz für die Oberlappen.

Die Zysten der ebenfalls gynäkotropen **Lymphangioleiomyomatose** sind wie bei der LIP perilymphatisch lokalisiert und wahrscheinlich nur durch fehlende LIP-Begleitbefunde wie Milchglastrübung u. a. interstitielle Phänomene zuzuordnen (◘ **Abb. 5d**).

Nach Rückbildung der akuten alveolitischen Befunde unter Therapie verbleiben die Zysten bei der LIP und sind dann ohne Kenntnis von Voraufnahmen differenzialdiagnostisch allerdings uncharakteristisch.

Lymphoproliferative Veränderungen

Die lymphoproliferative Störung beim Sjögren-Syndrom ist ein bislang nicht klar definiertes Konzept sowohl neoplastischer als auch nichtneoplastischer Läsionen.

Follikuläre Bronchiolitis und LIP gehören zu den benignen Formen lymphoproliferativer Vorgänge innerhalb des vornehmlich aus Lymphstrukturen aufgebauten Lungeninterstitiums. Darüber hinaus können sich hyperplastische Veränderungen in den hilären und mediastinalen Lymphknoten-

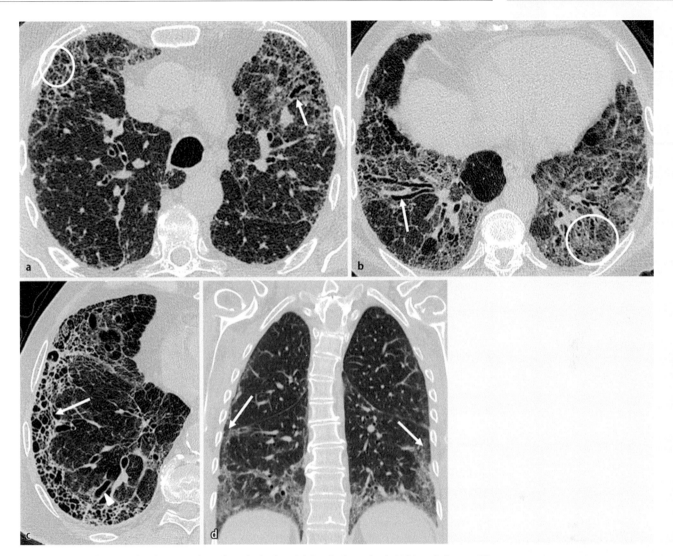

Abb. 6 ▲ Pulmonale Muster bei rheumatoider Arthritis (RA). **a,b** 76-jähriger Patient mit seit 15 Jahren bekannter RA: Fibrose mit Traktionsbronchiektasen und diskretem Honigwabenumbau (**a**, *Kreis*), Traktionsbronchiektasen (*weiße Pfeile*); „Ground-glass"-Opazitäten im linken Unterlappen als Ausdruck fibrosierender Veränderungen bei zugrunde liegender Retikulation und nicht als Aktivität zu werten (**b**, *Kreis*); Befund insgesamt mit einem möglichen UIP („usual interstitial pneumonia")-Muster vereinbar, Differenzialdiagnose: fibrosierende Form eines NSIP („non-specific interstitial pneumonia")-Musters im Sinne einer pulmonalen Beteiligung bei RA; beachte fehlende UIP-typische Lungenmanteldominanz. **c** 61-jähriger Patient mit RA: UIP-Muster mit „honeycombing" (*Pfeil*) und Traktionsbronchiektasie (*Pfeilspitze*) subpleural. **d** 50-jährige Patientin mit RA: partiell miterfasste Erosionen und Deformierungen an den Humerusköpfen; NSIP-Muster als pulmonale Beteiligung: basale und subpleurale Dominanz der Retikulation; Aussparung des Subpleuralraums (*Pfeile*)

stationen und im lymphoiden Gewebe des Mediastinums mit lymphoider Hyperplasie des Thymus und Thymuszysten manifestieren [29].

Zu den neoplastischen und potenziell malignen lymphoproliferativen Störungen gehören **MALT** („mucosa-associated lymphoid tissue")-Lymphome, von denen ein geringer Anteil sich auch zu Non-Hodgkin-Lymphomen entwickeln kann. Prinzipiell ist bei den Patienten auch ohne vorausgegangene lymphatische Generalisation das Risiko eines NHL mehr als 50-fach erhöht [12]. Bei MALT-Lymphomen besteht eine Assoziation zu gehäuft beim Sjögren-Syndrom vorkommenden Amyloidablagerungen [29].

MALT-Lymphome sind CT-morphologisch vielgestaltig, ebenso wie die verschiedenen Formen einer Amyolidose [30]. Das Spektrum beider Entitäten umfasst uncharakteristische Noduli (◐ **Abb. 5b**), Konsolidierungen und von der LIP kaum zu differenzierende interstitielle Phänomene. Daher sind in Anbetracht der Komplexität der möglichen Befundkonstellationen sowohl Lym-

In Anbetracht des potenziellen Lymphom- und Malignomrisikos beim Sjögren-Syndrom sind histologische Abklärungen solider Befunde und der Lymphadenopathie anzustreben

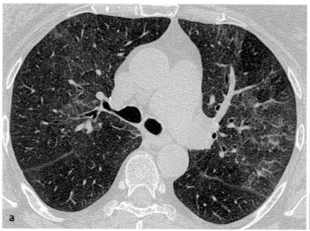
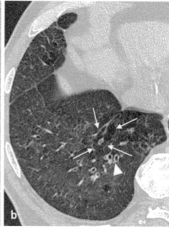

Abb. 7 ▲ Patienten mit rheumatoider Arthritis (RA) und Methotrexat (MTX). **a** 77-jährige Patientin mit RA: seit 2 Monaten MTX-Therapie mit im zeitlichen Kontext neu aufgetretener Dyspnoe und lungenfunktioneller Einschränkung; in beiden Oberlappen links mehr als rechts Milchglastrübung und feine Retikulation; keine bekannte vorbestehende pulmonale Beteiligung der RA, sodass von einer MTX-Reaktion auszugehen ist; MTX wurde sofort abgesetzt. **b** 71-jähriger Raucher mit RA: „Atemwegstyp" mit Bronchialwandverdickungen und geringer Bronchiektasie im rechten Unterlappen (*weiße Pfeilspitze*); begleitendes Emphysem bei Nikotinabusus; trotz fehlenden Exspirations-Scans Verdacht auf „air trapping" auf Ebene des Sekundärlobulus (*weiße Pfeile*); die Milchglastrübung wurde als Alveolitis i. R. einer MTX-Reaktion diskutiert und MTX probatorisch abgesetzt

phadenopathie als auch Parenchymkonsolidierungen und/oder Rundherde in jeder Beziehung, ggf. auch durch CT-gestützte Punktion, abklärungsbedürftig (◘ **Abb. 5b**).

Rheumatoide Arthritis

Die RA (Syn.: chronische Polyarthritis) ist die häufigste entzündlich-rheumatische Systemerkrankung mit im Vordergrund stehender Gelenkaffektion. Mit Prädilektion des 3. bis 5. Lebensjahrzehnts kann die RA in jedem Alter und 3-mal häufiger bei Frauen auftreten. Von den zahlreichen extraartikulären Manifestationen wird die thorakale Beteiligung *post mortem* bis zu 70% und im Gegensatz zur Arthritis bevorzugt bei Männern angegeben [2, 9, 12, 13].

Einige Theorien sprechen für eine maßgebliche pathogenetische Rolle der Pulmo bei der Entwicklung der Grunderkrankung RA. So kann die seropositive RA „in der Lunge starten" [31]. Nikotin gilt sowohl für die chronische Polyarthritis selbst als auch für die nicht selten lange asymptomatische pleuropulmonale Manifestation als wesentlicher Risikofaktor.

Pleuraverdickungen
Pleuraverdickungen sind die häufigste thorakale Alteration bei RA. Seltener treten geringe und einseitige Pleuraergüsse auf. Eine gleichzeitige Lungenaffektion ist keine *Conditio sine qua non*.

Interstitielle Pneumonien
Interstitielle Pneumonien bei RA variieren in der Häufigkeit von 5% (klinisch relevant) bis zu über 30% [13]. Im Gegensatz zu den klassischen Kollagenosen manifestieren diese sich bei RA dominant als UIP-Muster (◘ **Abb. 6c**) und weniger als die prognosegünstigere NSIP. Der bei Männern häufigere Nikotinabusus erklärt die Prädisposition des männlichen Geschlechts für rheumaassoziierte ILE.

Die **UIP** -Diagnose fußt auf dem HR-CT-morphologischen Nachweis von „honeycombing" und Traktionsbronchiektasien in basaler und subpleuraler Verteilung (◘ **Abb. 6c**; [4]). Die DD zur CT-morphologisch identischen idiopathische Lungenfibrose (IPF) ergibt sich aus einer häufigen Koinzidenzkonstellation von UIP mit Beteiligung der Luftwege und Pleura bei RA-Lunge.

Bei der **RA-NSIP** (◘ **Abb. 6a,b,d**) ist zu beachten, dass sich eine medikamenteninduzierte Reaktion durch die am häufigsten eingesetzte Therapie mit Methotrexat (MTX) gleichermaßen mit einem NSIP-Muster präsentiert und eine Differenzierung CT-morphologisch dann nicht möglich ist. Das Absetzen des auslösenden Agens bleibt Methode der Wahl [5]. Ohne präexistente Lungenerkrankung

Die RA ist die einzige rheumatologische Grunderkrankung mit UIP-Dominanz

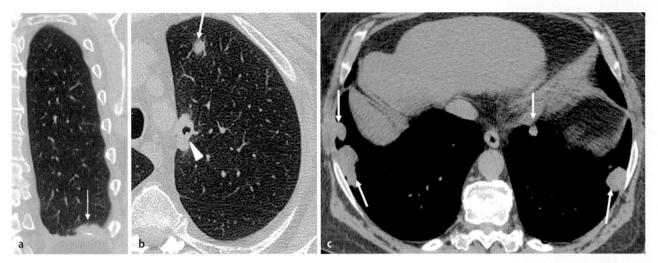

Abb. 8 ▲ 75-jähriger Patient mit rheumatoider Arthritis: Z. n. Keilresektion eines Rheumaknotens: **a** Lokalrezidiv eines Rheumaknotens links epiphrenisch mit Clipkette (*Pfeil*); **b** im linken Oberlappen 2 Rheumaknoten – paramediastinal mit zentraler Nekrose (*Pfeilspitze*); **c** im Kontext des Resektionsergebnisses wurden die multiplen – atypisch basal dominanten – Herde als weitere Rheumaknoten (*Pfeile*) interpretiert.

kann demgegenüber die zeitgleich mit akuter Klinik einhergehende Milchglastrübung in der HR-CT für eine MTX-Reaktion eindeutig sein (◻ **Abb. 7a**).

Atemwegserkrankungen

Atemwegserkrankungen (◻ **Abb. 7b**) sind eine übliche pulmonale Reaktion bei RA [1, 2, 13]. Diese umfassen meist mit interstitiellen Veränderungen kombinierte uncharakteristische Bronchiektasen, Bronchialwandverdickungen und Zeichen der Bronchiolitis, letztere mit Nachweis eines in Exspirations-Scans verstärkten Mosaikmusters als Hinweis auf „air trapping" (◻ **Abb. 7b**). Die Assoziation mit einer RA ist nur durch Kenntnis der Grunderkrankung möglich. Raucherbedingte Veränderungen verstärken diese CT-morphologischen Befunde.

Rheumaknoten in der Lunge

Rheumaknoten in der Lunge sind den Weichteilrheumaknoten histopathologisch identisch und treten bevorzugt koinzident sowie bei Rauchern auf. Eine Korrelation mit der Aktivität der Grunderkrankung ist nicht belegt. Die glatt begrenzten Rundherde messen von 0,5 bis 5 cm und sind vor allem in den Ober- und Mittelfeldern peripher lokalisiert. Sie sind asymptomatisch, können infolge nekrobiotischer Vorgänge kavitieren, selten verkalken und sich spontan rückbilden ([1]; ◻ **Abb. 8a,b,c**).

Caplan-Syndrom

Unter dem Caplan-Syndrom wird eine Sonderform der Silikose bei Patienten mit RA verstanden.

Fazit für die Praxis

- Die pulmonale Beteiligung der Kollagenosen ist mit einer signifikanten Morbidität und Mortalität assoziiert.
- Methode der Wahl für eine rechtzeitige, klinisch und lungenfunktionell indizierte pulmonale Bildgebung ist nach orientierender Thoraxübersicht die HR-CT der Lunge.
- Von allen Manifestationsformen an Lunge, Atemwegen und Pleura stellen gerade die prognoserelevantesten interstitiellen Reaktionsmuster eine differenzialdiagnostische Herausforderung dar, da sie allein CT-morphologisch von den idiopathischen Formen kaum zu differenzieren sind.
- Diagnostisch hilfreich ist, dass die der Grunderkrankung häufig zeitlich vorausgehende kollagenoseassoziierte ILE im Gegensatz zu den IIP meist jüngere, weibliche Patienten betrifft. Bei SLE und DM/PM kann sie akut und bei PSS und RA eher chronisch auftreten.

▬ Da es prinzipiell keinen pathognomonischen Bildbefund gibt, ist ein Rückschluss vom CT-Muster auf den zugrunde liegenden Kollagenosetyp nur sehr eingeschränkt möglich. Die Diagnose ist maßgeblich im klinischen Kontext und interdisziplinär zu stellen.

Korrespondenzadresse

Dr. B. Rehbock
Praxis für Diagnostische Radiologie – Spezialgebiet Lunge,
Bismarckstr. 45–47, 10627 Berlin
b.rehbock@radiologie-lunge-berlin.de

Einhaltung ethischer Richtlinien

Interessenkonflikt. B. Rehbock hat Honorare für Vorträge und/oder Beratertätigkeit von AstraZeneca, Bayer, Berlin-Chemie, Boehringer Ingelheim, Chiesi, InterMune und Novartis erhalten.

Dieser Beitrag beinhaltet keine Studien an Menschen oder Tieren.

Literatur

1. Capobianco J, Grimberg A, Thompson BM et al (2012) Thoracic manifestations of collagen vascular diseases. Radiographics 32:33–50
2. Gutsche M, Rosen GD, Swigris JJ (2012) Connective tissue disease-associated interstitial lung disease: a review. Curr Respir Care Rep 1:224–232
3. American Thoracic Society; European Respiratory Society (2002) American Thoracic Society/European Respiratory Society International Multidisciplinary Consensus Classification of the Idiopathic Interstitial Pneumonias. This joint statement of the American Thoracic Society (ATS), and the European Respiratory Society (ERS) was adopted by the ATS board of directors, June 2001 and by the ERS Executive Committee, June 2001 (2002). Am J Respir Crit Care Med 165:277–304
4. Travis WD, Costabel U, Hansell DM et al (2013) An official American Thoracic Society/European Respiratory Society statement: Update of the international multidisciplinary classification of the idiopathic interstitial pneumonias. Am J Respir Crit Care Med 188:733–748
5. Schwaiblmair M, Behr W, Haeckel T et al (2012) Drug induced interstitial lung disease. Open Respir Med J 6:63–74
6. Fischer A, Du Bois R (2012) Interstitial lung disease in connective tissue disorders. Lancet 380:689–698
7. Kim HC, Ji W, Kim MY et al (2014) Interstitial pneumonia related to undifferentiated connective tissue disease: pathologic pattern and prognosis. Chest 147:165–172
8. Goh NS, Desai SR, Veeraraghavan S et al (2008) Interstitial lung disease in systemic sclerosis: a simple staging system. Am J Respir Crit Care Med 177:1248–1254
9. Kroegel C, Costabel U (Hrsg) (2014) Klinische Pneumologie. Ein Leitfaden für die Praxis. Thieme, Stuttgart, S 644–653
10. Desai SR, Copley SJ, Aziz ZA et al (2002) Thoracic imaging (Oxford Specialist Handbooks in Radiology), 1st ed. Oxford University Press, Oxford, p 198
11. Vij R, Strek ME (2013) Diagnosis and treatment of connective tissue disease-associated interstitial lung disease. Chest 143:814–824
12. Manger B, Schulze-Koops H, Schmidt K et al (2012) Checkliste Rheumatologie. 4. Aufl. Thieme, Stuttgart
13. Jacob J, Nair A, Hansell DM (2014) High-resolution computed tomography of the pulmonary manifestations of connective tissue diseases. Semin Respir Crit Care Med 35:166–180
14. Desai SR, Veeraraghavan S, Hansell DM et al (2004) CT features of lung disease in patients with systemic sclerosis: comparison with idiopathic pulmonary fibrosis and nonspecific interstitial pneumonia. Radiology 232:560–567
15. Travis WD, Hunninghake G, King TE et al (2008) Idiopathic nonspecific interstitial pneumonia: report of an American Thoracic Society project. Am J Respir Crit Care Med 177:1338–1347
16. Goldin JG, Lynch DA, Strollo DC et al (2008) High-resolution CT scan findings in patients with symptomatic scleroderma-related interstitial lung disease. Chest 134:358–367
17. Shah RM, Jimenez S, Wechsler R (2007) Significance of ground-glass opacity on HRCT in long-term follow-up of patients with systemic sclerosis. J Thorac Imaging 22:120–124
18. Silva CIS, Müller NL, Lynch DA et al (2008) Chronic hypersensitivity pneumonitis: differentiation from idiopathic pulmonary fibrosis and nonspecific interstitial pneumonia by using thin-section CT. Radiology 246:288–297
19. Watadani T, Sakai F, Johkoh T et al (2013) Interobserver variability in the CT assessment of honeycombing in the lungs. Radiology 266:936–944
20. Walsh SLF, Sverzellati N, Devaraj A et al (2014) Connective tissue disease related fibrotic lung disease: high resolution computed tomographic and pulmonary function indices as prognostic determinants. Thorax 69:216–222
21. Wells AU, Steen V, Valentini G (2009) Pulmonary complications: one of the most challenging complications of systemic sclerosis. Rheumatology (Oxford) 48(Suppl 3):iii40–iii44
22. Peña E, Dennie C, Veinot J et al (2012) Pulmonary hypertension: how the radiologist can help. Radiographics 32:9–32
23. Petri M, Orbai AM, Alarcón GS et al (2012) Derivation and validation of the Systemic Lupus International Collaborating Clinics classification criteria for systemic lupus erythematosus. Arthritis Rheum 64:2677–2686
24. Kim JS, Lee KS, Koh EM et al (2000) Thoracic involvement of systemic lupus erythematosus: clinical, pathologic, and radiologic findings. Comput Assist Tomogr 24:9–18
25. Johkoh T, Itoh H, Müller NL et al (1999) Crazy-paving appearance at thin-section CT: spectrum of disease and pathologic findings. Radiology 211:155–160
26. Roberton BJ, Hansell DM (2011) Organizing pneumonia: a kaleidoscope of concepts and morphologies. Eur Radiol 21:2244–2254
27. Schnabel A (2013) Interstitielle Lungenkrankheit bei Polymyositis/Dermatomyositis. Z Rheumatol 72:220–226
28. Bodolay E, Szekanecz Z, Dévényi K et al (2005) Evaluation of interstitial lung disease in mixed connective tissue disease (MCTD). Rheumatology (Oxford) 44:656–661
29. Egashira R, Kondo T, Hirai T et al (2013) CT findings of thoracic manifestations of primary Sjögren syndrome: radiologic-pathologic correlation. Radiographics 33:1933–1949
30. Rehbock B, Hieckel HG, Eckert H (1998) Hochauflösende Computertomographie der Lunge bei alveoloseptaler Amyloidose. Röfo 168:521–523
31. van Willis C, Demoruelle MK, Derber LA et al (2013) Sputum autoantibodies in patients with established rheumatoid arthritis and subjects at risk of future clinically apparent disease. Arthritis Rheum 65:2545–2554

Radiologe 2015 · 55:337–348
DOI 10.1007/s00117-015-2809-9
Online publiziert: 19. März 2015
© Springer-Verlag Berlin Heidelberg 2015

Redaktion
S. Delorme, Heidelberg (Leitung)
P. Reimer, Karlsruhe
W. Reith, Homburg/Saar
C. Schäfer-Prokop, Amersfoort
C. Schüller-Weidekamm, Wien
M. Uhl, Freiburg

C. Schueller-Weidekamm
Klinik für Radiologie & Nuklearmedizin, Medizinische Universität Wien/AKH Wien, Wien

Entzündliche Wirbelsäulenerkrankungen: Spondylarthritis

Zentrale Bedeutung der Bildgebung

Zusammenfassung

Die Projektionsradiographie des Beckens und der Lendenwirbelsäule ist die Methode der ersten Wahl in der primären Abklärung der Spondylarthritis (SpA). Die radiographische Sakroiliitis wird gemäß den modifizierten New-York-Kriterien graduiert. Um die diagnostische Latenzzeit der SpA zu verkürzen, sollte frühzeitig die Magnetresonanztomographie (MRT) in der Bildgebung eingesetzt werden. Die Sakroiliitis in der MRT ist durch das subchondrale Knochenmarködem an den Sakroiliakalgelenken (SIG) definiert und dem positiven HLA-B27 als Kriterium für die SpA gleichwertig. Bei unklaren Befunden an den SIG hilft die Abklärung der gesamten Wirbelsäule weiter, weil Manifestationen an der Brust- und Lendenwirbelsäule, Romanus- oder Andersson-Läsionen sowie entzündliche Veränderungen der Wirbelkörperpedikel oder der zygoapophysealen Gelenke und der Längsbänder charakteristisch für die SpA sind. Die Prävalenz der seronegativen SpA ist höher als bisher angenommen. Die Bildgebung kann einen bedeutenden Teil dazu beitragen, die betroffenen Patienten aus dem großen Pool der Rückenschmerzpatienten herauszufiltern, und somit irreversible Schäden bei frühzeitiger adäquater Therapie verhindern.

Schlüsselwörter

Spondylarthritis · Entzündliche Veränderungen · Bildgebung · Sakroiliitis · Magnetresonanztomographie

Lernziele

Nach Absolvieren dieser Fortbildungseinheit ...
- kennen Sie die aktuellen Untersuchungsstrategien zur Abklärung des entzündlichen Rückenschmerzes.
- erkennen Sie die Befunde der Enthesitis an der Wirbelsäule und an den Sakroiliakalgelenken.
- verstehen Sie die Interpretation einer „positiven" Magnetresonanztomographie in Zusammenschau mit der Klinik.

Einleitung

Die nichtinfektiöse entzündliche Wirbelsäulenerkrankung stellt häufig eine Herausforderung für den Kliniker und den Radiologen dar.

Fasst man die verschiedenen rheumatischen Erkrankungen der Wirbelsäule zusammen, dann liegt die Prävalenz über 3%, wobei die seronegative Spondylarthritis (SpA) mit 2,5% den größten Anteil bildet. Unter den übrigen rheumatischen Erkrankungen der Wirbelsäule wie juvenile Arthritis, CPPD („calcium pyrophosphat dihydrate disease") und SAPHO (Synovitis, Akne, Pustulose, Hyperostose, Osteitis)-Syndrom befällt die rheumatoide Arthritis (RA) am zweithäufigsten die Wirbelsäule und manifestiert sich vor allem an der Halswirbelsäule. Die seronegative SpA beinhaltet unterschiedliche heterogene teilweise überlappende Erkrankungen, die derzeit in 7 unterschiedliche Gruppen eingeteilt werden (◘ Abb. 1; [1]). Die **ankylosierende Spondylitis (AS),** auch **M. Bechterew** genannt, stellt dabei mit mehr als 1% den Prototyp dar und betrifft vorwiegend die Sakroiliakalgelenke (SIG) und in absteigender Häufigkeit die Brust- (BWS) und Lendenwirbelsäule (LWS).

Ein positives HLA-B27 sowie bestimmte Begleiterkrankungen wie z. B. Psoriasis, entzündliche Darmerkrankungen, Uveitis oder eine positive Familienanamnese für die SpA weisen eine hohe Assoziation mit der SpA auf. Daher sollten die Alarmglocken läuten, wenn zumindest eines dieser Merkmale bei den Patienten vorliegt.

Der Weg von dem klinischen Leitsymptom der SpA, dem entzündlichen Rückenschmerz (◘ Tab. 1), bis hin zur richtigen Diagnose dauert bei HLA-B27-positiven Patienten im Durchschnitt 8 Jahre, bei HLA-B27-negativen Patienten sogar 11,4 Jahre. Ursächlich für die diagnostische Lücke sind das fehlende Bewusstsein für die Häufigkeit des entzündlichen Rückenschmerzes, die Überlap-

> Positives HLA-B27 sowie z. B. Psoriasis, entzündliche Darmerkrankungen, Uveitis oder eine positive Familienanamnese für die SpA weisen eine hohe Assoziation mit der SpA auf

Inflammatory spinal disease: Spondyloarthritis. Importance of imaging

Abstract

Conventional radiography of the pelvis and lumbar spine is the method of choice for the initial evaluation of spondyloarthritis (SpA). Sacroiliitis is classified according to the modified New York grading criteria; however, to improve the early diagnosis of SpA, magnetic resonance imaging (MRI) should be performed as MRI enables the detection of early inflammation, such as subchondral bone marrow edema of the sacroiliac joints (SIJ), which defines sacroiliitis. Sacroiliitis and HLA-B27 are considered to be equivalent criteria for the diagnosis of SpA. In equivocal findings in the SIJ, an evaluation of the whole spine might be helpful because involvement of the thoracic and lumbar spine, shiny corner sign (Romanus lesions) and spondylodiscitis (Andersson lesions), as well as inflammation of the pedicles, zygoapophyseal joints and longitudinal ligaments, are typical findings in SpA. The prevalence of seronegative SpA is higher than has been previously assumed. Imaging in SpA plays an important role in selecting patients with inflammatory back pain and thus, helping to prevent irreversible changes through adequate early treatment.

Keywords

Spondyloarthritis · Inflammatory lesions · Imaging modalities · Sacroiliitis · Magnetic resonance imaging

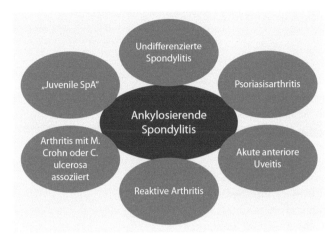

Abb. 1 ◄ Neues Konzept der Spondylarthritiden (*SpA*) gemäß der ASAS (Assessment of Spondyloarthritis International Society)

pung der klinischen Symptome mit den viel häufiger auftretenden funktionellen oder degenerativen Wirbelsäulenerkrankungen sowie die nicht erfassbaren Frühveränderungen der SpA in der Projektionsradiographie. Die Diskrepanz zwischen akutem Rückenschmerz und der schlechten projektionsradiographischen Erkennbarkeit der Sakroiliitis im Frühstadium wird als eine der Hauptursachen für die Diagnoseverzögerung angesehen. Die Magnetresonanztomographie (MRT) stellt einen diagnostischen Meilenstein dar, um diese diagnostische Lücke zu reduzieren. Die MRT diagnostiziert die SpA durch den Nachweis von aktiven entzündlichen Veränderungen bereits 3 bis 5 Jahre vor der Projektionsradiographie in der sog. präradiographischen Phase. Falls initial ein negativer oder unklarer Befund in der Projektionsradiographie vorliegen sollte, wird daher bei klinischem Verdacht auf eine SpA die MRT für die weitere Abklärung der WS und des Beckens empfohlen. Ziel ist es, die Frühformen der AS in der präradiographischen Phase zuverlässig zu diagnostizieren, da angesichts der neuen effektiven Therapiemöglichkeiten mit den Anti-TNF-α-Blockern irreversible Schäden potenziell vermieden werden können. Aus diesem Grund müssen die Radiologen mit den unterschiedlichen aktiven und chronischen Manifestationen der SpA sowie den laborchemischen Parametern und klinischen Tests vertraut sein, um die Bildinterpretation unter Berücksichtigung des klinischen Kontexts durchzuführen.

> Die MRT diagnostiziert die SpA durch den Nachweis von aktiven entzündlichen Veränderungen bereits 3 bis 5 Jahre vor der Projektionsradiographie

Ätiologie und Pathogenese

Die SpA zählt zu den autoimmunologischen Erkrankungen, bei denen durch eine **bakterielle Stimulation** möglicherweise über eine Kreuzreaktion mit Autoantigenen der pathologische Autoimmunprozess ausgelöst wird [2]. Die Interaktion zwischen HLA-B27 und bestimmten Bakterien, die entzündliche Darmerkrankungen hervorrufen, hat eine zentrale Bedeutung für die Aktivierung von CD8-positiven T-Zellen [3]. Dies erklärt die hohe Assoziation zwischen entzündlichen Darmerkrankungen und der SpA. Im Zentrum der Entzündungskaskade steht das verstärkt exprimierte Zytokin TNF-α [4].

Zur Ätiologie und Pathogenese der SpA sind viele Faktoren zusammengetragen worden, die aber noch kein durchgängiges Konzept darstellen. Die starke familiäre Häufung lässt auf eine genetische Beteiligung rückschließen und tritt bei Männern etwa 2- bis 3-mal häufiger auf [5]. Über 90% der Patienten mit AS sind HLA-B27-positiv. Vorwiegend die HLA-B27-positiven Patienten mit reaktiver Arthritis, Psoriasis oder chronisch-entzündlichen Darmerkrankungen entwickeln das Vollbild der AS, womit die Bedeutung des HLA-B27 unterstrichen wird. Die SpA manifestiert sich als Entzündung an der fibrokartilaginären oder fibroossären Insertion von Sehnen und Bändern („**Enthesenorgan**"). Typisch für diese Enthesitis ist das Nebeneinander von Osteodestruktion und Osteoproliferation. Der Mechanismus für das erhöhte Frakturrisiko bei SpA ist noch nicht vollständig geklärt. Männliches Geschlecht, hohes Alter, lang andauernde Erkrankung mit irreversiblen Veränderungen, erhöhte Entzündungsparameter und eingeschränkte Beweglichkeit der Wirbelsäule sind Risikofaktoren für Osteoporose und Wirbelkörperfrakturen. Neben der erhöhten Belastung auf die Wirbelsäule durch die Versteifung stimulieren Zytokine wie TNF-α, IL-1 und IL-6 den Knochenabbau [6].

> Über 90% der Patienten mit AS sind HLA-B27-positiv

> Typisch für die Enthesitis ist das Nebeneinander von Osteodestruktion und Osteoproliferation

Radiologische Befunde der SpA an den SIG

Aktive Veränderungen

Aktive Veränderungen der axialen SpA können in der Projektionsradiographie nicht nachgewiesen werden

Aktive Veränderungen der axialen SpA können in der Projektionsradiographie nicht nachgewiesen werden. Der sensitivste Nachweis der aktiven Veränderungen gelingt in der MRT mit der STIR-Sequenz oder der Kontrastmittel (KM)-unterstützten fettunterdrückten T1-gewichteten Sequenz. Ein erhöhtes Signal auf den T2-gewichteten fettunterdrückten Sequenzen (STIR = „short tau inversion recovery sequence") wird als **Knochenmarködem** (KMÖ) bezeichnet, während ein erhöhtes Signal als Folge einer verstärkten KM-Aufnahme auf den T1-gewichteten Sequenzen mit Fettunterdrückung als **Osteitis** bezeichnet wird. Die ASAS (Assessment of Spondyloarthritis International Society)-Gruppe definiert eine **Sakroiliitis**, wenn ein eindeutiges subchondrales KMÖ oder eine Osteitis der SIG in zumindest zwei unterschiedlichen Regionen einer Schicht oder in zwei aufeinanderfolgenden Schichten vorliegt ([7]; ◘ **Abb. 2**).

Die SpA manifestiert sich an den SIG als Enthesitis der dorsalen und ventralen interossären Bänder und im Ursprung- und Ansatzbereich der Sehnen (◘ **Abb. 3**) mit gelegentlich assoziierten ödematös-entzündlichen Veränderungen in der angrenzenden Muskulatur. Die Ursache der Kapsulitis an den superioren oder inferioren Gelenksabschnitten ist ebenso wie die Enthesitis der Bänder als Entzündung des fibroossären Übergangs zu werten (◘ **Abb. 2**). Die Synovialitis kommt aufgrund der Anatomie nur im mittleren und unteren Drittel des SIG vor (◘ **Abb. 3**).

Differenzialdiagnosen

- Die akuten Überlastungssyndrome der SIG weisen ein KMÖ vorwiegend in den superioren Abschnitten iliakal- und sakralseitig in den subchondralen Abschnitten auf und können eine aktive Sakroiliitis vortäuschen. Zur Abgrenzung ist die Klinik entscheidend: Während die SpA typischerweise durch Nachtschmerzen in Ruhe mit Besserung unter Bewegung gekennzeichnet ist, verschlechtert sich die Arthrose unter aktiver Belastung.
- Stressfrakturen oder Stressreaktionen des Sakrums verursachen ein KMÖ vorwiegend in den tiefergelegenen, perineuroforaminalen Knochenregionen, mit potenziellen irregulären, meistens parallel zum Gelenkspalt verlaufenden Frakturlinien, die teilweise auch eine horizontale, zwischen den Neuroforamina verlaufende Komponente aufweisen können und dann als H-Fraktur aufgrund des „Honda"-Zeichens bezeichnet werden [8].
- Infektionen der SIG sind von der Sakroiliitis durch die ausgedehnte phlegmonöse oder abszedierende Weichteilbeteiligung in der angrenzenden Muskulatur abzugrenzen, die nicht die anatomischen Grenzen respektiert.

Chronische Veränderungen

Chronische Veränderungen der SIG werden in der Projektionsradiographie erkannt und nach den New-York-Kriterien eingeteilt

Chronische Veränderungen der SIG werden in der Projektionsradiographie erkannt und nach den New-York-Kriterien eingeteilt ([9]; ◘ **Abb. 4a**; ◘ **Tab. 2**). Nach Dihlmann wurde die Sakroiliitis in der Projektionsradiographie als buntes Bild beschrieben, da ein Nebeneinander von osteodestruktiven und osteoproliferativen Veränderungen vorliegt. Durch Erosionen imponiert der Gelenkspalt zunächst „pseudodilatiert", auch als **„string of pearls"** bezeichnet. Im Spätstadium führen Knochenbrücken zu einer Ankylose des Gelenkspalts. Ist der Gelenksspalt komplett knöchern durchbaut, spricht man von einem **Phantomgelenk** (◘ **Abb. 4a,b**). Die T1-gewichtete Sequenz stellt hervorragend die Anatomie und entsprechend die Normvarianten wie akzessorische Facettengelenke oder knöcherne Vorsprünge dar. Chronische Veränderungen der Sakroiliitis in der MRT werden am zuverlässigsten auf den T1-gewichteten Sequenzen analysiert. Das KMÖ der Sakroiliitis wandelt sich analog zu den **MODIC-Veränderungen** im chronischen Verlauf in Fettmark und im Spätstadium in eine subchondrale Sklerose um (◘ **Abb. 5**).

Tab. 1 Charakteristika des entzündlichen Rückenschmerzes. (Nach [15])
Beginn vor dem 45. Lebensjahr
Langsamer Beginn
Dauer über 3 Monate
Schmerzsymptomatik besonders in der 2. Nachthälfte, am Morgen und nach einer längeren Ruhephase
Schmerzverbesserung durch Bewegung
Gutes Ansprechen auf NSAR (nichtsteroidale Antirheumatika)
Morgensteifigkeit
Alternierender Gesäßschmerz

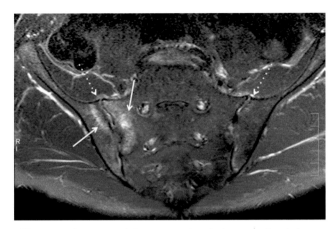

Abb. 2 ▲ 40-jähriger männlicher Patient mit rechtsbetonten chronischen Rückenschmerzen: Die signalreichen subchondralen Knochenmarködeme (*Pfeile*) auf der parakoronaren STIR-Sequenz sind in mindestens 2 Regionen – sakral- und iliakalseitig rechts – nachweisbar, womit die Definition einer Sakroiliitis erfüllt ist; zusätzlich liegt eine bilaterale Kapsulitis vor (*gestrichelte Pfeile*)

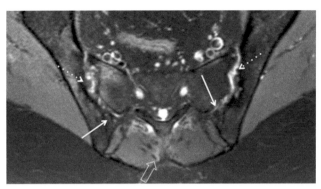

Abb. 3 ▲ Akute Veränderungen der Sakroiliakalgelenke (SIG): Die paraaxiale protonengewichtete Sequenz im unteren Drittel des SIG zeigt die Enthesitis der supraspinalen Bänder (*offener Pfeil*) sowie der posterioren interossären Bänder (*Pfeil*); in den ventralen Anteilen des Gelenkspalts ist die Synovialitis beidseits nachweisbar (*gestrichelte Pfeile*)

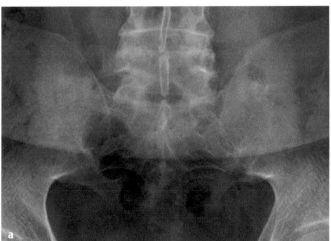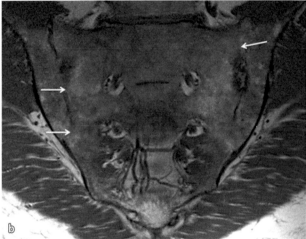

Abb. 4 ▲ Chronische Sakroiliiitis: In der Projektionsradiographie (**a**) ist der Gelenkspalt nur andeutungsweise nachweisbar, gemäß den modifizierten New-York-Kriterien liegt ein Grad 4 beidseits vor; die korrespondierende parakoronare T1-gewichtete Sequenz (**b**) zeigt die knöchernen Brückenbildungen der Sakroiliakalgelenke beidseits (*Pfeile*), die den Gelenkspalt durchbauen und im Endstadium zu einem Phantomgelenk führen

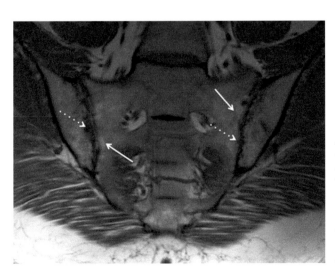

Abb. 5 ◄ Chronische Veränderungen der Sakroiliitis: Im chronischen Stadium wandelt sich das akut-inflammatorische Knochenmarködem in subchondrales Fettmark um, welches in der T1-gewichteten Sequenz ein hohes Signal aufweist (*Pfeil*); des Weiteren zeigen sich Erosionen beidseits iliakal- und sakralseitig (*gestrichelte Pfeile*)

Tab. 2 Modifizierte New-York-Kriterien zur Beurteilung einer ankylosierenden Spondylitis. (Nach [9])

Klinische Kriterien	Röntgenologische Kriterien	Röntgenologische Graduierung der Sakroiliitis
Entzündlicher Rückenschmerz	Sakroiliitis Grad ≥2 bilateral oder Grad 3–4 unilateral	Grad 0 = normal
Bewegungseinschränkung der Lendenwirbelsäule (≤5 cm im Schober-Test)		Grad 1 = verdächtig
Eingeschränkte Atemexkursion (≤2,5 cm im 4. ICR)		Grad 2 = Sklerose, wenig Erosionen
		Grad 3 = multiple Erosionen, Erweiterung des Gelenkspalts, geringe Ankylose
		Grad 4 = weitgehende Ankylose

Definitive Diagnose: röntgenologisches Kriterium und ≥1 klinisches Kriterium positiv. Wahrscheinliche Diagnose: röntgenologisches Kriterium *oder* alle 3 klinischen Kriterien positiv.
ICR Interkostalraum.

Differenzialdiagnosen

- Differenzialdiagnostisch muss die subchondrale Sklerose der SpA von der Osteitis triangularis ossis ilii abgegrenzt werden [8]. Die Osteitis triangularis ossis ilii weist im Vergleich zur chronischen Sakroiliitis weder Irregularitäten des Gelenkspalts noch Knochenbrücken oder Gelenkspaltverschmälerungen auf. Anamnestisch sind häufiger mehrfach gebärende Frauen betroffen.
- Degenerative Veränderungen des SIG können morphologisch der chronischen Sakroiliitis ähneln, allerdings stehen bei der Degeneration die Gelenkspaltverschmälerung sowie die osteoproliferative Komponente vor allem in den superioren und inferioren Abschnitten im Vordergrund; Erosionen bzw. Areale mit subchondraler Fettmarkkonversion sind für die Degeneration untypisch.
- Die Pseudosakroiliitis des M. Paget kann durch die typische grobsträhnige Knochenstruktur und die Auftreibung des Knochens von der Sakroiliitis der SpA unterschieden werden.

Radiologische Befunde der SpA an der Wirbelsäule

Aktive Veränderungen

Akute Entzündungen manifestieren sich an den Apophysen

Akute Entzündungen manifestieren sich an den Apophysen, den Randkantenleisten der Wirbelkörpervorder- und Hinterkanten, welche das Enthesitiskonzept unterstreichen, da hier der Anulus fibrosus über Faserknorpel mit den Wirbelkörperleisten verbunden ist. Das morphologische Korrelat ist die **Spondylitis marginalis** bei kombiniertem Befall der Vorder- und Hinterkanten bzw. die **Spondylitis anteriores** oder **posteriores** bei isoliertem Befall entweder der Vorder- oder Hinterkanten, im Englischen als **„corner inflammation lesions"** (CIL) bezeichnet (**Abb. 6**). Die Längsbänder sind im Anfangsstadium nicht betroffen.

Eine Enthesitis der supra- oder interspinalen Bänder ist typisch für die SpA

Ein KMÖ in den Wirbelkörperpedikeln oder in den Kostovertebral- und Kostotransversalgelenken wird als pathognomonisch für die SpA beschrieben (**Abb. 7**; [10]). Nicht selten sind ödematöse Veränderungen der Gelenkkapsel und der angrenzenden Muskulatur vorliegend. Eine Enthesitis der supra- oder interspinalen Bänder ist typisch für die SpA und kann manchmal auch mittels Doppler-Ultraschall nachgewiesen werden. In der MRT werden häufig KMÖ im benachbarten Knochenmark der Prozessus spinosus sichtbar. Ebenso können die Ligg. flava von der Enthesitis betroffen sein.

Die SpA kann sich auch im Bereich der Synchondrose des Sternums oder in den Kostosternal- oder Sternoklavikulargelenken manifestieren

Die nichtinfektiöse Spondylodiszitis, auch **Andersson-Läsion** genannt, manifestiert sich an den faserknorpeligen Insertionen des Anulus fibrosus an den Wirbelkörperabschlussplatten und weist im Frühstadium ein subchondrales halbmondförmiges KMÖ in der STIR-Sequenz auf (**Abb. 6**). Häufig ist das KMÖ der Andersson-Läsion umschrieben und betrifft nur selten den gesamten subchondralen Anteil der Wirbelkörperabschlussplatte. Ein zusätzlicher Blick auf die vordere Thoraxwand bei der MRT-Befundung der BWS wird unbedingt angeraten, da sich die SpA auch im Bereich der Synchondrose des Sternums (**Abb. 8a,b**) oder in den Kostosternal- oder Sternoklavikulargelenken manifestieren kann.

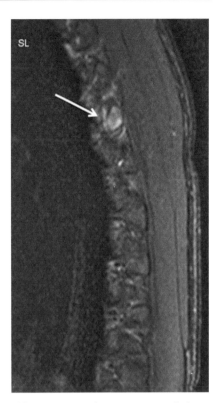

Abb. 7 ▲ Die sagittale STIR-Sequenz stellt das Knochenmarködem im Kostotransversalgelenk auf Höhe TH5/TH6 rechts mit geringer ödematöser Umgebungsreaktion signalreich dar (*Pfeil*)

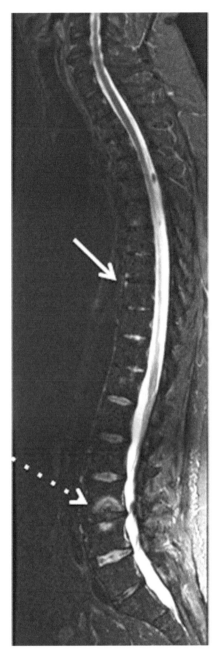

Abb. 6 ◄ Die sagittale STIR-Sequenz zeigt einerseits eine Spondylitis anteriores (Romanus-Läsion) auf Höhe TH8/TH9 (*Pfeil*) und geringer ausgeprägt auf Höhe TH7/TH8, andererseits liegt im Segment L3/L4 eine Spondylodiszitis (Andersson-Läsion) vor, welche ein typisches halbmondförmiges subchondrales Knochenmarködem aufweist (*gestrichelter Pfeil*)

Differenzialdiagnosen

- Eine eindeutige Unterscheidung zwischen aktivierter Osteochondrose und SpA bereitet den Radiologen manchmal Kopfschmerzen. Diskusdegenerationen oder Zwischenwirbelraumverschmälerungen in dem betroffenen Segment deuten auf die degenerative Komponente der Osteochondrose hin, während zusätzliche Veränderungen an den Wirbelkörperkanten oder Bändern eher auf eine SpA hinweisen. Am häufigsten sind die Segmente L4–S1 betroffen.
- Bei einem Ödem im Wirbelkörperpedikel sollten sowohl das Osteoidosteom als auch die Stressreaktion ausgeschlossen werden. Die Computertomographie (CT) ist in vielen Fällen hilfreich, da sie den Nidus des Osteoidosteoms im Vergleich zur MRT genauer darstellen kann. Auch der Nachweis von Stressfrakturen oder Spondylolysen gelingt in der CT besser.

Postaktive/chronische Veränderungen

Häufig liegen an den Wirbelkörperrandkanten im subakuten oder chronischen Stadium begleitende Erosionen als Ausdruck einer Osteodestruktion vor. Der ursprünglich für die Projektionsradiographie

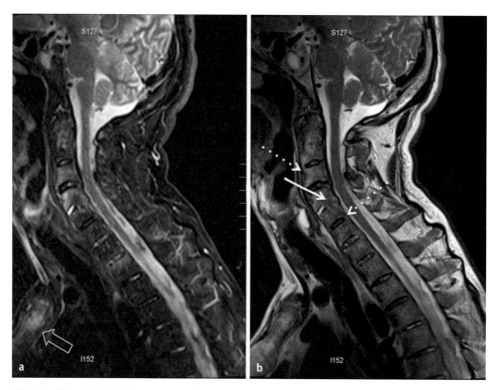

Abb. 8 ▲ a,b Sagittale STIR (**a**) weist ein Knochenmarködem im Wirbelkörper von C2–5 und TH1 auf; die transdiskale Ankylosierung ist im Segment C4/C5 (*Pfeil*) nachweisbar. Die Syndesmophyten (*gestrichelte Pfeile*) verstärken die Versteifung der Wirbelsäule, die im Endstadium als Bambuswirbelsäule bezeichnet wird. Der offene Pfeil in (**a**) weist auf die Mitbeteiligung der Synchondrose des Sternums hin

beschriebene Ausdruck „**glänzende Ecken**" beschreibt eine vermehrte Sklerose sowie Erosionen an den Wirbelkörpervorderkanten (**Romanus-Läsion**). Die proliferative Komponente an der Wirbelsäule macht sich durch die Entstehung der Syndesmophyten, einer Osteoproliferation der äußeren Fasern des Anulus fibrosus, bei der AS bemerkbar (◨ **Abb. 8a,b**). Bei der AS führen rezidivierende Periostappositionen zur Umformung von Kastenwirbeln und später zu Tonnenwirbeln.

Die Andersson-Läsionen im chronischen Stadium entwickeln Erosionen an den Wirbelkörperabschlussplatten, postinflammatorische subchondrale Verfettungen des Knochenmarks und transdiskale Ankylosierungen (◨ **Abb. 8a,b**). Der nichtentzündliche Typ der Andersson-Läsion, der sog. Typ II, entspricht einer transdiskalen oder vertebralen Ermüdungsfraktur.

Chronische Veränderungen der apophysealen Gelenke weisen eine Fettmarkkonversion und im fortgeschrittenen Stadium eine Ankylose auf. Die Ankylose der zygoapophysealen Gelenke und die Verkalkung der Längsbänder verursachen eine Versteifung der Wirbelsäule und reduzierte Atemexkursionen.

Diagnostische Strategien für die SpA

Die Empfehlungen für den Algorithmus der Bildgebung für die SpA wurden erst kürzlich von der Arbeitsgruppe Arthritis Imaging der Europäischen Gesellschaft für Muskuloskelettale Radiologie (ESSR) veröffentlicht [11]. Am Anfang des diagnostischen Pfades steht unverzichtbar die Projektionsradiographie des Beckens und der Wirbelsäule. Die Beckenübersicht reicht für die Beurteilung der SIG aus; spezielle Zielaufnahmen der SIG sind obsolet, da der zusätzliche Nutzen angesichts der Strahlenbelastung im Beckenbereich der doch meistens jüngeren Patienten nicht erheblich ist.

Am Anfang des diagnostischen Pfades steht die Projektionsradiographie des Beckens und der Wirbelsäule

Für die Projektionsradiographie des Beckens gelten nach wie vor die modifizierten New-York-Kriterien für die Diagnose einer Sakroiliitis (◨ **Tab. 2**). Liegt ein Grad 3–4 unilateral oder zumindest ein Grad 2 bilateral vor, dann sind die Kriterien positiv, und es handelt sich um ein radiographisches Stadium der AS, da die röntgenologischen Kriterien erfüllt sind. Eine definitive Diagnose kann allerdings erst gestellt werden, wenn zusätzlich noch zumindest ein klinisches Kriterium erfüllt ist (siehe ◨ **Tab. 2**). Sollte die Projektionsradiographie unauffällig sein und sollten entsprechend keine röntgenlogischen Kriterien vorliegen, kann eine Sakroiliitis allerdings nicht ausgeschlossen werden, da das präradiographische Stadium in der Projektionsradiographie nicht erfasst werden kann. Folglich ist der nächste Schritt in der Diagnostik der SpA die MRT der SIG, falls eines der klinischen Kriterien erfüllt ist. Der Vorteil der MRT liegt in der Erkennung von Knochenmarkveränderungen, welche ausschlaggebend für die Frühdiagnostik ist und die diagnostische Lücke reduziert. Die Sakroiliitis ist Voraussetzung für ein positives MRT der SIG und ein gleichwertiges Kriterium zu den modifizierten New-York-Kriterien für die radiographische Sakroiliitis [9], wie bereits 2009 von der ASAS-Gruppe publiziert wurde [12].

Allerdings wurde seit der Veröffentlichung der ASAS-Kriterien erkannt, dass in manchen Fällen auch ohne akute Sakroiliitis eine SpA in der Bildgebung vorliegen kann. Der Nachteil der ASAS-Kriterien liegt darin, dass lediglich die aktiven Veränderungen an den SIG berücksichtigt wurden und chronisch-entzündliche Veränderungen wie eine subchondrale Fettmarkkonversion oder eine subchondrale Sklerose nicht als Kriterien für die Diagnose herangezogen werden können. Ebenso fließen aktive entzündliche Veränderungen an Bändern, Gelenkskapsel oder Synovia nicht in die Diagnosestellung ein. Des Weiteren wurden Veränderungen an der Wirbelsäule nicht für die Diagnose der SpA berücksichtigt.

Die ESSR empfiehlt daher eine Abklärung der Wirbelsäule in zweifelhaften Fällen, in denen keine positive MRT durch Fehlen oder zu geringe Ausprägung des KMÖ bzw. der Osteitis vorliegt und/ oder Zeichen einer Synovialitis, Kapsulitis oder Enthesitis nachweisbar sind, welche im Rahmen einer SpA zu interpretieren sind. Entscheidend ist für die MRT-Abklärung der Wirbelsäule, dass BWS und LWS abgebildet werden, da sich die häufigsten Veränderungen der Wirbelsäule im thorakolumbalen Übergang manifestieren. Veränderungen an den Prozessus transversus oder spinosus oder an den Kostotransversal- und Kostovertebralgelenken wurden als pathognomonisch beschrieben [13]. Eine positive MRT der Wirbelsäule liegt vor, wenn mindestens 3 aktiv-entzündliche Veränderungen an den vorderen oder hinteren Wirbelkörperkanten oder in mindestens 5 Regionen abgelaufene Entzündungen im Sinne von „Fettecken" vorliegen. Die positive Wahrscheinlichkeitsrate ist in diesem Fall mit 12,6 sehr hoch [14].

Die Abklärung des Achsenskeletts mit Szintigraphie oder Computertomographie (CT) ist obsolet. Die Szintigraphie ist zwar sehr sensitiv in der Detektion von Entzündungen, jedoch zu unspezifisch, da zwischen tumorösen, infektiösen und überlastungsbedingten oder akut traumatischen Veränderungen nicht unterschieden werden kann. Die Strahlenbelastung der CT im Becken-/Genitalbereich ist insbesondere bei der Abklärung der SIG für die meistens jungen Patienten relevant (abhängig von der CT-Einheit etwa 4 mSv).

Empfohlenes MRT-Protokoll

Für die Wirbelsäule werden Standardsequenzen, T1- und STIR-Sequenzen, in sagittaler Ebene mit erhöhter Schichtanzahl empfohlen, damit durch den erweiterten Untersuchungsbereich die Wirbelkörperpedikel, die Prozessus transversus, die Prozessus spinosus und die Kostovertebral- und Kostotransversalgelenke abgebildet werden. Ergänzende axiale T2- oder protonengewichtete Sequenzen mit Fettunterdrückung werden zur genaueren Beurteilung der Enthesitis im Bereich der Kostotransversal- oder Kostovertebralgelenke in Einzelfällen empfohlen. Die Darstellung der vorderen Brustwand auf den sagittalen Sequenzen ist aufgrund der potenziellen Mitbeteiligung des Sternums und des Sternoklavikulargelenks und der Sternokostalgelenke sinnvoll (◘ Abb. 8a,b).

Das MRT-Protokoll der SIG sollte zumindest eine parakoronare T1- und STIR-Sequenz sowie eine paraaxiale protonengewichtete fettunterdrückte Sequenz enthalten. In Zweifelsfällen oder zum Ausschluss einer Differenzialdiagnose wie Tumor oder Infektion wird eine ergänzende KM-Gabe mit T1-gewichteten fettunterdrückten Sequenzen in beiden Ebenen empfohlen. Aufgrund der Komplexität des SIG ist die paraaxiale Ebene für die genaue Beurteilung des Gelenkspalts und zur Differenzierung zwischen Partialvolumeneffekt, Erosionen, interossären Bändern und Normvarianten hilfreich. Die Schichtdicke sollte bei den SIG und der Wirbelsäule höchstens 3 mm betragen, damit eine ausreichende Auflösung gewährleistet ist.

Der Vorteil der MRT liegt in der Erkennung von Knochenmarkveränderungen

Entscheidend für die MRT-Abklärung der Wirbelsäule ist, dass BWS und LWS abgebildet werden

Fazit für die Praxis

- Die MRT ist zur Früherkennung der SpA geeignet und verbessert durch die frühzeitige Diagnose den Krankheitsverlauf des Patienten.
- Neben entzündlichen Veränderungen an den Wirbelkörpern und Bändern ist ein Befall der Wirbelkörperpedikel und zygoapophysealen Gelenke typisch für die SpA.
- Die Sakroiliitis ist das wichtigste Kriterium für die Diagnose der SpA in der Bildgebung.
- Eine unauffällige Projektionsradiographie schließt eine SpA nicht aus.

Korrespondenzadresse

Assoc. Prof. PD Dr. C. Schueller-Weidekamm
Klinik für Radiologie & Nuklearmedizin, Medizinische Universität Wien/AKH Wien,
Währinger Gürtel 18–20, A-1090 Wien
claudia.schueller-weidekamm@meduniwien.ac.at

Einhaltung ethischer Richtlinien

Interessenkonflikt. C. Schueller-Weidekamm gibt an, dass kein Interessenkonflikt besteht.

Dieser Beitrag beinhaltet keine Studien an Menschen oder Tieren.

Literatur

1. Baeten D, Breban M, Lories R et al (2013) Are spondylarthritides related but distinct conditions or a single disease with a heterogeneous phenotype? Arthritis Rheum 65:12–20
2. Sieper J, Braun J (1995) Pathogenesis of spondylarthropathies. Persistent bacterial antigen, autoimmunity, or both? Arthritis Rheum 38:1547–1554
3. Hermann E, Yu DT, Meyer zum Büschenfelde KH, Fleischer B (1993) HLA-B27 restricted CD8T cells derived from synovial fluids of patients with reactive arthritis and ankylosing spondylitis. Lancet 342:646–650
4. McInnes IB, Schett G (2011) The pathogenesis of rheumatoid arthritis. N Engl J Med 365:2205–2219
5. Sieper J, Rudwaleit M, Khan MA, Braun J (2006) Concepts and epidemiology of spondyloarthritis. Best Pract Res Clin Rheumatol 20:401–417
6. Vosse D, Landewe R, Heijde D van der et al (2009) Ankylosing spondylitis and the risk of fracture: results from a large primary care-based nested case – control study. Ann Rheum Dis 68:1839–1842
7. Rudwaleit M, Jurik AG, Hermann KG et al (2009) Defining active sacroiliitis on magnetic resonance imaging (MRI) for classification of axial spondyloarthritis: a consensual approach by the ASAS/OMERACT MRI group. Ann Rheum Dis 68:1520–1527
8. Schueller-Weidekamm C, Schueller G (2012) Sacroiliitis or pseudosacroiliitis? Radiologe 52:132–140
9. Van der Linden S, Valkenburg HA, Cats A (1984) Evaluation of diagnostic criteria for ankylosing spondylitis. A proposal for modification of the New York criteria. Arthritis Rheum 27:361–368
10. Bennett AN, Rehman A, Hensor EMA et al (2009) Evaluation of the diagnostic utility of spinal magentic resonance imaging in axial spondylarthritis. Arthritis Rheum 60:1331–1341
11. Schueller-Weidekamm C, Mascarenhas VV, Sudol-Szopinska I et al (2014) Imaging and interpretation of axial spondylarthritis: the radiologist's perspective – consensus of the Arthritis Subcommittee of the ESSR. Semin Musculoskelet Radiol 18:265–279
12. Sieper J, Rudwaleit M, Baraliakos X et al (2009) The Assessment of SpondyloArthritis international Society (ASAS) handbook: a guide to assess spondyloarthritis. Ann Rheum Dis 68(Suppl 2):ii1–ii44
13. Bennett AN, Rehman A, Hensor EM et al (2010) The fatty Romanus lesion: a non-inflammatory spinal MRI lesion specific for axial spondylarthropathy. Ann Rheum Dis 69:891–894
14. Weber U, Hodler J, Kubik RA et al (2009) Sensitivity and specificity of spinal inflammatory lesions assessed by whole-body magnetic resonance imaging in patients with ankylosing spondylitis or recent-onset inflammatory back pain. Arthritis Rheum 61:900–908
15. Calin A, Porta J, Fries JF, Schurman DJ (1977) Clinical history as a screening test for ankylosing spondylitis. JAMA 237:2613–2614

Radiologe 2015 · 55:417–432
DOI 10.1007/s00117-015-2855-3
Online publiziert: 9. Mai 2015
© Springer-Verlag Berlin Heidelberg 2015

K. Wörtler[1] · C. Schäffeler[2]
[1] Institut für Diagnostische und Interventionelle Radiologie, Technische
Universität München, Klinikum rechts der Isar, München
[2] Muskuloskelettale Radiologie, Kantonsspital Graubünden, Chur

Akute Sportverletzungen und chronische Überlastungsschäden an Vor- und Mittelfuß

Zusammenfassung

Sportverletzungen am Fuß können infolge akuter Traumen oder chronischer Überbelastung entstehen. Neben der klinischen Untersuchung spielen bildgebende Verfahren eine maßgebliche Rolle für den Nachweis struktureller Veränderungen und deren differenzialdiagnostische Zuordnung. In diesem Übersichtsartikel sollen die wichtigsten sportassoziierten Weichteil- und Knochenpathologien der Vor- und Mittelfußregion mit ihren typischen Befunden in Röntgenbild, Ultraschall, CT und MRT dargestellt werden.

Schlüsselwörter

Sportverletzungen · Überlastungsschäden · Bildgebung · Magnetresonanztomographie · Vor- und Mittelfuß

Lernziele

Nach Absolvieren dieser Lerneinheit verfügen Sie über...
- das Basiswissen über Ätiologie und Pathogenese der häufigsten Sportschäden an Vor- und Mittelfuß einschließlich anatomischer Grundlagen.
- Kenntnisse der radiologischen Befunde und Befundmuster sportassozierter Veränderungen and Knochen und Weichteilen dieser Körperregion.
- Kenntnisse zum zielgerichteten Einsatz von Radiographie, Ultraschall, CT und MRT bei Sportverletzungen an Vor- und Mittelfuß.

Sportverletzungen am Fuß sind häufig und umfassen neben akuten Traumafolgen diverse durch repetitive Überbelastung entstehende strukturelle Schäden sowie reaktive Weichgewebsveränderungen. Zu den sportassoziierten Pathologien der Vor- und Mittelfußregion gehören unterschiedliche Krankheitsbilder, deren klinische Manifestationen sich zum Teil sehr ähneln können (uncharakteristischer Vorfußschmerz, Metatarsalgie). Bildgebende Verfahren können entscheidend zur Etablierung einer korrekten Diagnose beitragen und somit helfen, frühzeitig eine adäquate Behandlung einzuleiten, die Sportfähigkeit des Patienten wiederherzustellen und Spätschäden zu vermeiden.

Bildgebende Verfahren können entscheidend zur Etablierung einer korrekten Diagnose beitragen

Verletzungen am Großzehengrundgelenkkomplex

Das erste Metatarsophalangeal (MTP)-Gelenk ist eine biomechanisch zentrale Struktur für Stand und Gang. Während der Abstoßphase der Gang- und Laufbewegung kann die Belastung dieser Gelenkregion das bis zu 3-Fache des Körpergewichts betragen. Zum Gesamtkomplex des Gelenks gehören die beiden in der paarigen Sehne des M. flexor hallucis brevis liegenden Sesambeine, die im Alter von 9 bis 12 Jahren ossifizieren. Es besteht eine kartilaginäre Artikulation mit der plantaren Seite des Metatarsale (MT)-I-Köpfchens, die durch die sog. knöcherne Crista am MT I getrennt wird. Von den Sesambeinen zur Basis der Grundphalanx verläuft die bindegewebige plantare Platte. Untereinander sind die beiden Ossikel durch das dünne Ligamentum intersesamoideum verbunden. Beide Bindegewebsstrukturen liegen tief zur Sehne des M. flexor hallucis longus, die zwischen den Sesambeinen nach distal verläuft, und fungieren als Ansatzpunkte für die Sehne des M. adductor (medial) und des M. abductor (lateral) hallucis. Weitere ligamentäre Verankerungen der Sesambeine verlaufen medial und lateral zur Basis der Grundphalanx und zum MT-I-Köpfchen. Sie strahlen auch in die Kollateralbänder des MTP-I-Gelenks ein ([1, 2]; ◘ **Abb. 1**).

Das erste Metatarsophalangeal (MTP)-Gelenk ist eine biomechanisch zentrale Struktur für Stand und Gang

Sesambeinfraktur

Neben Stressfrakturen und der sog. Sesamoiditis (siehe unten) können auch traumatische Frakturen der Sesambeine auftreten. Aufgrund seiner exponierten Position betreffen akute Frakturen meist das mediale Sesambein.

Acute sports injuries and chronic overuse stress damage to the forefoot and midfoot

Abstract

Sports injuries of the foot can occur as sequelae of acute trauma or chronic overuse. Besides clinical examination, imaging plays a major role in the detection of structural abnormalities and the differential diagnostics. This article reviews the most important sports-related soft tissue and bone pathologies of the forefoot and midfoot together with their typical findings on radiography, ultrasound, computed tomography (CT) and magnetic resonance imaging (MRI).

Keywords

Sports injuries · Overuse injuries · Imaging · Magnetic resonance imaging · Forefoot and midfoot

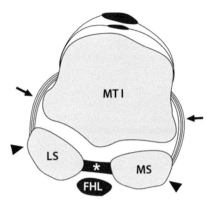

Abb. 1 ▲ Anatomie des Großzehengrundgelenks, schematischer Querschnitt auf Höhe des Metatarsale-I-Köpfchens (*MT I*): Das intersesamoidale Ligament (*) verbindet das laterale (*LS*) und das mediale (*MS*) Sesambein; die Sehne des M. flexor hallucis longus (*FHL*) verläuft direkt palmar davon. Die Pfeilköpfe markieren die Ansätze der Ad- und Abduktorenmuskulatur der Großzehe; lateral und medial verläuft das akzessorische Band der Sesambeine zum MT I (*Pfeile*), dorsal liegt der Komplex der Extensorensehnen

Auf Röntgenaufnahmen kann die Unterscheidung zwischen einem anlagebedingten Os sesamoideum bipartitum und einer Fraktur sehr schwierig sein. Eine ungleiche Separierung, nichtsklerosierte Frakturränder sowie eine deutliche Diastase sind Hinweise auf eine Fraktur der Sesambeine. Auch sind bipartite Sesambeine insgesamt etwas größer angelegt als einzelne Sesambeine. Häufig ist eine weitere Schnittbildgebung indiziert, wobei die Computertomographie (CT) eine detaillierte Bewertung der knöchernen Unterbrechung erlaubt, während der Vorteil der Magnetresonanztomographie (MRT) in der Darstellung reaktiver Veränderungen des Knochenmarks („Knochenmarködem") liegt. Jedoch ist auch in der Schnittbildgebung die Evaluation von Form und Begrenzung der vermeintlichen Fragmente unerlässlich [3].

„Turf toe"

Der Begriff „turf toe" umschreibt ein klinisches Krankheitsbild der Großzehe in Folge einer Hyperextensionsverletzung des MTP-I-Gelenks unter zusätzlicher axialer Krafteinwirkung. Typischerweise tritt die Verletzung bei Ballsportarten auf hartem, künstlichen Untergrund auf. Lokaler Schmerz, Schwellung und Bewegungseinschränkung des Großzehengrundgelenks gehören zu den klinischen Symptomen, deren Ausmaß und Dauer vom Grad der morphologischen Schädigung abhängen. Bei der Minimalvariante kommt es zu einer Dehnung der beteiligten Bandstrukturen am plantaren Aspekt des Gelenks. Partielle oder komplette Rupturen der plantaren Platte und/oder des Ligamentum intersesamoideum, Rupturen der Flexorensehnen, aber auch Frakturen der Sesambeine gehören zum Spektrum des „turf toe" [4, 5].

Auf Röntgenaufnahmen des Vorfußes kann eine abnorme proximale Verlagerung des medialen Sesambeins sekundär auf eine Ruptur der plantaren Platte hinweisen.

Die MRT ist die Methode der Wahl zur Abklärung eines „turf toe" (◘ **Abb. 2**). Die plantare Platte kann am besten auf sagittalen und koronaren Schichten, die Beugesehnen und Kollateralbänder auf transversalen Aufnahmen beurteilt werden. Die **Grad-I-Verletzung** zeigt sich als Weichgewebsödem und Schwellung plantar zum MTP-I-Gelenk. Eine partielle Kontinuitätsunterbrechung der plantaren Gelenkkapsel entspricht einer **Grad-II-Verletzung**. Bei **Grad-III-Verletzungen** ist dann eine komplette Unterbrechung der plantaren kapsulären Strukturen zu erkennen [3]. Eine osteochondrale Verletzung am dorsalen MT-I-Köpfchen kann ebenso auftreten wie eine Fraktur oder eine Dislokation der Sesambeine. Eine Ruptur des Ligamentum intersesamoideum kann zur Interposition der Sehne des M. flexor hallucis longus zwischen die beiden Sesambeine führen. Die genaue Beschreibung der verletzten Strukturen ist entscheidend für die Wahl zwischen konservativer und operativer Therapie.

Seltenere Verletzungen am MTP-I-Gelenk sind ein traumatischer Hallux valgus als Sonderform des „turf toe", ein sog. **„skimboarder's toe"**, entsprechend einer Hyperdorsalflexionsverletzung mit Zerstörung der dorsalen Extensorenaponeurose, und ein durch eine Hyperplantarflexion z. B. bei Beachvolleyballern entstehender sog. **„sand toe"** [2, 6, 7].

Sonstige Verletzungen der plantaren Platte

Im Bereich der MTP-Gelenke II–V verläuft die von der Plantaraponeurose und Gelenkkapsel gebildete plantare Platte von den distalen Metaphysenabschnitten der Metatarsalia zum plantaren Aspekt der Basen der Grundphalangen [8]. Akute Verletzungen und chronische Überlastungsschäden der plantaren Platte stellen häufige Ursachen von Vorfußschmerzen bei Sportlern dar. Bevorzugt ist hierbei der 2. Strahl betroffen.

Symptome sind Schmerzen am Fußballen, eine Empfindlichkeit des benachbarten MTP-Gelenks mit schmerzhafter Flexion und evtl. eine diskrete dorsale Schwellung. Bei kompletter Ruptur findet sich bei der klinischen Untersuchung ein positiver Schubladentest. Wichtigste klinische Differenzialdiagnose ist das Morton-Neurom (siehe unten; [2]).

Eine ungleiche Separierung, nichtsklerosierte Frakturränder sowie eine deutliche Diastase sind Hinweise auf eine Fraktur der Sesambeine

Partielle oder komplette Rupturen der plantaren Platte und/oder des Ligamentum intersesamoideum, Rupturen der Flexorensehnen, aber auch Frakturen der Sesambeine gehören zum Spektrum des „turf toe"

Akute Verletzungen und chronische Überlastungsschäden der plantaren Platte stellen häufige Ursachen von Vorfußschmerzen bei Sportlern dar

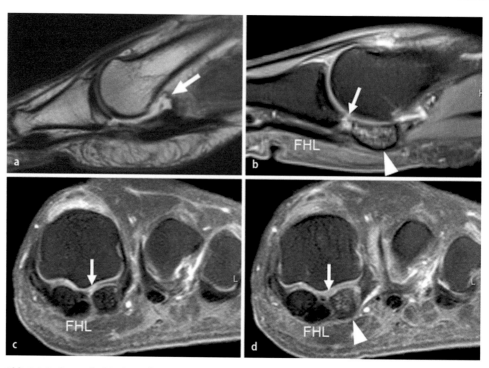

Abb. 2 ▲ Spektrum der Weichgewebsverletzungen des „turf toe" in der Magnetresonanztomographie. **a** Sagittale intermediär gewichtete TSE (Turbo-Spin-Echo)-Aufnahme: Desintegrität der proximalen phalangealen Anheftung des Kapsel-Band-Komplexes (*Pfeil*) nach Hyperextensionsverletzung. **b** Sagittale intermediär gewichtete TSE (Turbo-Spin-Echo)-Aufnahme mit Fettsättigung: Abriss der plantaren Platte von der Basis der Grundphalanx der Großzehe (*Pfeil*) und Kontusionsödem im lateralen Sesambein (*Pfeilspitze*). **c,d** Konsekutive transversale intermediär gewichtete TSE-Aufnahme mit Fettsättigung: Ruptur des Ligamentum intersesamoideum (*Pfeil*) und reaktives Knochenmarködem im lateralen Sesambein (*Pfeilspitze; FHL* Sehne des M. flexor hallucis longus)

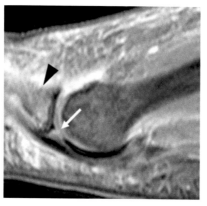

Abb. 3 ▲ Verletzung der plantaren Platte am MTP-II-Gelenk. Sagittale intermediär gewichtete TSE (Turbo-Spin-Echo)-Aufnahme mit Fettsättigung: Diskontinuität der plantaren Platte im Bereich ihrer distalen Insertion (*Pfeil*) und Hyperextensionsstellung sowie reaktives Knochenmarködem der Grundphalanx der 2. Zehe (*Pfeilspitze*)

Zur Darstellung von Verletzungen der plantaren Platte wurden Ultraschall, konventionelle Arthrographie, MRT und MR-Arthrographie eingesetzt, wobei der Ultraschall unter Dorsalflexion der betroffenen Zehe als aussagekräftiges und gleichzeitig einfaches Verfahren angesehen wird [2, 8, 9].

In der MRT ist die normale plantare Platte am besten auf hochaufgelösten sagittalen Aufnahmen als hypointense Struktur abgrenzbar. Degenerative Veränderungen führen zu intrinsischen Signalanhebungen, insbesondere auf Aufnahmen mit kurzen Echozeiten. Rupturen stellen sich als Diskontinuität am häufigsten im distalen Insertionsbereich dar (■ **Abb. 3**). Das plantare Fettgewebe kann reaktive („ödematöse") Veränderungen aufweisen. Begleitend kann auch eine Synovialitis im benachbarten MTP-Gelenk oder/und in der Beugesehnenscheide vorliegen. Fehlstellungen mit persistierender Hyperextension der Grundphalanx sind mögliche Folge einer Komplettruptur [2, 4, 8, 9].

> Rupturen stellen sich als Diskontinuität am häufigsten im distalen Insertionsbereich dar

Stressfrakturen

Stressfrakturen (Ermüdungsbrüche) treten an gesunden Skelettelementen auf, die ohne vorherige Adaption einmalig oder repetitiv ungewohnten Belastungen ausgesetzt wurden [10, 11]. Bei Sportlern sind oft eine rasche Steigerung des Trainingspensums, ein Wechsel der Sportart oder eine Veränderung exogener Faktoren, wie Bodenbeschaffenheit, Schuhwerk oder Lauftechnik, auslösend. Verschiedene endogene Faktoren (weibliches Geschlecht, Kindesalter, höheres Erwachsenenalter, Os-

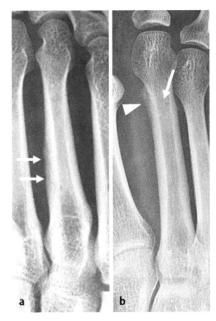

Abb. 4 ▲ Röntgenbefunde bei Stressreaktionen/-frakturen: **a** kortikale Osteopenie („grey cortex sign") als frühes radiographisches Zeichen am medialen Aspekt des 3. Mittelfußknochens (*Pfeile*); **b** Frakturlinie (*Pfeil*) und solide periostale Knochenneubildung (*Pfeilspitzen*) an der medialen Kortikalis des 2. Mittelfußknochens

teoporose, Anorexie) gelten als prädisponierend [10, 11, 12]. Bezogen auf die Gesamtheit aller Sportverletzungen, sind Stressfrakturen mit einer Inzidenz von 0,8% relativ selten. Der Fuß stellt dabei mit einem Anteil von 34% eine bevorzugte Lokalisation dar [13]. Im Vor- und Mittelfußbereich sind die Metatarsalia und das Os naviculare die am häufigsten betroffenen Skelettelemente (siehe unten). Typisch ist generell die Belastungsabhängigkeit der klinischen Beschwerdesymptomatik [12]. Der Unterschied zwischen einer ossären Stressreaktion und einer Stressfraktur liegt in der Nachweisbarkeit einer eindeutigen Frakturlinie, die sich in der Mehrzahl der Fälle senkrecht zur Kortikalis des betroffenen Knochens entwickelt. Diese Differenzierung ist relevant, da die Ausfallzeiten von Athleten mit Stressfrakturen deutlich länger sind als die von solchen mit Stressreaktionen. Unter klinischen Gesichtspunkten unterscheidet man „Low-risk"-Frakturen, welche unter konservativer Therapie meist folgenlos ausheilen, und „High-risk"-Frakturen, welche eine schlechtere Heilungsprognose aufweisen und evtl. eine operative Therapie erforderlich machen [12].

Auf konventionellen Röntgenaufnahmen (◘ **Abb. 4**) stellt eine durch intrakortikale Knochenresorption bedingte, umschriebene kortikale Osteopenie (**„grey cortex sign"**) ein frühes Zeichen einer Stressfraktur bzw. einer Stressreaktion eines Röhrenknochens dar. Typisch sind lamelläre Periostreaktionen, die später in eine solide periostale Knochenneubildung übergehen können. Im weiteren Verlauf kann eine echte Frakturlinie oder eine bandförmige Sklerosezone sichtbar werden. Die Sensitivität der Röntgendiagnostik ist insgesamt aber recht gering [10, 11].

Die MRT (◘ **Abb. 5**) stellt das sensitivste Verfahren zum Nachweis stressinduzierter Knochenveränderungen dar [10, 11]. Initial finden sich ödematöse Veränderungen an der Knochenoberfläche (Periostaktivierung) und im benachbarten Weichgewebe. Im weiteren Verlauf treten ein Knochenmarködem sowie fakultativ intrakortikale Signalanhebungen hinzu. Ist eine signalarme Frakturlinie erkennbar, spricht man von einer Stressfraktur, sonst sollte der Begriff „**Stressreaktion**" verwendet werden [4, 11]. Manchmal ist die Frakturlinie deutlicher auf kontrastverstärkten Aufnahmen abgrenzbar.

Die CT ist mitunter hilfreich, eine bereits eingetretene Fraktur zu detektieren, und sollte immer dann eingesetzt werden, wenn sich differenzialdiagnostische Probleme, wie beispielsweise die Abgrenzung einer Stressfraktur gegenüber einem Osteoidosteom, stellen. Die morphologischen Zeichen der Stressreaktion/-fraktur entsprechen letztlich denen der konventionellen Röntgendiagnostik: kortikale Osteopenie, lamelläre/solide Periostreaktion, endostale Sklerose, ggfs. Frakturlinie [11].

Metatarsalia

Stressfrakturen der Metatarsalknochen (◘ **Abb. 4, 5**) treten bei Läufern, Ballsportlern, Leichtathleten und Tänzern auf [12]. Am häufigsten ist der mittlere bis distale Diaphysenabschnitt des 2. oder 3. Mittelfußknochens betroffen, basisnahe Frakturen finden sich typischerweise bei Balletttänzern. Seltener manifestieren sich Stressfrakturen an den Metatarsalia 1, 4 und 5, dann zumeist proximal [4, 10, 14]. Während diaphysäre Brüche in der Regel eine gute Prognose aufweisen, gelten alle proximal gelegenen Stressfrakturen im Mittelfußbereich als „High-risk"-Frakturen [12].

An den Köpfchen der Metatarsalia können Stressfrakturen zu einer Abflachung der Knochenkontur, später auch zu einer radiographisch nachweisbaren Sklerosierung führen. Am häufigsten ist der 2., manchmal auch der 3. oder 4. Mittelfußknochen betroffen. Die Veränderungen sind identisch mit den Befunden, die einer **Köhler-Freiberg-Erkrankung** (M. Köhler II, „Freiberg's infraction") zugeschrieben wurden (◘ **Abb. 6**).

Im Vor- und Mittelfußbereich sind die Metatarsalia und das Os naviculare die am häufigsten betroffenen Skelettelemente

Der Unterschied zwischen einer ossären Stressreaktion und einer Stressfraktur liegt in der Nachweisbarkeit einer eindeutigen Frakturlinie

Die MRT stellt das sensitivste Verfahren zum Nachweis stressinduzierter Knochenveränderungen dar

Während diaphysäre Brüche in der Regel eine gute Prognose aufweisen, gelten alle proximal gelegenen Stressfrakturen im Mittelfußbereich als „High-risk"-Frakturen

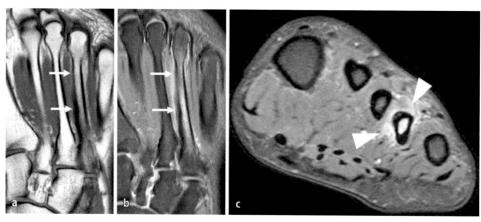

Abb. 5 ▲ Stressreaktion des Os metatarsale IV: Transversale T1- (**a**), korrespondierende fettgesättigte intermediär gewichtete (**b**) und koronare fettgesättigte kontrastverstärkte T1-gewichtete TSE (Turbo-Spin-Echo)-Aufnahmen (**c**) zeigen ein Ödem im diaphysären Markraum des 4. Mittelfußknochens (*Pfeile*), eine Signalanhebung in der medialen Kortikalis, eine Periostaktivierung und ein reaktives Ödem der angrenzenden Muskulatur (*Pfeilspitzen*); eine Frakturlinie ist nicht abgrenzbar

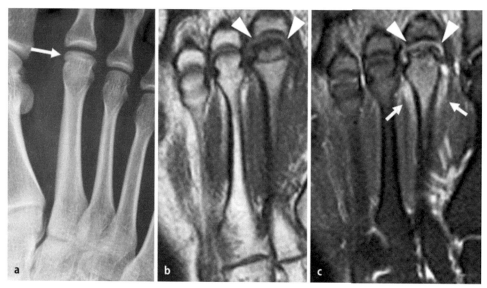

Abb. 6 ▲ Stressfraktur des Metatarsalköpfchens II: Die Röntgenaufnahme (**a**) zeigt eine Abflachung des Köpfchens des 2. Mittelfußknochens und eine bandförmige Sklerosezone neben einer hypertransparenten Frakturlinie. MRT: korrespondierende transversale T1-gewichtete SE (Spin-Echo)- (**b**) und fettgesättigte intermediär gewichtete TSE (Turbo-Spin-Echo)-Aufnahmen (**c**) lassen als Korrelat der Fraktur eine parallel zur Gelenkfläche verlaufende signalarme Linie und ein Knochenmarködem (*Pfeilspitzen*) sowie reaktive Veränderungen der benachbarten Muskulatur (*Pfeile*) erkennen

Verschiedene Autoren gehen heute davon aus, dass diese Läsionen eher Folge stressinduzierter Frakturen und nicht einer primären Osteonekrose sind. MRT-Befunde stützen diese Annahme, da man initial ein Knochenmarködem und eine zumeist im dorsalen Aspekt des Metatarsalköpfchens lokalisierte Frakturlinie, jedoch keine Zeichen einer Osteonekrose findet [4, 14, 15].

Os naviculare

Das Os naviculare stellt vor allem bei Läufern eine typische Lokalisation von Stressfrakturen dar, aber auch Springer oder Basketballer finden sich nicht selten unter den Betroffenen [12]. Die Diagnose wird oft verzögert gestellt, da die Beschwerdesymptomatik in vielen Fällen uncharakteristisch ist [10, 16]. Stressfrakturen des Os naviculare sind „High-risk"-Frakturen, da ihr Pseudarthroserisiko als relativ hoch eingeschätzt werden muss [12]. Die Fraktur entwickelt sich meist im zentralen oder lateralen Anteil des Os naviculare (◘ **Abb. 7**), da dieser Bereich am schlechtesten vaskularisiert ist und gleichzeitig am stärksten durch Scherkräfte beansprucht wird, und zeigt eine sagittale Verlaufsrichtung [10, 11]. Frakturlinien sind daher am besten auf schräg koronaren oder transversalen Schnitt-

Stressfrakturen des Os naviculare sind „High-risk"-Frakturen, da ihr Pseudarthroserisiko als relativ hoch eingeschätzt werden muss

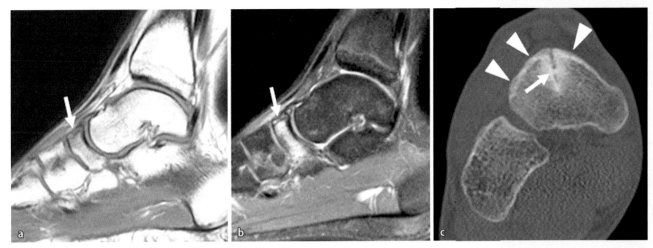

Abb. 7 ▲ Stressfraktur des Os naviculare: Sagittale T1-gewichtete (**a**) und korrespondierende fettgesättigte intermediär gewichtete (**b**) TSE (Turbo-Spin-Echo)-Aufnahmen lassen ein Knochenmarködem im Os naviculare und eine sagittal verlaufende signalarme Frakturlinie (*Pfeile*) erkennen. Eine koronare Computzertomographieaufnahme (**c**) zeigt die den zentralen und dorsalen Anteil des Knochens inkomplett betreffende, von einer Sklerosezone umgebene Frakturlinie (*Pfeil*); an der Knochenoberfläche findet sich eine solide periostale Knochenneubildung (*Pfeilspitzen*)

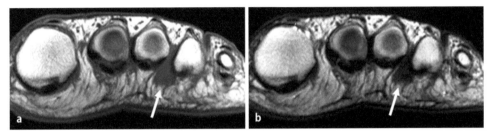

Abb. 8 ▲ Morton-Neurom im 3. Intermetatarsalraum: Koronare T1- (**a**) und T2-gewichtete (**b**) TSE (Turbo-Spin-Echo)-Aufnahmen (in Bauchlage aufgenommen) zeigen den typischen Befund einer hantelförmigen, in beiden Bildwichtungen signalarmen Struktur (*Pfeile*) zwischen den Köpfchen des 3. und 4. Mittelfußknochens

bildern erkennbar. Der Frakturverlauf kann den Knochen inkomplett oder komplett betreffen und mitunter auch Y-förmig sein. Komplette Frakturen und Frakturen mit Umgebungssklerose sind als prognostisch ungünstig einzuschätzen [10, 11, 12, 16].

Frakturlinien sind am besten auf schräg koronaren oder transversalen Schnittbildern erkennbar

Andere Lokalisationen

Stressfrakturen der Sesambeine des 1. Strahls treten im Sport vor allem bei Turnern auf und stellen „High-risk"-Frakturen dar. Das mediale Sesambein ist häufiger betroffen als das laterale [11, 12]. Die sog. **Sesamoiditis** und die **aseptische Nekrose des Sesambeins (Morbus Renander)** sind wahrscheinlich primäre Stressreaktionen bzw. Folgen von Stressfrakturen und stellen keine eigenständigen Krankheitsbilder dar [4, 11]. Seltenere Lokalisationen von Stressfrakturen im Mittelfußbereich sind das Os cuneiforme und das Os cuboideum [10, 11, 12].

Stressfrakturen der Sesambeine des 1. Strahls treten im Sport vor allem bei Turnern auf

Morton-Neurom

Das Morton-Neurom ist eine pseudotumoröse Läsion, welche sich infolge eines chronischen Entrapments eines N. plantaris digitalis communis entwickelt. Es handelt sich um eine perineurale Fibrose bei Degeneration des Nervengewebes mit variabel ausgeprägter inflammatorischer Umgebungsreaktion [17]. Die Erkrankung betrifft fast immer den 2. oder 3. Intermetatarsalraum und tritt häufig bei Frauen zwischen dem 40. und 60. Lebensjahr auf. Bei Sportlern kann die durch das Neurom ausgelöste Metatarsalgie eine Verletzung der plantaren Platte imitieren. Typische Symptome sind Taubheit und Schmerzen, die in die Zehen oder den Unterschenkel ausstrahlen können und unter Belastung, transversaler Kompression des Mittelfußes oder bei Tragen engen Schuhwerks zunehmen [4, 10, 17]. Die Prävalenz asymptomatischer Läsionen ist allerdings recht hoch [18, 19].

Beim Morton-Neurom handelt es sich um eine perineurale Fibrose bei Degeneration des Nervengewebes mit variabel ausgeprägter inflammatorischer Umgebungsreaktion

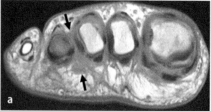
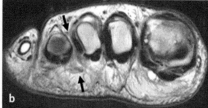
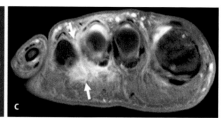

Abb. 9 ▲ Intermetatarsale Bursitis im 3. Intermetatarsalraum: Koronare T1-gewichtete (**a**), T2-gewichtete (**b**) und fettgesättigte kontrastverstärkte T1-gewichtete (**c**) TSE (Turbo-Spin-Echo)-Aufnahmen zeigen eine längsovaläre Weichgewebsstruktur (*Pfeile*), die den Raum zwischen dem 3. und 4. Metatarsalköpfchen nahezu vollständig ausfüllt. Auf der T2-gewichteten Aufnahme (**b**) sieht man einen schmalen, von einer Wandstruktur umgebenen Flüssigkeitssaum. Die Wandung weist nach Kontrasmittelapplikation (**c**) eine kräftige Anreicherung auf

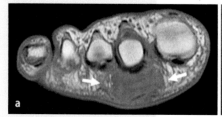
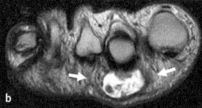
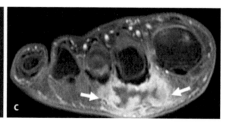

Abb. 10 ▲ Adventitielle Bursitis im plantaren Fettpolster: Koronare T1-gewichtete (**a**), T2-gewichtete (**b**) und fettgesättigte kontrastverstärkte T1-gewichtete (**c**) TSE (Turbo-Spin-Echo)-Aufnahmen zeigen einen Ersatz des Fettgewebes unter dem 2. Metatarsalköpfchen durch eine in der T1-Wichtung muskelisointense und in der T2-Wichtung vorwiegend wasserisointense Weichgewebsformation (*Pfeile*) mit signalarmer Berandung, die eine unregelmäßige periphere Kontrastmittelaufnahme aufweist

Sonographisch sieht man einen ovalären hypoechogenen Knoten zwischen den Metatarsalköpfchen, der analog zum sog. Mulder-Test bei transversaler Kompression nach plantar aus dem betroffenen Intermetatarsalraum austreten kann. Der Ultraschall ist auch sehr gut zur Führung therapeutischer Injektionen geeignet [2, 10].

In der MRT (■ **Abb. 8**) kann man die Diagnose in der Regel stellen, wenn hochaufgelöste koronare T1- und T2-gewichtete Spin/Turbo-Spin-Echo (SE/TSE)-Sequenzen ohne Fettsuppression angefertigt werden. Die Untersuchung in Bauchlage verbessert die Erkennbarkeit von Morton-Neuromen [19, 20]. Auf Höhe der Metatarsalköpfchen stellt sich eine ovaläre oder hantelförmige Weichteilstruktur dar, die auf der plantaren Seite des Ligamentum transversum gelegen ist und sowohl auf T1- als auch auf T2-gewichteten Aufnahmen eine niedrige Signalintensität aufweist. Kontrastverstärkte Aufnahmen können die mehr oder weniger ausgeprägte Entzündungsreaktion des umgebenden Gewebes zeigen, sind aber grundsätzlich entbehrlich. Das Neurom selbst nimmt in der Mehrzahl der Fälle allenfalls moderat Kontrastmittel auf [2, 10, 17, 18, 19, 20].

Intermetatarsale Bursitis

Die intermetatarsale Bursitis stellt eine häufige Differenzialdiagnose zum Morton-Neurom dar und ist bei nahezu identischer Ätiologie und Klinik praktisch nur bildgebend von diesem differenzierbar. Die Symptomatik der Bursitis entsteht wahrscheinlich durch Kompression des Plantarnerven im Intermetatarsalraum oder durch eine sekundäre Neurofibrose [19, 21]. Schleimbeutel sind anatomisch im 1. bis 4. Intermetatarsalraum jeweils auf Höhe der Metatarsalköpfchen angelegt und befinden sich im Gegensatz zu den neurovaskulären Bündeln dorsal des Ligamentum transversum. Die Bursen des 2. und 3. Zwischenraums dehnen sich aber nach distal über das Band hinaus nach plantar aus und weisen dort engen Kontakt zum Gefäß-Nerven-Bündel auf [21].

Mittels Ultraschall ist die intermetatarsale Bursitis nur bei eindeutigem Flüssigkeitsgehalt vom Morton-Neurom zu unterscheiden. In eindeutigen Fällen kann sonographisch gesteuert eine therapeutische intraluminale Steroidinjektion durchgeführt werden.

MR-tomographisch stellt ein geringer Flüssigkeitsgehalt der Bursen im 1. bis 3. Intermetatarsalraum einen Normalbefund dar [4, 18]. Die Diagnose einer Bursitis sollte nur gestellt werden, wenn man auch eine eindeutige Verdickung und/oder ein pathologisches Kontrastmittel-Enhancement der Schleimbeutelwand nachweisen kann ([4]; ■ **Abb. 9**). Anders als das Narbengewebe beim Morton-Neurom

Die Untersuchung in Bauchlage verbessert die Erkennbarkeit von Morton-Neuromen

Die intermetatarsale Bursitis stellt eine häufige Differenzialdiagnose zum Morton-Neurom dar

Die Diagnose einer Bursitis sollte nur gestellt werden, wenn sich auch eine eindeutige Verdickung und/ oder ein pathologisches Kontrastmittel-Enhancement der Schleimbeutelwand nachweisen lässt

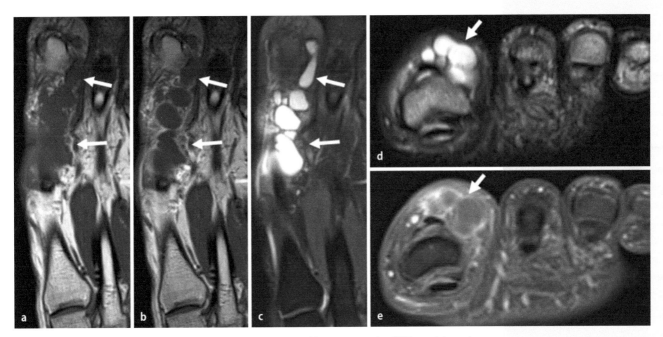

Abb. 11 ▲ Großes Ganglion an der Großzehe: Transversale native (**a**) und kontrastverstärkte (**b**) T1-gewichtete, fettgesättigte intermediär gewichtete (**c**), koronare T2-gewichtete (**d**) und fettgesättigte kontrastverstärkte T1-gewichtetete (**e**) TSE (Turbo-Spin-Echo)-Aufnahmen zeigen den typischen Befund einer multilobulierten und septierten zystoiden Läsion (*Pfeile*) in den dorsalen Weichteilen der 1. Zehe mit Kontakt zur Extensorensehne. Das Ganglion weist ein wasserisointenses Binnensignal und eine gleichmäßige Wandstruktur mit moderater Kontrastmittelaufnahme auf

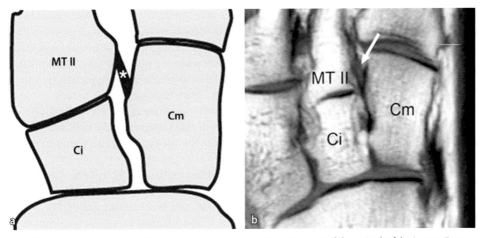

Abb. 12 ▲ Anatomie des Lisfranc-Gelenks. **a** Schemazeichnung in der Transversalebene: Verlauf des interossären Lisfranc-Ligaments (*) zwischen Os cuneiforme mediale (*Cm*) und Metatarsale II (*MT II*)-Basis; **b** transversale T1-gewichtete MR-Aufnahme: Darstellung des medialen Lisfranc-Gelenks mit dem hypointens und scharf abgrenzbaren interossären Lisfranc-Ligament (*Pfeil; Ci* Os cuneiforme intermedius)

erscheint das verdickte synoviale Gewebe der entzündlich veränderten Bursa auf T2-gewichteten Aufnahmen eher signalintensiv. Finden sich neben einer intermetatarsalen Bursitis weitere entzündliche Veränderungen (Arthritis, Tendovaginitis, Enthesitis) muss differenzialdiagnostisch an eine rheumatische Erkrankung gedacht werden.

Adventitielle Bursitis, Druckstellen

Druck- und friktionsbedingte Veränderungen des plantaren Fettpolsters treten isoliert oder in Kombination mit anderen chronischen Überlastungsschäden der Mittelfußregion auf. Bei symptomatischen Läsionen ist typischerweise das Weichgewebe unter dem 1., 2. und/oder 3. Mittelfußköpfchen betroffen. Histologisch finden sich eine Fibrose mit sekundärer Spaltraumbildung (sog. adventitielle Bursen oder Neobursen) und reaktiv entzündliche Veränderungen („adventitielle Bursitis"; [4, 22]).

Bei symptomatischen Läsionen ist typischerweise das Weichgewebe unter dem 1., 2. und/oder 3. Mittelfußköpfchen betroffen

Tab. 1	Indikatoren für eine Lisfranc-Gelenk-Verletzung im Röntgenbild
a.p.-Aufnahme	Malalignment zwischen MT I und Cm sowie MT II und CI
	Spalt zwischen Cm und MT II ≥2 mm
	Knöcherne Fragmente im Spalt zwischen Cm und MT II („fleck sign")
30° Schrägaufnahme	Malalignment zwischen MT III und CI sowie MT IV und Cu
	Impressionsfraktur am Cu
Seitlich stehende Aufnahme	Dorsales tarsometatarsales Malalignment
	Plantare Begrenzung des Cm projiziert sich nicht dorsal der plantaren Begrenzung des MT V
	Talometatarsale-II-Winkel ≥15°

MT Os metatarsale, *Cm* Os cuneiforme mediale, *Ci* Os cuneiforme intermedius, *CI* Os cuneiforme laterale, *Cu* Os cuboideum.

Im plantaren Fettpolster unter den Köpfchen des 1. und 5. Mittelfußknochens sind unscharf begrenzte hypointense Areale auf T2-gewichteten MRT-Aufnahmen relativ häufig bei asymptomatischen Personen nachweisbar und wohl als Korrelat einer (physiologischen) reaktiven Fibrose zu werten [4, 22]. Symptomatische Läsionen (◘ **Abb. 10**) weisen häufiger ein inhomogenes, aber vorwiegend hyperintenses bis wasserisointenses T2-Signal auf. Das normale Fettgewebe erscheint auf T1-gewichteten Aufnahmen durch muskelisointense Veränderungen ersetzt. Kontrastverstärkte Aufnahmen können ein unregelmäßiges, peripheres Enhancement zeigen, welches reaktiv entzündliche Veränderungen in der Umgebung der flüssigkeitshaltigen Gewebespalten reflektiert [22].

Symptomatische Läsionen weisen häufiger ein inhomogenes, aber vorwiegend hyperintenses bis wasserisointenses T2-Signal auf

Ganglien

Ganglien sind pseudotumoröse Weichteilveränderungen, die sich aus einer mukoiden Degeneration von Bindegewebe (Bänder, Sehnenscheiden, Kapselgewebe, Faserknorpel) entwickeln. Sie weisen eine rundliche oder multilobulierte Form und eine fibröse Wandstruktur auf, welche den myxoiden Inhalt umgibt und nicht von synovialem Gewebe ausgekleidet ist. Ätiologisch werden repetitive Traumen und chronische Überbelastungen diskutiert [4, 23]. Vor- und Mittelfuß stellen im Gegensatz zu Rückfuß und Sprunggelenkregion seltenere Lokalisationen von Ganglien dar [24]. Ihre bevorzugte Position liegt dorsal der Extensorensehnen [4]. Klinische Symptome sind, wenn vorhanden, zumeist mechanisch, also durch den raumfordernden Effekt der Läsion bedingt [23].

Sonographisch stellen sich Ganglien als hypoechogene bis echofreie, gut definierte Strukturen dar, die Septierungen und einen bis an den Ort ihres Ursprungs verfolgbaren „Hals" aufweisen können. Eine dorsale Schallverstärkung ist bei unmittelbar einem Knochen aufliegenden Ganglien manchmal schwer nachweisbar.

Auf MRT-Aufnahmen (◘ **Abb. 11**) sieht man scharf begrenzte, oftmals septierte Tumoren mit wasseräquivalenten Signalintensitäten. Die Wandstrukturen sind typischerweise dünn und regelmäßig und können nach intravenöser Kontrastmittelgabe eine Anreicherung zeigen. Diese einfache zystoide Morphologie kann infolge hämorrhagischer und sekundär entzündlicher Veränderungen einem uncharakteristischen Erscheinungsbild mit atypischem Signalverhalten, Wandverdickung und inflammatorischer Umgebungsreaktion weichen. In enger Nachbarschaft zu ossären Elementen gelegene Ganglien können Druckerosionen hervorrufen [4, 23].

Die Wandstrukturen sind typischerweise dünn und regelmäßig und können nach intravenöser Kontrastmittelgabe eine Anreicherung zeigen

Verletzungen des Lisfranc-Gelenks

Die tarsometatarsale Gelenklinie ist für die Stabilität des Längs- und Quergewölbes des Fußes von besonderer Bedeutung. Anatomisch setzt sich der Komplex aus 3 separaten synovialen Gelenkkompartimenten zusammen. Entsprechend der geringen Beweglichkeit und der Anlage von kapselverstärkenden dorsalen und plantaren Bandverbindungen handelt es sich um Amphiarthrosen. Das Quergewölbe des Fußes ist im transversalen Schnitt durch die Form der beteiligten Knochen wie ein römischer Bogen aufgebaut. Durch die zapfenartige Einpassung der Basis des Metatarsale II zwischen die Ossa cuneiformia mediale und laterale kommt dieser Verbindung eine Schlüsselrolle in der Stabilität des Fußes zu und wird durch den sog. **Lisfranc-Ligament-Komplex** (◘ **Abb. 12**) zwischen Os cuneiforme mediale (Cm) und MT II besonders stabilisiert [25]).

Grundsätzlich kann man zwischen Verletzungen durch hohe Krafteinwirkung und daraus resultierenden schweren Lisfranc-Luxationsfrakturen sowie Mittelfußdistorsionen unterscheiden, wobei

Die tarsometatarsale Gelenklinie ist für die Stabilität des Längs- und Quergewölbes des Fußes von besonderer Bedeutung

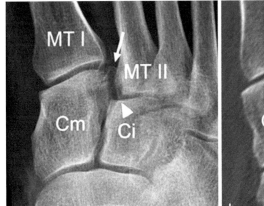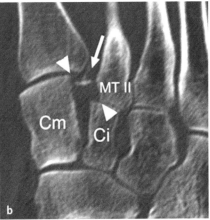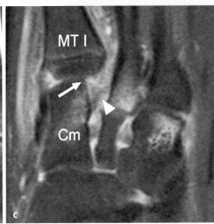

Abb. 13 ▲ Verletzung des Lisfranc-Gelenks. **a** Röntgenaufnahme des Vorfußes im dorsoplantaren Strahlengang: Malalignment zwischen der medialen Kante der Basis des Metatarsale II (*MT II*) und der medialen Begrenzung des Os cuneiforme intermedius (*Ci; Pfeilspitze*). Typisches „fleck sign" bei knöchernem Fragment im Zwischenraum zwischen MT II und Os cuneiforme mediale (*Cm; Pfeil*). **b** Die korrespondierende transversale Computertomographie-aufnahme bestätigt den Befund der Subluxation (*Pfeilspitzen*) und weist die knöcherne Avulsion des interossären Lisfranc-Ligaments nach (*Pfeil*). **c** Transversale kontrastverstärkte T1-gewichtete SE (Spin-Echo)-Aufnahme mit Fettsättigung: Desintegrität bei Ruptur des interossären Lisfranc-Ligaments (*Pfeilspitze*) und Nachweis des Malalignments zwischen Metatarsale I (*MT I*) und Cm (*Pfeil*) bei Aufweitung des Spalts zwischen Cm und MT-II-Basis

für letztere sportliche Aktivität einen Risikofaktor darstellt. Nicht therapierte Lisfranc-Verletzungen können zu einer Instabilität, einem Pes planovalgus und letztlich zur Arthrose führen [26].

Die Diagnostik schwerer Luxationsfrakturen stellt röntgenologisch keine besondere Herausforderung dar. Wesentlich subtiler sind die Röntgenbefunde bei der Mittelfußdistorsion (◘ **Tab. 1**). Etwa 25% dieser Verletzungen werden allerdings auf den Standardaufnahmen des Vorfußes im dorsoplantaren und 30° schrägen Strahlengang übersehen oder sind nicht detektierbar [27]. Zusätzliche seitliche Aufnahmen im Stehen reduzieren die Anzahl falsch-negativer Befunde um 50% [28]. Kleine knöcherne Fragmente im Spalt zwischen MT-II-Basis und Cm („fleck sign") entsprechen Avulsionsfrakturen des interossären Lisfranc-Ligaments ([26]; ◘ **Abb. 13**). Der geringste Verdacht eines Malalignments, der Nachweis des „fleck signs" oder einer Impressionsfraktur am Os cuboideum sowie eine Diskrepanz zwischen klinischem Bild und negativem Röntgenbefund sollten immer eine CT nach sich ziehen [29].

Meist sieht man erst in der Schnittbildgebung das gesamte Ausmaß der Verletzung. Neben der genauen Beurteilung der Gelenk- und Frakturstellung zeigen sich in der CT auch klinisch weniger relevante knöcherne Avulsionen des dorsalen oder plantaren Kapsel-Band-Apparats. Die MRT ist der CT in der Diagnostik von Kapsel-Band-Verletzungen und schmerzhaften Knochenkontusionen am Lisfranc-Gelenk überlegen und gewinnt daher insbesondere bei Patienten ohne Fraktur an Bedeutung [30]. Kontinuitätsunterbrechung, Elongation und periligamentäres Ödem sind die Zeichen einer Verletzung des Lisfranc-Ligament-Komplexes ([29]; ◘ **Abb. 12**). Rupturen des interossären Lisfranc-Ligaments sind ebenso erkennbar wie radiologisch okkulte knöcherne Avulsionen von der Basis des MT II oder vom Cm. Die MRT erlaubt auch eine Beurteilung der distalen Sehne des M. peroneus longus, die zur Stabilität des Fußgewölbes beiträgt. Selten treten Verletzungen von plantaren Nerven, wie des sensomotorischen lateralen Astes des N. peroneus peroneus profundus, auf. Im akuten Stadium äußert sich diese Nervenläsion durch ein Denervierungsödem, später durch einen Pes equinovarus mit fettiger Atrophie der kurzen Extensorenmuskulatur [29].

Die MRT ist der CT in der Diagnostik von Kapsel-Band-Verletzungen und schmerzhaften Knochenkontusionen am Lisfranc-Gelenk überlegen

Kontinuitätsunterbrechung, Elongation und periligamentäres Ödem sind die Zeichen einer Verletzung des Lisfranc-Ligament-Komplexes

Fazit für die Praxis

- Die Differenzierung einer traumatischen Sesambeinfraktur von einer anlagebedingten Zweiteilung ist mittels Röntgenbild und MRT zumeist möglich. Wichtigste Kriterien sind die Morphologie der vermeintlichen Fragmente und der Nachweis/Ausschluss reaktiver Knochenmarkveränderungen.
- Dem „turf toe" kann ein Spektrum struktureller Schäden am Großzehengrundgelenkkomplex zugrunde liegen, deren exakte Definition am besten in der MRT möglich ist. Die Integrität der plantaren Platte und des Ligamentum intersesamoideum spielt hierbei eine wichtige Rolle.
- Verletzungen der plantaren Platte unter den MTP-Gelenken II–V können sonographisch oder MR-tomographisch detektiert werden. In den meisten Fällen ist der 2. Strahl betroffen.
- Stressfrakturen manifestieren sich im Vor- und Mittelfußbereich am häufigsten an den Metatarsalia und am Os naviculare. Die MRT kann überlastungsbedingte Knochenveränderungen sensitiv nachweisen und erlaubt die prognostisch relevante Differenzierung einer Stressfraktur von einer Stressreaktion.
- Das Morton-Neurom tritt zumeist im 2. oder 3. Intermetatarsalraum auf und kann sonographisch oder MR-tomographisch gut nachgewiesen werden. Typisches MRT-Charakteristikum ist ein hypointenses Signal auf T1- und T2-gewichteten Aufnahmen.
- Die intermetatarsale Bursitis stellt eine Differenzialdiagnose zum Morton-Neurom dar. MR-tomographisch weist die synoviale Wandstruktur des entzündlich veränderten Schleimbeutels ein eher hohes T2-Signal und eine Kontrastmittelaufnahme auf. Manchmal ist intraluminale Flüssigkeit erkennbar.
- Adventitielle Bursitiden entstehen reaktiv im plantaren Fettgewebe unter dem 1. bis 3. Metatarsalköpfchen. In der MRT findet man ein inhomogen hyperintenses T2-Signal und ein peripheres Kontrastmittel-Enhancement.
- Verletzungen des Lisfranc-Gelenks können zu Instabilität und Sekundärarthrose führen. Um derartige Verletzungen nicht zu übersehen, ist eine genaue Analyse des Röntgenbefunds erforderlich. Bei geringstem Verdacht sollte eine Schnittbilduntersuchung indiziert werden. MR-tomographisch sind auch isolierte Verletzungen des Lisfranc-Band-Komplexes detektierbar.

Korrespondenzadresse

Prof. Dr. K. Wörtler
Institut für Diagnostische und Interventionelle Radiologie, Technische Universität München, Klinikum rechts der Isar
Ismaninger Str. 22, 81675 München
klaus.woertler@tum.de

Einhaltung ethischer Richtlinien

Interessenkonflikt. K. Wörtler und C. Schäffeler geben an, dass kein Interessenkonflikt besteht.
Dieser Beitrag beinhaltet keine Studien an Menschen oder Tieren.

Literatur

1. Theumann NH, Pfirrmann CW, Mohana Borges AV et al (2002) Metatarsophalangeal joint of the great toe: normal MR, MR arthrographic, and MR bursographic findings in cadavers. J Comput Assist Tomogr 26:829–838
2. Linklater JM (2012) Imaging of sports injuries in the foot. AJR Am J Roentgenol 199:500–508
3. Sanders TG, Rathur SK (2008) Imaging of painful conditions of the hallucal sesamoid complex and plantar capsular structures of the first metatarsophalangeal joint. Radiol Clin North Am 46:1079–1092
4. Ashman CJ, Klecker RJ, Yu JS (2001) Forefoot pain involving the metatarsal region: differential diagnosis with MR imaging. Radiographics 21:1425–1440
5. Schein AJ, Skalski MR, Patel DB et al (2014) Turf toe and sesamoiditis: what the radiologist needs to know. Clin Imaging [Epub ahead of print]
6. Kadakia AR, Molloy A (2011) Current concepts review: traumatic disorders of the first metatarsophalangeal joint and sesamoid complex. Foot Ankle Int 32:834–839
7. Donnelly LF, Betts JB, Fricke BL (2005) Skimboarder's toe: findings on high-field MRI. AJR Am J Roentgenol 184:1481–1485
8. Yao L, Do HM, Cracchiolo A, Farahani K (1994) Plantar plate of the foot: findings on conventional arthrography and MR imaging. AJR Am J Roentgenol 163:641–644

9. Kier R, Abrahamian H, Caminear D et al (2010) MR arthrography of the second and third metatarsophalangeal joints for the detection of tears of the plantar plate and joint capsule. AJR Am J Roentengol 194:1079–1081

10. Teh J, Suppiah R, Sharp R, Newton J (2011) Imaging in the assessment and management of overuse injuries in the foot and ankle. Semin Musculoskelet Radiol 15:101–114

11. Thillainayagam M, Butt SH, Cassar-Pullicino VN (2005) Stress fractures and related disorders in foot and ankle. Plain films, scintigraphy, CT, and MR imaging. Semin Musculoskelet Radiol 9:210–225

12. Miltner O (2013) Knöcherne Stressreaktionen des Fußes im Sport: Diagnose, Beurteilung und Therapie. Unfallchirurg 116:512–516

13. Changstrom BG, Brou L, Khodaee M et al (2015) Epidemiology of stress fracture injuries among US high school athletes, 2005–2006 through 2012–2013. Am J Sports Med 43:26–33

14. Chowchuen P, Resnick D (1998) Stress fractures of the metatarsal heads. Skeletal Radiol 27:22–25

15. Torriani M, Thomas BJ, Bredella MA, Ouellette H (2008) MRI of metatarsal head subchondral fractures in patients with forefoot pain. AJR Am J Roentgenol 190:570–575

16. Mann JA, Pedowitz DI (2009) Evaluation and treatment of navicular stress fractures, including nonunions, revision surgery, and persistent pain after treatment. Foot Ankle Clin 14:187–204

17. Woertler K (2010) Tumors and tumor-like lesions of peripheral nerves. Semin Musculoskelet Radiol 9:547–558

18. Zanetti M, Strehle JK, Zollinger H, Hodler J (1997) Morton neuroma and fluid in the intermetatarsal bursae on MR images of 70 asymptomatic volunteers. Radiology 203:516–520

19. Zanetti M, Weishaupt D (2005) MR imaging of the forefoot: Morton neuroma and differential diagnosis. Semin Musculoskelet Radiol 9:175–186

20. Weishaupt D, Treiber K, Kundert HP et al (2003) Morton neuroma: MR imaging in prone, supine, and upright weight-bearing body positions. Radiology 226:849–856

21. Theumann NH, Pfirrmann CWA, Chung CB et al (2001) Intermetatarsal spaces: analysis with MR bursography, anatomic correlation, and histopathology in cadavers. Radiology 221:478–484

22. Studler U, Mengiardi B, Bode B et al (2008) Fibrosis and adventitious bursae in plantar fat pad of forefoot: MR imaging findings in asymptomatic volunteers and MR imaging-histologic comparison. Radiology 246:863–870

23. Woertler K (2005) Soft tissue masses in the foot and ankle: characteristics on MR imaging. Semin Musculoskelet Radiol 9:227–242

24. Weishaupt D, Schweitzer ME, Morrison WB et al (2001) MRI of the foot and ankle: prevalence and distribution of occult and palpable ganglia. J Magn Reson Imaging 14:464–471

25. Johnson A, Hill K, Ward J, Ficke J (2008) Anatomy of the lisfranc ligament. Foot Ankle Spec 1:19–23

26. Desmond EA, Chou LB (2006) Current concepts review: Lisfranc injuries. Foot Ankle Int 27:653–660

27. Haapamaki V, Kiuru M, Koskinen S (2004) Lisfranc fracture-dislocation in patients with multiple trauma: diagnosis with multidetector computed tomography. Foot Ankle Int 25:614–619

28. Faciszewski T, Burks RT, Manaster BJ (1990) Subtle injuries of the Lisfranc joint. J Bone Joint Surg Am 72:1519–1522

29. Siddiqui NA, Galizia MS, Almusa E, Omar IM (2014) Evaluation of the tarsometatarsal joint using conventional radiography, CT, and MR imaging. Radiographics 34:514–531

30. Raikin SM, Elias I, Dheer S et al (2009) Prediction of midfoot instability in the subtle Lisfranc injury. Comparison of magnetic resonance imaging with intraoperative findings. J Bone Joint Surg Am 91:892–899

Radiologe 2015 · 55:501–510
DOI 10.1007/s00117-015-2808-x
Online publiziert: 12. Juni 2015
© Springer-Verlag Berlin Heidelberg 2015

M. Sumkauskaite · M. Bryant · N. Kortes · U. Stampfl · B. Radeleff
Diagnostische und Interventionelle Radiologie, Universitätsklinikum Heidelberg, Heidelberg

Medikamentöse Therapie in der interventionellen Radiologie

Zusammenfassung

Eine präinterventionelle medikamentöse Therapie erfolgt bei einer bekannten Kontrastmittelallergie, Nierenfunktionseinschränkung oder Schilddrüsenüberfunktion. Präinterventionell muss eine bereits bestehende Antikoagulation im Vorgriff auf die geplante Intervention abgefragt, ggf. angepasst oder sogar zeitlich limitiert ausgesetzt werden. Eine periinterventionelle Schmerztherapie und Sedierung des Patienten werden abhängig vom Allgemeinzustand des Patienten sowie von der Art des Eingriffs ggf. in Zusammenarbeit mit den anästhesiologischen Kollegen entschieden und durchgeführt, einerseits um den maximalen Komfort für den Patienten zu gewährleisten, andererseits um den Erfolg der Intervention zu sichern. Die i. d. R. bereits periinterventionell begonnene und postinterventionell fortgesetzte Antikoagulation spielt eine wichtige Rolle bei der Minimierung des postinterventionellen Thromboserisikos sowie bei der Offenhaltung eingesetzter Implantate und wird entsprechend der Interventionsart festgelegt.

Schlüsselwörter

Medikamentöse Therapie · Interventionelle Radiologie · Antikoagulation · Prämedikation · Schmerztherapie

Lernziele

Nach Absolvieren dieser Fortbildungseinheit...
— kennen Sie die Risiken einer intravasalen Kontrastmittelapplikation und können Ihre Patienten nach Standard der Deutschen Gesellschaft für Interventionelle Radiologie (DeGIR) auf die Eingriffe vorbereiten.
— können Sie die Patienten mit bereits bestehender Antikoagulationstherapie je nach vorgeplanter Interventionsart vorbereiten.
— kennen Sie die wichtigsten Medikamente, die während eines Standardeingriffs eingesetzt werden und können die Notwendigkeit einer zusätzlichen anästhesiologischen Unterstützung abschätzen.
— können Sie eine an die jeweilige Intervention angepasste Antikoagulation verordnen.

Die Planung der prä-, peri- sowie postinterventionellen Therapie beginnt spätestens mit der Durchführung des Aufklärungsgesprächs des Patienten. Aktuelle Blutwerte sind erforderlich, um einen Überblick über Blutgerinnung, Nierenfunktion sowie Schilddrüsenfunktion zu erhalten. Die Blutwerte sollten dabei nicht älter als 14 Tage sein. Eine ausführliche Anamnese spielt eine wichtige Rolle bei der Planung des Eingriffs und sollte die notwendigen Informationen über die bereits durchgeführten invasiven Eingriffe, die Medikation (inkl. laufende Antikoagulation) sowie Unverträglichkeiten bzw. Allergien beinhalten.

Präinterventionelle medikamentöse Therapie

In der CT und in der Angiographie wird heute standardmäßig jodhaltiges nichtionisches Kontrastmittel verwendet

Auch einfache minimal-invasive radiologische Interventionen erfordern eine sorgfältige Vorbereitung des Patienten und eine genaue Planung der medikamentösen Therapie. Im Falle einer Kontrastmittelallergie oder Nierenfunktionseinschränkung muss die medikamentöse Betreuung eines Patienten präinterventionell beginnen. In der Computertomographie (CT) und in der Angiographie wird heute jodhaltiges nichtionisches Kontrastmittel (KM) als Standardkontrasmittel verwendet. Im Vergleich zu den früher gebräuchlichen ionischen KM sprechen die seltener auftretenden Nebenwirkungen nach intravasaler KM-Applikation, im Sinne einer KM-Unverträglichkeit, für die teureren wasserlöslichen nichtionischen KM. Die Nebenwirkungsrate beträgt 1–3% bei nichtionischen KM und 4–12% bei ionischen KM [1]. Die niedrigere Osmolarität der nichtionischen KM sorgt für einen geringeren Endothelschaden und dadurch für weniger Schmerzen bei der intravasalen Applikation.

Drug therapy in interventional radiology

Abstract
In the context of pre-interventional drug therapy, a premedication is given to patients who are known to have an allergy to contrast media, have renal impairment or hyperthyroidism. An already existing anticoagulation therapy, in anticipation of the planned intervention, must be reviewed and changed or even suspended as required. For peri-interventional drug therapy it is important to consider how strenuous the procedure will be as well as the general condition of the patient. Further discussion with anesthetists may be required for the planning of pain therapy or sedation during the procedure. These factors help to ensure maximum patient comfort as well as the success of the intervention. Post-interventional anticoagulation therapy, usually started peri-interventionally, plays an important role in minimizing the risk of acute thrombosis as well as in maintaining long-term functioning of the implanted material. The form of the anticoagulation therapy is set according to the type of intervention.

Keywords
Drug therapy · Interventional radiology · Anticoagulation therapy · Premedication · Pain management

Tab. 1 Prämedikation bei Kontrastmittel (KM)-Allergie entsprechend der SOP („standard operating procedure") der Abteilung für Diagnostische und Interventionelle Radiologie am Universitätsklinikum Heidelberg (Stand 07/2014; [2])

Reaktionsstärke	Symptome	Prämedikation
Mild	Übelkeit, Erbrechen, Juckreiz	Elektive Untersuchung: Glukokortikoide per os, z. B. 3-mal 10 mg Prednisolon per os für 5 Tage vor KM-Applikation
Moderat	Heftiges Erbrechen, Urtikaria, Gesichts-/Larynxödem, Bronchospasmus, vasovagale Synkope	Zusätzlich bei elektiver Untersuchung sowie bei Notfalluntersuchung: Milde Reaktion: H_1- und H_2-Antagonisten i.v., z. B. 4 mg Clemastin und 100 mg Ranitidin[a] Moderate Reaktion: H_1- und H_2-Antagonisten i.v.[a]; Glukokortikoide i.v., z. B. 250 mg Prednisolon-21-Hydrogensuccinat
Schwer	Schock, Herz-/Atemstillstand, zerebraler Krampfanfall	Erneute Überprüfung der Indikationen und Notwendigkeit einer KM-Applikation sowie Betreuung des Patienten durch die anästhesiologischen Kollegen

[a]Dosierung von H_1- und H_2-Blockern erfolgt gewichtsadaptiert: bis 45 kg Körpergewicht (KG) – 2 mg Clemastin und 50 mg Ranitidin i.v., ab 45 kg bis 90 kg KG – 4 mg Clemastin und 100 mg Ranitidin und über 90 kg KG – 6 mg Clemastin und 150 mg Ranitidin (Hinweis auf Verkehrstauglichkeit des Patienten notwendig, das Führen von Kfz ist für 24 h zu untersagen!).

Unerwünschte Kontrastmittelwirkungen

Unter einer akuten unerwünschten KM-Wirkung versteht man eine KM-Reaktion innerhalb einer Stunde nach einer intravaskulären KM-Applikation. Zu den Risikopatienten für eine KM-Reaktion zählen Patienten mit allergischer Diathese. Um KM-Nebenwirkungen bei Patienten mit bekannter KM-Allergie zu vermeiden, sollte man bei diesen Risikopatienten wenn möglich alternative Untersuchungsmodalitäten wie Magnetresonanztomographie (MRT), Ultraschall oder CO_2-Angiographie einsetzen. Kann auf die Applikation eines jodhaltigen KM in der Angiographie oder in der CT bei sehr eng gestellten Indikationen (z. B. vitale Indikation) nicht verzichtet werden, muss eine entsprechende Prämedikation mittels H_1- und H_2-Antagonisten (Rezeptorblocker), ggf. auch mit Glukokortikoiden intravenös (i.v.), erfolgen. Eine detaillierte Beschreibung der Prämedikation [SOP („standard operating procedure") der Abteilung für Diagnostische und Interventionelle Radiologie am Universitätsklinikum Heidelberg] bei KM-Allergie ist in ◘ **Tab. 1** dargestellt.

Zu den Risikopatienten für eine Kontrastmittelreaktion zählen Patienten mit allergischer Diathese

Kontrastmittelnephrotoxizität

Wasserlösliches nichtionisches KM wird zu 90% über die Niere ausgeschieden, und somit kann es bei Risikopatienten zu einer Einschränkung der Nierenfunktion (Nephropathie) kommen. Als KM-induzierte Nephropathie bezeichnet man eine Nierenfunktionsstörung, die innerhalb von 3 Tagen nach KM-Applikation auftritt (Anstieg der Kreatininkonzentration im Serum um 25% des Ausgangswerts oder um 0,5 mg/dl; [3]).

Das Risiko einer KM-induzierten Nephropathie erhöhen u. a. folgende Faktoren:
- bereits bekannte Nierenfunktionseinschränkung,
- Einzelniere,
- Diabetes mellitus,
- Dehydrierung,
- Chemotherapie,
- gleichzeitige Gabe von nephrotoxischen Substanzen (weitere Risikofaktoren siehe ◘ **Tab. 2**).

Als kontrastmittelinduzierte Nephropathie bezeichnet man eine Nierenfunktionsstörung, die innerhalb von 3 Tagen nach Applikation auftritt

Entsprechend der SOP der Abteilung für Diagnostische und Interventionelle Radiologie am Universitätsklinikum Heidelberg [2] wird bei Patienten mit Diabetes mellitus, deren Kreatininwert mehr als 1,3 mg/dl beträgt und deren glomeruläre Filtrationsrate (GFR) unter 45 ml/min liegt, eine Metformintherapie für 2 Tage vor Applikation des jodhaltigen KM pausiert (ggf. bei Bedarf durch i.v.-Insulin ersetzen). Die präinterventionelle Beurteilung der Nierenfunktion erfolgt basierend auf der Anamnese sowie den aktuellen Blutwerten des Patienten (Kreatininkonzentration im Serum und GFR). Entsprechend den Leitlinien der European Society of Urogenital Radiologie (ESUR) sollten bei Risikopatienten die folgenden prophylaktischen Maßnahmen unternommen werden:
- falls möglich Durchführung einer alternativen Untersuchungsmethode,
- Absetzen der nephrotoxischen Substanzen,
- Hydrierung mit isotoner Kochsalzlösung i.v. (1 ml/kg/h, 6 h vor bis 6 h nach KM-Applikation).

Die präinterventionelle Beurteilung der Nierenfunktion erfolgt basierend auf der Anamnese sowie den aktuellen Blutwerten des Patienten

Tab. 2	Risikofaktoren für eine kontrastmittelinduzierte Nephropathie (Nach [3])
Bereits bekannte Einschränkung der Nierenfunktion (GFR <60 ml/min/1,73 m^2)	
Nierenerkrankungen oder Einzelniere	
Diabetes mellitus	
Sepsis	
Akute Hypotension	
Dehydrierung	
Vorherige Chemotherapie	
Organtransplantation	
Gleichzeitige Gabe von nephrotoxischen Substanzen	
Gefäßerkrankungen	
Kollagenosen	
Immundefizienz	
Alter >70 Jahre	
Hohe Kontrastmittelmengen	

Die vieldiskutierte Prämedikation von Risikopatienten mit Antioxidanzien wie z. B. N-Acetylcystein hat keine Häufigkeitsreduktion der KM-induzierten Nephropathie gezeigt [4], wird aber in den KDI-GO-Empfehlungen 2012 als Prophlaxe vorgeschlagen [5].

Entsprechend der Richtlinie der Abteilung für Diagnostische und Interventionelle Radiologie am Universitätsklinikum Heidelberg [2] wird bei allen Patienten, deren Serumkreatininkonzentration höher als 1,3 mg/dl ist, die glomeruläre Filtrationsrate (GFR) berechnet. Falls die GFR bei 20–45 ml/min liegt, erfolgt eine Hydrierung mit 1,5 l isotoner Kochsalzlösung i.v. 2 h vor KM-Applikation, ggf. 150 ml/h über 10 h bei stationären Patienten. Im Fall einer stark eingeschränkten Nierenfunktion (GFR <20 ml/min) wird ein nephrologisches Konsil durchgeführt und das weitere Prozedere interdisziplinär festgelegt.

Jodinduzierte Hyperthyreose

Es besteht ein direkter Zusammenhang zwischen der intravasalen Applikation von jodhaltigem KM und der Entwicklung einer postinterventionellen Hyperthyreose [6, 7]. Das Risiko der Entwicklung einer jodinduzierten Hyperthyreose ist dabei sehr niedrig (<0,3%; [7]), jedoch nicht völlig auszuschließen, daher sind eine standardisierte präinterventionelle Kontrolle der Blutwerte [basales Thyreotropin (TSH), ggf. freies Tetrajodthyronin (fT$_3$) und freies Trijodthyronin (fT$_4$)] sowie ggf. eine medikamentöse Prophylaxe bei Risikopatienten empfehlenswert.

> **Es besteht ein direkter Zusammenhang zwischen der intravasalen Applikation von jodhaltigem Kontrastmittel und der Entwicklung einer postinterventionellen Hyperthyreose**

Als Risikofaktoren für eine jodinduzierte Hyperthyreose gelten:
- fortgeschrittenes Alter des Patienten,
- Patienten mit Struma,
- mögliche Schilddrüsenautonomie,
- niedrige Werte des basalen TSH [6].

Die Prämedikation mit Thyreostatika ist in ◘ **Tab. 3** erläutert.

Eine intravasale Applikation von jodhaltigem KM bei Patienten mit Schilddrüsenüberfunktion steht im Zusammenhang mit einem erhöhten Risiko von 0,001% [8] zur Entwicklung einer lebensbedrohlichen Reaktion wie einer **thyreotoxischen Krise** mit einer Letalität bis 30% [9, 10].

Verhalten bei bereits bestehender präinterventioneller Antikoagulation

Präinterventionell muss eine bereits bestehende Antikoagulation im Vorgriff auf die geplante Intervention abgefragt, ggf. angepasst oder sogar zeitlich limitiert ausgesetzt werden. Die präinterventionell zu kontrollierenden Gerinnungsparameter sowie die Dauer des Pausierens der vorhandenen Antikoagulationstherapie sind in ◘ **Tab. 4** zusammengefasst. Falls ein Patient unter Antikoagulationstherapie dringend eine Intervention benötigt, erfolgt eine Vorbereitung des Patienten, z. B. mittels PPSB (Prothrombinkonzentrat)-Gabe zur Normalisierung der Gerinnung bei Marcumar®-Patienten.

Tab. 3 Präinterventionelle Prämedikation bei erniedrigtem basalen TSH (Thyreotropin)-Wert entsprechend der SOP („standard operating procedure") der Abteilung für Diagnostische und Interventionelle Radiologie am Universitätsklinikum Heidelberg (Stand 07/2014; [2])

TSH-Wert	T$_3$- und T$_4$-Werte	Vorgehensweise
TSH erniedrigt (0,34–0,11 mU/l)	Normwertig	Gabe von Natriumperchlorat per os, z. B. 50 Tr. Irenat® über 30 min vor KM-Applikation sowie 20 Tr. Irenat® 3-mal täglich für die folgenden 7–10 Tage
TSH erniedrigt	Erhöht	Gabe von 30 mg Carbimazol 1-mal täglich per os für 2 Tage vor KM-Applikation sowie Gabe von 30 Tr. Irenat® 2 h vor KM-Applikation
Patient unter Thiamazoltherapie		Gabe von 50 Tr. Irenat® 30 min vor KM-Applikation sowie 20 Tr. Irenat® 3-mal täglich für die folgenden 7–10 Tage; Kontrolle der Blutwerte in 4 Wochen

KM Kontrastmittel.

Tab. 4 Präinterventionelle Vorbereitung der Patienten mit bereits bestehender Antikoagulationstherapie. (Nach [11])

	Geringes Blutungsrisiko: oberflächliche Punktion, Abszessdrainage, Drainagewechsel, Phlebographie, IVC-Implantation	Moderates Blutungsrisiko: Biopsie/Abszessdrainage hepatisch, intraabdominell, retroperitoneal, pulmonal; Eingriffe an der Wirbelsäule; arterielle Angiographie bis 7-Fr-Zugang; venöse Interventionen; transjuguläre Leberbiopsie	Hohes Blutungsrisiko: Nierenbiopsie, komplexe Organablationen, TIPS-Anlage
INR	≤2,0	≤2,0	≤1,5
PTT	Individuelle Einzelfallentscheidung	≤1,5 der Ausgangs-PTT (wenn initial normal)	≤1,5 der Ausgangs-PTT (wenn initial normal), sonst Heparin antagonisieren
Thrombozyten	≥50.000/µl, sonst Transfusion erwägen	≥50.000/µl, sonst Transfusion erwägen	≥50.000/µl, sonst Transfusion erwägen
ASS	Nicht pausieren	Nicht pausieren	5 Tage vor Intervention pausieren
Clopidogrel (Plavix®)	5 Tage vor Intervention pausieren	5 Tage vor Intervention pausieren	5 Tage vor Intervention pausieren
Fraktioniertes, niedermolekulares Heparin	8–12 h vor Intervention pausieren	8–12 h vor Intervention pausieren	2 Verabreichungen vorher pausieren (16–24 h)

INR International Normalized Ratio, *PTT* partielle Thromboplastinzeit, *ASS* Acetylsalicylsäure, *Fr* French (Maßeinheit für den Außendurchmesser von Kanülen und Kathetern), *IVC* „inferior vena cava.

Tab. 5 Präinterventionelle Vorbereitung der Patienten mit bereits bestehender Antikoagulationstherapie. (Nach [11])

Medikament	Glomeruläre Filtrationsrate (GFR)	Erwartetes Blutungsrisiko	
		Niedrig	Hoch oder Neurointervention
Dabigatran	>50 ml/min	24 h Pause vorher	48 h Pause vorher
	<50 ml/min	36 h Pause vorher	72 h Pause vorher
Rivaroxaban	>50 ml/min	12–24 h Pause vorher	24–36 h Pause vorher
	<50 ml/min	24–36 h Pause vorher	36–48 h Pause vorher
Apixaban	>50 ml/min	12–24 h Pause vorher	36–48 h Pause vorher
	<50 ml/min		

Hinsichtlich der Gruppe der **neuen oralen Antikoagulanzien** muss das periinterventionelle Management bei einer eingeschränkten Nierenfunktion (GFR <50 ml/min), aber auch hinsichtlich des Alters der Patienten (>75 Jahre) angepasst werden (zusammengefasst in ◘ **Tab. 5**).

Periinterventionelle medikamentöse Therapie

Unter einer periinterventionellen medikamentösen Therapie versteht man die medikamentöse Betreuung des Patienten während des Eingriffs.

Analgesie

Unter Bewertung der vorgesehenen Intervention (Dauer, Schwere, Risikoprofil) und dem Allgemeinzustand sowie möglicher Begleiterkrankungen des Patienten wird in Zusammenarbeit mit den anästhesiologischen Kollegen eine Entscheidung bezüglich der Analgesie, der Sedierungstiefe bzw. der Narkose getroffen. Wenn der Patient kooperativ, vollorientiert und hämodynamisch stabil ist, ist meist eine Lokalanästhesie, bei Wunsch des Patienten auch eine leichte Analgosedierung, ausrei-

Tab. 6 Eingriffsübersicht. (Nach [12])

Anästhesie	Postinterventionelle Überwachung	Medikation	Intervention
Lokalanästhesie Analgesie	Nein	Nichtopioide Ggf. Opioide	Punktion/Drainageanlage unter CT-/Durchleuchtungs-/Sonographiekontrolle
			PTA
Lokalanästhesie Analgesie (PCA/PDK[a])	Ggf. bis 2–3 h	Nichtopioide Opioide Bupivacain epidural	TACE bei kleinem Tumorvolumen
			Uterusmyomembolisation
Leichte Analgosedierung	Ggf. bis 2–3 h	Nichtopioide Opioide Benzodiazepine Ggf. Propofol Ggf. Ketamin	PTCD-Anlage Einfache RFA (einzelner intraparenchymaler Herd) Embolisation bei Blutung (abhängig vom Allgemeinzustand des Patienten)
			Technisch aufwändige PTA
			Technisch aufwändige Punktion/Drainageanlage
Moderate bis tiefe Analgosedierung[b]	Ja	Nichtopioide Opioide Benzodiazepine Ggf. Propofol Ggf. Ketamin	Technisch aufwändige RFA (leberkapselnah, zentral, mehrere Herde)
			Technisch aufwändige Embolisation
Allgemeinanästhesie[b]	Ja	Nichtopioide Opioide Benzodiazepine Ggf. Propofol Ggf. Ketamin Ggf. Inhalationsanästhetika	Technisch aufwändige RFA (leberkapselnah, zentral, mehrere Herde)
			TIPSS-Anlage
			Pädiatrische Interventionen

CT Computertomographie, *LA* Lokalanästhesie, *PCA* „patient controlled analgesia", *PDK* Periduralkatheter, *PTCD* perkutane transhepatische Cholangiodrainage, *PTA* perkutane transluminale Angioplastie, *RFA* Radiofrequenzablation, *TACE* transarterielle Chemoembolisation, *TIPSS* transjugulärer intrahepatischer portosystemischer Stentshunt.
[a]Durch Anästhesisten angelegt und betreut. [b]Durchführung zwingend durch Anästhesisten.

Tab. 7 Schwergrade der Überempfindlichkeitsreaktionen. (Nach [13])

Grad	Symptome	Behandlung
I	Erythem Flush, Urtikaria, Hautödem Brennen und Juckreiz unter der Zunge Schwindelgefühl und Kopfschmerzen	H_1- und H_2-Antagonisten i.v. gewichtsadaptiert (siehe ◻ Tab. 1)
II	Steigerung der Herzfrequenz (>20/min) Abfall des systolischen Blutdrucks (>20 mmHg) Nausea, Diarrhöen, Emesis Angstzustände	H_1- und H_2-Antagonisten i.v. gewichtsadaptiert (siehe ◻ Tab. 1) Prednisolon 2–3 mg/kg KG i.v. Ggf. symptomische Therapie, z. B. bei Bronchospasmus – Theophyllin 5 mg/kg KG i.v., Sauerstoff 2–4 l/min
III	Kardiopulmonale Schockzeichen Bewusstseinstrübung bis Bewusstlosigkeit	H_1- und H_2-Antagonisten i.v. gewichtsadaptiert (siehe ◻ Tab. 1) Prednisolon 2–3 mg/kg KG i.v.
IV	Herz-/Atemstillstand	1 mg auf 10 ml verdünntes Adrenalin i.v. als Bolus Sauerstoff über die Maske, ggf. Intubation Verständigung der anästhesiologischen Kollegen

KG Körpergewicht.

Zur Sedierung des Patienten kommen überwiegend sedative, muskelrelaxierende und und gut verträgliche Benzodiazepine zum Einsatz

chend, die während des Eingriffs durch den durchführenden Interventionalisten erfolgt. Zur Sedierung des Patienten kommen überwiegend Benzodiazepine zum Einsatz, die eine sedative und muskelrelaxierende Wirkung haben und i. d. R. gut vertragen werden. Bei uns erfolgt die Sedierung mittels Midazolam (Dormicum®, Roche) i.v. mit Injektion von 1,25 mg kurz vor Interventionsbeginn als intravenösem Bolus und der zweiten Hälfte (1,25 mg) als Kurzinfusion nach weiteren 15–20 min. Für die systemische intravenöse Analgesie werden Opioide standardmäßig eingesetzt, überwiegend das synthetische Opioid Pethidin (50 mg; Dolantin®, Sanofi): intravenöser Bolus von 25 mg kurz vor Interventionsbeginn, zweite Hälfte als Kurzinfusion nach weiteren 15–20 min. Die ausgiebige lokale Betäubung der Punktionsstelle erfolgt mit 2%igem Prilocainhydrochlorid (Xylonest®, AstraZeneca).

Bei **Notfallembolisationen** sollte der Eingriff im Rahmen eines gemeinsamen Notfallmanagements unter ständiger Betreuung des Patienten durch einen Anästhesisten erfolgen. Nur so kann der oft unruhige, „kritische" Patient stabilisiert und die unter Zeitdruck ablaufende Intervention mit einer Analgosedierung oder einer Allgemeinanästhesie schnell und erfolgreich durchgeführt werden. Auch bei sehr komplexen oder schmerzhaften Eingriffen [z. B. TIPSS (transjugulärer intrahe-

Tab. 8 Postinterventionelle Antikoagulation entsprechend der SOP („standard operating procedure") der Abteilung für Diagnostische und Interventionelle Radiologie am Universitätsklinikum Heidelberg (Stand 12/2010; [14]).

Eingriff	Empfohlene Antikoagulation *in domo*; (Vollheparinisierung jeweils 2 h nach dem Eingriff beginnen)
Iliakal-PTA und -Stent	Clexane® 40 mg, 2–6 h nach dem Eingriff
	ASS 100 mg als Dauermedikation (A. iliaca)
Femoral-PTA und -Stent	Vollheparinisierung für 48 h mit Clexane® gewichtsadaptiert
	Clopidogrel 75 mg für 4 Wochen und ASS 100 mg als Dauermedikation
Popliteal-PTA und -Stentgraft	Initialdosis mit 300 mg Clopidogrel
	Vollheparinisierung für 48 h mit Clexane® gewichtsadaptiert
	Clopidogrel 75 mg für 4 Wochen und ASS 100 mg als Dauermedikation
Unterschenkel-PTA und -Stent	Initialdosis mit 300 mg Clopidogrel
	Vollheparinisierung für 48 h mit Clexane® gewichtsadaptiert
	Clopidogrel 75 mg für 4 Wochen und ASS 100 mg als Dauermedikation
„Drug-eluting"-Stent mit Paclitaxel arteriell	Initialdosis mit 300 mg Clopidogrel
	Vollheparinisierung für 48 h mit Clexane® gewichtsadaptiert
	Clopidogrel 75 mg für 3 Monate und ASS 100 mg als Dauermedikation
A. renalis PTA und Stent	Initialdosis mit 300 mg Clopidogrel
	Vollheparinisierung für 48 h mit Clexane® gewichtsadaptiert
	Clopidogrel 75 mg für 4 Wochen und ASS 100 mg als Dauermedikation
A. hepatica PTA und Stent	Vollheparinisierung für 48 h mit Clexane® gewichtsadaptiert
	Clopidogrel 75 mg für 4 Wochen und ASS 100 mg als Dauermedikation
Venöse PTA/Stent	„Low-dose"-Heparinisierung für 1 Woche mit Clexane® gewichtsadaptiert
TIPSS mit „Bare-metal"-Stent	Vollheparinisierung für 48 h und Antibiotikagabe für 72 h
TIPSS mit Viatorr®	Vollheparinisierung für 72 h und Antibiotikagabe für 72 h

PTA perkutane transluminale Angioplastie, *ASS* Acetylsalicylsäure, *TIPSS* transjugulärer intrahepatischer portosystemischer Stentshunt.

patischer portosystemischer Stentshunt)-Anlage, Embolisation mittels Onyx® (Covidien) etc.] sollte der Patient vor der Intervention der Anästhesie vorgestellt und eine gemeinsame Entscheidung zur optimalen Schmerztherapie/Sedierung/Narkose getroffen werden.

In ◘ **Tab. 6** sind die häufigsten interventionellen radiologischen Eingriffe sowie die dafür erforderliche Anästhesie (SOP der Abteilung für Diagnostische und Interventionelle Radiologie am Universitätsklinikum Heidelberg) zusammengefasst (Stand 07/2014; [12]).

Wichtige Medikamente für die periinterventionelle Behandlung

Anaphylaxie
Eine akute allergische Reaktion auf jodhaltiges KM oder auf andere Medikamente ist während der Intervention nie ausgeschlossen. Die Überempfindlichkeitsreaktionen werden in 4 Schweregrade eingeteilt: von Hautreaktion und leichten Allgemeinsymptomen (Grad I) bis zum anaphylaktischen Schock mit Herz-/Atemstillstand (Grad IV). Die Behandlung der Überempfindlichkeitsreaktionen entsprechend dem Schweregrad ist in ◘ **Tab. 7** zusammengefasst.

> **Eine akute allergische Reaktion auf jodhaltiges KM oder auf andere Medikamente ist während der Intervention nie ausgeschlossen**

Arterielle Hypertonie
Zur Behandlung der arteriellen Hypertonie verwenden wir in Absprache mit der Anästhesie:
- Urapidil (Ebrantil®) als Mittel der 1. Wahl, 12,5–50 mg i.v., Halbwertszeit (HWZ) ca. 3 h.;
- Nitroglyzerinspray (Nitrolingual®), 1–3 Hübe à 0,4 mg/Hub, HWZ ca. 3–5 min; kontraindiziert bei Aortenstenose, Einnahme von PDE-5-Hemmern;
- Clonidin (Catapressan®) 75–150 µg; ½ als Bolus und ½ als Kurzinfusion langsam i.v.;
- Nifedipin (Adalat®), sublinguale Applikation mit 5–10 mg als eröffnete Kapsel, rascher Wirkeintritt, cave: Reflextachykardie.

Antiemetika

Zur Minderung von Übelkeit, und Erbrechen wird standardmäßig Dimenhydrinat (Vomex®) oder ein Serotoninrezeptorantagonist [Granisetron (Kevatril®) i.v.] eingesetzt:

- Dimenhydrinat (Vomex®): 62 mg/Ampulle i.v., langsam als Kurzinfusion, cave: sedierender Effekt;
- Granisetron (Kevatril®): 1–3 mg als Bolus i.v., Nebenwirkungen: Kopfschmerzen, Obstipation, Flush.

Periinterventionelle Antikoagulation

Eine periinterventionelle Heparin-gabe ist z. B. bei Ballondilatation oder Stentimplantation erforderlich

Eine periinterventionelle Heparingabe ist beispielsweise bei Ballondilatation (perkutane translumi-nale Angioplastie, PTA) oder Stentimplantation erforderlich und wird wie folgt durchgeführt: initia-le Heparingabe erfolgt nach Schleusenanlage mittels 3000–5000 IE als Bolus über die Schleuse, ggf. weitere stündliche Antikoagulation mittels 1000–1500 IE Heparin/h. Eine Gesamtdosis von 5000 IE Heparin (in Ausnahmenfällen bei sehr langen Eingriffen 7500 IE) sollte während eines Eingriffs nicht überschritten werden.

Antagonisten wie Protamin wirken bei einer Überdosierung von Heparin (1000 IE Protamin in-aktivieren 1000 IE Heparin).

Postinterventionelle Medikation

Die postinterventionelle medikamentöse Therapie beinhaltet vor allem die Antikoagulation und die Schmerzbehandlung.

Postinterventionelle Antikoagulation

Die postinterventionelle Antikoagulation ist wichtig zur Minimierung der Thromboserisiken und zur Offenhaltung von Implantaten (siehe ◘ **Tab. 8**). Das jeweilige Antikoagulationregime sollte in-terdisziplinär zwischen Radiologie, Gefäßchirurgie und medizinischer Angiologie besprochen und in Form einer **SOP** hinterlegt werden.

So wird bei uns beispielsweise nach einer Stentanlage in eine Nierenarterie oder nach einer peri-pheren Gefäßintervention eine gewichtsadaptierte Vollheparinisierung mittels Heparin s.c. für 48–72 h erfolgen mit einer Ziel-PTT (partielle Thromboplastinzeit) zwischen 50 und 70 s (◘ **Tab. 8**).

Postinterventionelle Schmerztherapie

Zur Therapie postinterventioneller Schmerzen werden standardmäßig 3- bis 4-mal täglich (bis zu 4 g insgesamt, cave: Nierenfunktion bzw. Kontrolle der Leukozyten im Verlauf empfohlen) Metami-zol (Novalgin®, Aventis Pharma), Tramadol (Tramal®; 8 mg/h, bis 500 mg) oder Piritramid (Dipido-lor®; 4–8 mg/100 ml) eingesetzt. Bei Übelkeit wird die Gabe von Kevatril® oder Zofran® (Ondanse-tron; 4 mg in 100 ml i.v.) als Kurzinfusion empfohlen.

Korrespondenzadresse

M. Sumkauskaite
Diagnostische und Interventionelle Radiologie, Universitätsklinikum Heidelberg
Im Neuenheimer Feld 110, 69120 Heidelberg
migle.sumkauskaite@med.uni-heidelberg.de

Einhaltung ethischer Richtlinien

Interessenkonflikt. M. Sumkauskaite, M. Bryant, N. Kortes, U. Stampfl und B. Radeleff geben an, dass kein Interessenkonflikt besteht.

Dieser Beitrag beinhaltet keine Studien an Menschen oder Tieren.

Literatur

1. Cochran ST (2005) Anaphylactoid reactions to radiocontrast media. Curr Allergy Asthma Rep 5:28–31
2. Richtlinien der Abteilung für Diagnostische und Interventionelle Radiologie am Universitätsklinikum Heidelberg für intravenöse Kontrastmittel-Gabe (CT, MRT, US) (07/2014)
3. Owen RJ, Hiremath S, Myers A et al (2014) Canadian Association of Radiologists consensus guidelines for the prevention of contrast-induced nephropathy: update 2012. Can Assoc Radiol J 65:96–105
4. Brueck M, Cengiz H, Herltgen R et al (2013) Usefulness of N-acetylcysteine or ascorbic acid versus placebo to prevent contrast-induced acute kidney injury in patients undergoing elective cardiac catheterization: a single-center, prospective, randomized, double-blind, placebo-controlled trail. J Invasive Cardiol 25:276–283
5. Kidney Disease: Improving Global Outcomes (KDIGO) (2013) KDIGO 2012 Clinical Practice Guideline for the Evaluation and Management of Chronic Kidney Disease. Kidney Int Suppl 3:1
6. Rhee CM, Bahn I, Alexander EK et al (2012) Association between iodinated contrast media exposure and incident hyperthyroidism and hypothyroidism. Arch Intern Med 172:153–159
7. Hintze G, Blombach O, Fink H et al (1999) Risk of iodine-induced thyrotoxicosis after coronary angiography: an investigation in 788 unselected subjects. Eur J Endocrinol 140:264–267
8. Schönenberger E, Mühler M, Dewey M (2010) Komplikationen durch die Kontrastmittelgabe. Internist 51:1516–1524
9. Akamizu T, Satoh T, Isozaki O et al (2012) Diagnostic criteria, clinical features, and incidence of thyroid storm based on nationwide surveys. Thyroid 22:661–679
10. Gardner DG (2011) Thyroid emergencies. In: Gardner DG, Shoback D (eds) Greenspan's Basic & Clinical Endocrinology. McGraw-Hill, New York, pp 763–786
11. Langner S (2013) Antikoagulanzien – Grundlage, Wirkungsweise. Radiologie Up2date 13:261–273
12. Radeleff BA (2013) Angiofibel. Interventionelle angiographische Diagnostik und Therapie. Springer, Berlin
13. Ring J, Beyer K, Biedermann T et al (2014) Guideline for acute therapy and management of anaphylaxis. Allergo J Int 23:96–112
14. Richtlinien der Abteilung für Diagnostische und Interventionelle Radiologie am Universitätsklinikum Heidelberg für Antikoagulation (12/2010)

Radiologe 2015 · 55:593–610
DOI 10.1007/s00117-015-2869-x
Online publiziert: 17. Juli 2015
© Springer-Verlag Berlin Heidelberg 2015

K.-V. Jenderka[1] · S. Delorme[2]
[1] Physik, Sensorik und Ultraschalltechnik, Hochschule Merseburg, FB INW, Merseburg
[2] Abteilung Radiologie (E010), Deutsches Krebsforschungszentrum, Heidelberg

Verfahren der Dopplersonographie

Zusammenfassung

Die medizinischen dopplersonographischen Verfahren lassen sich einteilen in die Spektral-dopplerverfahren ["Continuous-wave" (CW)- und „Pulse-wave" (PW)-Doppler] und die Verfahren zur farbkodierten Flussdarstellung (Farbdoppler- und Power-Doppler-Verfahren). Alle gemeinsam beruhen sie auf der Tatsache, dass sich das Echo von einem bewegten Reflektor um eine charakteristische Frequenz ändert, je nachdem, wie schnell sich der Reflektor von der Schallquelle und zugleich vom Schallempfänger weg- bzw. auf ihn zubewegt. Während der CW-Doppler nur in einem fest vorgegebenen Tiefenbereich Flüsse erfasst und dies nicht durch ein zugleich dargestelltes B-Bild gesteuert werden kann, erfolgt beim PW-Doppler unter B-Bild-Führung („Duplexdoppler") die Platzierung eines Messvolumen unter Sicht. Die gewonnenen Kurven erlauben Aussagen über die zeitliche Verteilung der Flussgeschwindigkeit und -richtung sowie über hämodynamische Störungen. Indem intermittierend mit der Erstellung des B-Bilds die Dopplersignale in einem Ausschnitt hiervon rasterförmig erfasst werden, kann daraus eine „Farbkarte" erzeugt werden, die dynamisch bestimmte Parameter des Blutflusses (z. B. mittlere Flussgeschwindigkeit und Flussrichtung) farbkodiert darstellt. Dieser Artikel beschreibt die technischen und physikalischen Grundlagen der Dopplerverfahren.

Schlüsselwörter

Ultraschall · Dopplereffekt · CW/PW-Doppler · Dopplerspektrum · Farbdoppler

Infobox

Der CME-Beitrag „Ausbreitung von Ultraschall im Gewebe und Verfahren der Ultraschallbildgebung" erschien in Ausgabe 12/2013 von *Der Radiologe*

Dopplermodalitäten sind heute nahezu in allen Geräteklassen eine Selbstverständlichkeit

Man unterscheidet in der Dopplersonographie zwei Basiskonzepte, und zwar den Spektraldoppler und den Farbdoppler

Lernziele

Nachdem Sie diese Lerneinheit absolviert haben, kennen Sie...
- **den Zusammenhang zwischen Bewegungsgeschwindigkeit und Frequenzverschiebung.**
- **das Prinzip der Geschwindigkeitsmessung auf Grundlage des Dopplereffekts.**
- **die Funktionsprinzipien der spektralen und der farbkodierten Dopplerverfahren.**
- **die Unterschiede im Informationsgehalt der Dopplerverfahren.**
- **die Grundlagen zur Gewinnung quantitativer Flussparameter.**
- **die wichtigsten Artefakte und ihre Ursachen.**

Einleitung

Die Dopplersonographie ist nunmehr fester Bestandteil des Ensembles sonographischer Verfahren. Mussten sie früher als spezielle Optionen eines Sonographiegeräts gesondert erworben werden, sind Dopplermodalitäten heute nahezu in allen Geräteklassen eine Selbstverständlichkeit, selbst in portablen Systemen.

Da Blut im nativen Ultraschallschnittbild nicht regelhaft darstellbar ist – Gefäße erscheinen, genauso wie flüssigkeitsgefüllte Hohlräume, im Bild schwarz – kommt der Dopplersonographie eine besondere Bedeutung zu. Nur durch die Betrachtung ausschließlich bewegter Strukturen kann die Empfindlichkeit der Geräte soweit gesteigert werden, dass auch die schwachen Rückstreusignale der Erythrozyten erkannt und ausgewertet werden können. Diese Selektion leistet die Dopplersignalverarbeitung durch Ausnutzung des Dopplereffekts und bietet damit die einzigartige Möglichkeit, neben der allein morphologischen Bildinformation auch funktionelle Parameter des Kreislaufsystems zu erfassen. Bei richtiger Anwendung können die Dopplerverfahren damit als quantitative, messende Verfahren betrachtet werden.

Zusätzliche Vorteile der Dopplersonographie:
- Möglichkeit zur Erfassung und Beurteilung des Blutflusses;
- quantitatives Verfahren;
- kombinierbar mit anderen sonographischen Verfahren.

Man unterscheidet in der Dopplersonographie zwei Basiskonzepte, und zwar den Spektraldoppler und den Farbdoppler, die je nach diagnostischer Fragestellung eingesetzt und einzeln oder gemeinsam mit dem Schnittbild kombiniert werden können. Die Funktionsweise und die messbaren Parameter sollen in diesem Beitrag erläutert werden, ebenso mögliche Artefakte und Grenzen.

Principles of Doppler sonography

Abstract

The techniques of medical Doppler are spectral Doppler (contiuous-wave (CW) and pulse-wave (PW) Doppler) and color flow imaging (Color Doppler and Power Doppler). All are based on the fact that the frequency of an echo from a moving reflecting particle will be altered by a characteristic frequency shift determined by its velocity in relation to the source/detector. The CW Doppler will only detect flow within a pre-defined depth and will not be guided by an image, whereas the PW Doppler is carried out with B-mode guidance (Duplex doppler). The so derived curves permit to assess the temporal distribution of flow velocities and directions and flow disturbances as well. In the case of color flow imaging, a part of the interrogated tissue section is mapped for Doppler signals and then color-coded, resulting in a dynamic color map of flow, where the colors encode characteristic flow parameters (e. g. mean flow velocity plus direction). This article describes the technical and physical basics of medical Doppler techniques.

Keywords

Ultrasonography · Doppler effect · CW/PW Doppler · Doppler spectrum · Color Doppler

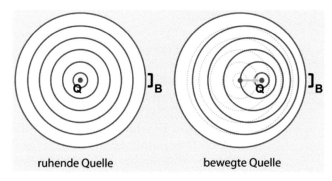

Abb. 1 ◄ Veränderung der Wellenlänge aufgrund einer relativen Geschwindigkeit zwischen Schallquelle (*Q*) und Schallempfänger (*B*)

ruhende Quelle   bewegte Quelle

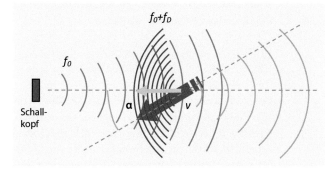

$f_0 + f_D$

f_0

Schall-
kopf

α v

Abb. 2 ◄ Dopplereffekt an bewegten, schallstreuenden Partikeln (z. B. Erythrozyten; *v* Bewegungsgeschwindigkeit der Schallquelle, *α* Einschallwinkel bzw. Dopplerwinkel, f_D Dopplerfrequenz, f_0 Sendefrequenz). (Modifiziert aus [1])

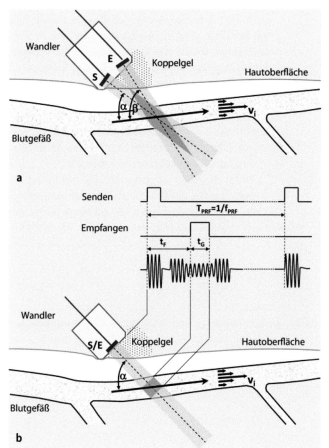

Wandler

E

S

Koppelgel

Hautoberfläche

α β

v_i

Blutgefäß

a

Senden

$T_{PRF} = 1/f_{PRF}$

Empfangen

t_F t_G

Wandler

S/E   Koppelgel   Hautoberfläche

α

v_i

Blutgefäß

b

Abb. 3 ◄ Funktionsprinzip „Continuous-wave" (CW)- (**a**) und „Pulse-wave" (PW)-Doppler (**b**; *S* Schallquelle, *E* Empfänger, *PRF* „pulse repetition frequency"). (Mit freundlicher Genehmigung aus [7])

Dopplereffekt

Jeder kennt das Phänomen, dass die wahrgenommene Tonhöhe einer bewegten Schallquelle – klassischerweise ein vorüberfahrender Rettungswagen – davon abhängt, ob sie sich auf den Hörer zu- oder fortbewegt. Der Betrag, um den sich die Tonhöhe ändert, wird dabei von der Geschwindigkeit der Schallquelle bestimmt. Dieses physikalische Phänomen trifft auf alle Wellen zu – auch elektromagnetische Wellen wie Licht- oder Radarwellen. So ist eine weit verbreitete und nur je nach Standpunkt „erfreuliche" Anwendung des Dopplereffekts die Geschwindigkeitsmessung mit Radar.

Prinzip der Geschwindigkeitsmessung mit (Ultra-)Schallwellen

Die Schallquelle Q gibt Schallwellen ab (◘ Abb. 1), die sich im Raum konzentrisch ausbreiten. Wenn Schallquelle und Beobachter B ihre Lage zueinander nicht verändern, wird B die Schallwellen mit der von Q ausgesandten Frequenz empfangen. Der Beobachter wird gewissermaßen mit derselben Frequenz von den Wellenfronten getroffen. Wenn sich aber die Schallquelle auf den Beobachter zu bewegt, wird jede neue Wellenfront genau um die Wegstrecke näher auf die vorangehende zugerückt sein, um die sich die Schallquelle in der Periodendauer der Schallwelle auf den Beobachter zu bewegt hat. Damit wird der Abstand der Wellenfronten – also die Wellenlänge – für den Beobachter kleiner. Die Frequenz steigt, und damit auch die Tonhöhe. Entsprechend sinkt die Tonhöhe, wenn sich die Schallquelle vom Beobachter entfernt (◘ Infobox 1).

Unter der Voraussetzung, dass die Bewegungsgeschwindigkeit v der Schallquelle mit der Frequenz f_Q klein gegen die Ausbreitungsgeschwindigkeit c der Schallwelle ist, kann die vom Beobachter wahrgenommene bzw. empfangene Frequenz f_E durch folgende Formel beschrieben werden:

$$f_E = f_Q\left(1 + \frac{v}{c}\right).$$

Die oben genannte Bedingung ist erfüllt, da die maximal auftretenden Blutflussgeschwindigkeiten rund 1000-mal kleiner sind als die Schallgeschwindigkeit im Blut. Auch für den Fall, dass sich der Beobachter auf die Schallquelle zubewegt, berechnet sich die empfangene Frequenz f_E nach dieser Formel. Für die Frequenzänderung $\Delta f = f_E - f_Q$ (sog. Dopplerfrequenzverschiebung, kurz: **Dopplerfrequenz** f_D) ergibt sich damit eine lineare Abhängigkeit von der Bewegungsgeschwindigkeit:

$$\Delta f = f_Q \frac{v}{c}\cos\alpha.$$

Der Faktor $\cos\alpha$ berücksichtigt hier, dass sich Quelle und Beobachter in den meisten Fällen nicht direkt aufeinander zubewegen (siehe ◘ Abb. 2). Dann wirkt sich auf die Dopplerfrequenz nur die Komponente des Geschwindigkeitsvektors aus, die sich durch Projektion des Vektors auf eine Gerade ergibt, die den Sender mit dem Empfänger verbindet. Wenn α der Winkel zwischen dieser Geraden und dem Geschwindigkeitsvektor ist, ist der Betrag des auf die Gerade projizierten Vektors (der Ankathete) um $\cos\alpha$ kleiner als der des wahren Geschwindigkeitsvektors (der Hypotenuse). Wenn

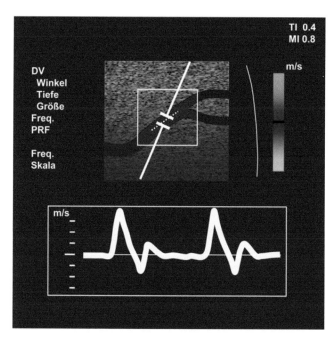

Abb. 4 ◄ Kombination von PW-Doppler mit Farbdoppler (*DV* Ductus venosus, *PRF* „pulse repetition frequency", *MI* mechanischer Index, *TI* thermischer Index). (Mit freundlicher Genehmigung aus [7])

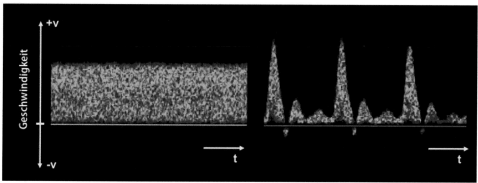

Abb. 5 ▲ Dopplerspektrum für laminare kontinuierliche (*links*) und pulsatile Strömung (*rechts*). (Modifiziert mit freundlicher Genehmigung aus [7])

Quelle und Beobachter sich tatsächlich direkt aufeinander zu- oder voneinander wegbewegen, ist $\alpha=0$ und $\cos\alpha=1$. In der Sonographie ist α der Winkel zwischen der Richtung des Schallbündels und der Richtung des Blutflusses (Einschallwinkel bzw. Dopplerwinkel), d. h. nur die Geschwindigkeitskomponente in Richtung zur Schallquelle trägt zur Dopplerfrequenzverschiebung bei. Fluss rechtwinklig zur Einschallrichtung ergibt kein Signal.

Eine Dopplerfrequenzverschiebung kann nur gemessen werden, wenn der Einschallwinkel kleiner als 90°, unter klinischen Bedingungen kleiner als 60°, ist.

Zur Messung der Blutflussgeschwindigkeit in Gefäßen (◘ **Abb. 2**) werden vom Schallkopf, der stationären Schallquelle, Ultraschallwellen einer Frequenz f_0 in Richtung der Gefäße abgegeben, welche dort auf das strömende Blut treffen. Die Erythrozyten übernehmen dabei die Rolle des bewegten Beobachters. Die einfallenden Wellen werden wiederum von den Erythrozyten zum Schallkopf zurückgestreut – sie fungieren jetzt als bewegte Schallquelle und der Schallkopf entsprechend als stationärer Beobachter. Die Wellenlänge – und damit die Frequenz – wird somit zweimal verändert (je 1-mal auf dem Hin- und dem Rückweg), sodass die Frequenzverschiebung in erster Näherung (gilt für v<<c) das Zweifache beträgt. Für die Dopplerfrequenz ergibt sich damit:

$$f_D = 2f_0 \frac{v}{c}\cos\alpha.$$

Die Geschwindigkeit der Erythrozyten kann somit unter Berücksichtigung eines Faktors direkt aus der Dopplerfrequenz bestimmt werden. Bei den üblichen diagnostischen Ultraschallfrequenzen und den charakteristischen Blutflussgeschwindigkeiten liegt die Dopplerfrequenz im hörbaren Bereich. Dies wurde von Peter Burns, einem bekannten Ultraschallphysiker, einmal als **„happy coinci-**

> **Eine Dopplerfrequenzverschiebung kann nur gemessen werden, wenn der Einschallwinkel kleiner als 90°, unter klinischen Bedingungen kleiner als 60°, ist**

> **Die Geschwindigkeit der Erythrozyten kann direkt aus der Dopplerfrequenz bestimmt werden**

Infobox 2 Richtungsdetektion mit IQ-Demodulation

Um zusätzlich die Richtung des Blutflusses zu bestimmen, muss nicht nur die Amplitude, sondern auch die Phasenlage des Dopplersignals erfasst werden. Dazu wird das Empfangssignal vor der Demodulation auf zwei Kanäle aufgeteilt. Vor der Demodulation ist ein Kanal dabei in Phase mit dem Sendesignal (I-Kanal, „I" steht für „in phase"), und ein Kanal wird um 90° zum Sendesignal phasenverschoben (Q-Kanal, „Q" steht für „quadrature"). Nach der Demodulation haben beide Kanäle den gleichen Frequenzinhalt, aber unterschiedliche Phasenlagen [3]. Ist das Signal des I-Kanals in der Phase um 90° vor dem Q-Kanal, dann ist der Fluss zum Wandler hin, im umgekehrten Fall vom Wandler weg gerichtet.

dence" bezeichnet. Dank dieses glücklichen Umstands können wir das Dopplersignal nicht nur anhand einer Kurve, sondern auch mit Hilfe unseres Gehörs analysieren. Bei der Untersuchung mit mit einer Stiftsonde und ohne Display sind wir gänzlich hierauf angewiesen. Dies ist nicht zwangsläufig ein Manko: Geübte Untersucher können hiermit sehr treffsichere Diagnosen stellen, denn das menschliche Gehör ist ein ausgesprochen sensibles Messinstrument.

„Continuous-wave" (CW)- und „Pulse-wave" (PW)-Doppler

CW-Doppler

Die Schallköpfe von CW-Doppler-Geräten sind mit 2 piezoelektrischen Wandlerelementen [2] ausgestattet. Ein Element sendet kontinuierlich Ultraschallwellen aus (d. h. Dauerschall mit der Sendefrequenz f_0). Das zweite Element empfängt gleichzeitig die rückkehrenden Echos, Reflektionen und Streusignale von Gewebe, Gefäßwänden und Blut. In dieser Konfiguration werden alle Bewegungen im Überlappungsbereich von Sende- und Empfangsschallfeld detektiert (◘ **Abb. 3** *links*). Durch Mischen (mathematisch: Multiplikation) von Sende- und Empfangssignal wird die Dopplerfrequenz extrahiert und im einfachsten Fall über einen Lautsprecher oder Kopfhörer ausgegeben. Dieser Signalverarbeitungsschritt wird als Demodulation bezeichnet. Konkret erhält man nach dem Mischen 2 Signalkomponenten: die gesuchte Differenzfrequenz $\Delta f = f_E - f_Q$ und die Summenfrequenz $f_E + f_Q \approx 2f_Q$. Letztere wird nicht benötigt und elektronisch unterdrückt. Das Frequenzspektrum des Dopplergeräusches, d. h. dessen Klang, beinhaltet die Geschwindigkeiten aller sich im Überlappungsbereich der Schallfelder bewegenden Strukturen. Eine genaue Beurteilung der zeitlichen Veränderung der Geschwindigkeitsverteilung erfolgt durch Auswertung der Dopplerspektren (siehe unten).

> **Der CW-Doppler liefert ein kontinuierliches Dopplersignal ohne Tiefenzuordnung**

Der CW-Doppler liefert ein kontinuierliches Dopplersignal ohne Tiefenzuordnung.

Dieses relativ einfache Konzept zur Untersuchung des Blutflusses wird vorzugsweise in portablen, mit einer Stiftsonde ausgestatteten, Systemen ohne Schnittbild eingesetzt. Da keine Tiefenzuordnung des Dopplersignals erfolgen kann, ist das Verfahren nur für oberflächennahe, leicht auffindbare Gefäße geeignet.

PW-Doppler

Das PW-Doppler-Verfahren beruht auf dem aus der Ultraschallbildgebung bekannten **Impuls-Echo-Prinzip** [2]. Ein Einzelelementwandler (oder eine Elementgruppe bei Multielementwandlern) sendet ein kurzes Wellenpaket der Frequenz f_0 („burst") mit einer bestimmten Wiederholfrequenz f_{PRF} (PRF = „pulse repetition frequency") aus, schaltet in den Sendepausen auf Empfang und registriert die eintreffenden Echos.

Über die Signallaufzeit können die Echos, genauso wie beim A- oder B-Bild, einer bestimmten Tiefe zugeordnet werden. So lassen sich mit Hilfe eines elektronischen Tores („gate") die frequenzverschobenen Echos der Wellenpakete aus einem wählbaren Tiefenbereich selektieren. Der Tiefenbereich wird dabei über die am Gerät einstellbaren Parameter Torposition (Tiefe bzw. Abstand zum Schallkopf) und Torbreite (bzw. -länge) definiert. Beim PW-Doppler wird das Dopplersignal aus Abtastwerten rekonstruiert. Mit Hilfe des Doppler-Gate ist eine Tiefenzuordnung möglich.

> **Beim PW-Doppler wird das Dopplersignal aus Abtastwerten rekonstruiert**

> **Mit Hilfe des Doppler-Gate ist eine Tiefenzuordnung möglich**

Durch den gepulsten Betrieb wird das Dopplersignal mit den geschwindigkeitsabhängigen Dopplerfrequenzen nur mit der Pulsfolgefrequenz f_{PRF} abgetastet. Bedingung für eine eindeutige Rekonstruktion des Dopplersignals aus den Abtastwerten ist die Abtastung mit mindestens der zweifachen maximalen Dopplerfrequenz. Die jeweils eingestellte Abtastfrequenz limitiert somit die maximal messbare Geschwindigkeit. Zu hohe Geschwindigkeiten werden falsch bewertet und als Rückwärtsflüsse interpretiert. Um dieses als **„Aliasing"** bekannte Artefakt zu vermeiden, muss die Pulswiederholfrequenz entsprechend angepasst werden (Einstellung des Messbereichs bzw. „range"). Zur Rich-

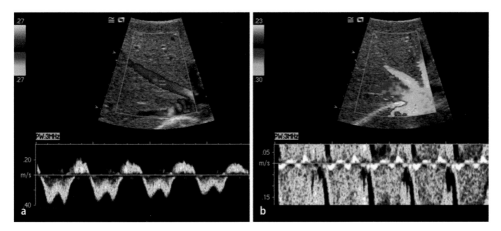

Abb. 6 ▲ Duplexsonographie der mittleren Lebervene mit einem typischen triphasischen Verlauf, mit korrekter (**a**) und zu niedriger Pulsrepetitionsfrequenz (**b**). Im oberen Bild ist das korrespondierende Farbdopplerbild in der Phase des physiologischen retrograden Flusses „eingefroren", der durch die Vorhofkontraktion entsteht. Bei zu niedriger PRF („pulse repetition frequency") sind die hohen Flussgeschwindigkeiten „eingefaltet". Zudem erkennt man nahe der Nulllinie ein undulierendes Signal, das durch die Pulsation des Lebergewebes und der Gefäßwand entsteht, die direkt vom Herzen herrührt, das mit der Leber direkten mechanischen Kontakt hat

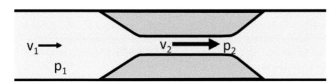

Abb. 7 ◄ Abfall des statischen Drucks (*p*) über Stenosen (*v* Geschwindigkeit)

tungsdetektion wird das Empfangssignal ebenfalls in zwei Kanäle aufgeteilt (IQ-Demodulation, siehe **▢ Infobox 2**).

Für das Aliasing gibt es ein im Wortsinn anschauliches Beispiel: Den Planwagen mit Speichenrädern im Western. Wenn der Wagen anrollt, sieht man die Räder sich vorwärts drehen – bis eine Geschwindigkeit erreicht ist, bei dem in jedem aufeinanderfolgenden Bild die nachfolgende Speiche genau die Hälfte des Winkels zwischen zwei Speichen zurückgelegt hat. In diesem Moment sieht man im Film nur ein Flirren, aber keine Speichen. Wenn der Wagen nun noch schneller wird, scheint sich das Rad auf einmal rückwärts zu drehen, und zwar immer langsamer, bis es scheinbar still steht. Dies ist der Moment, in dem das Rad sich von einem Bild aufs nächste um genau den Winkel zwischen zwei Speichen weitergedreht hat. Wollte man auch schnellere Drehungen korrekt erfassen, müsste man die Bildfrequenz (im Film 24/s) erhöhen oder die Zahl der Speichen vermindern.

Bei Kombination des PW-Dopplers mit dem B-Bild- oder Farbdoppler (Duplexverfahren) wird die Schallrichtung durch eine Linie und das Doppler-Gate durch ein Strichpaar im Bild markiert (**▢ Abb. 4**). Damit ist es möglich, Flussinformationen gezielt von einzelnen Gefäßen abzuleiten. Zusätzlich kann im Bild mit einem Cursor die Gefäßachse festgelegt werden. Damit ist der Winkel α zwischen Schallstrahl und Flussrichtung bekannt und ermöglicht eine automatische Winkelkorrektur durch Anpassung der entsprechenden Skalenwerte. Bei richtiger Einstellung bietet das PW-Doppler-Verfahren die Möglichkeit der absoluten Geschwindigkeitsmessung.

Bei richtiger Einstellung bietet das PW-Doppler-Verfahren die Möglichkeit der absoluten Geschwindigkeitsmessung

Duplexsonographie

Zur leichteren Identifizierung von Gefäßen kann der PW-Doppler zusätzlich noch mit dem Farb-/Power-Doppler oder B-Bild kombiniert werden.

Dopplerspektrum

Der erfahrende Untersucher kann bereits im Dopplergeräusch Hinweise auf krankhafte Veränderungen im Flussverhalten erkennen. Die Bestimmung quantitativer Parameter erfolgt aber auf Grundlage des Dopplerspektrums. Geräte und Betriebsarten, die ein Dopplerspektrum anzeigen und analysieren, werden deshalb, in Abgrenzung zum Farbdoppler, auch als Spektraldoppler bezeichnet.

Der erfahrende Untersucher kann bereits im Dopplergeräusch Hinweise auf krankhafte Veränderungen im Flussverhalten erkennen

Tab. 1 Parameter zur Geräteeinstellung (Spektraldoppler)

Parameter	Funktion
Verstärkung („gain") und Sendeleistung („power")	Die Verstärkung des Dopplersignals sollte so hoch gewählt werden, dass auch die Dopplersignale der relativ wenigen Blutpartikel mit der höchsten Geschwindigkeit dargestellt werden (korrekte Messung der maximalen Geschwindigkeit) und noch kein Hintergrundrauschen auftritt. Ist das Dopplersignal zu schwach gegenüber dem Rauschen (schlechtes Signal-Rausch-Verhältnis), muss die Sendeleistung erhöht und/oder eine geringere Sendefrequenz gewählt werden. Vor Erhöhung der Sendeleistung sollte aus Gründen der Ultraschallsicherheit stets zuerst die Verstärkung optimiert werden
Sendefrequenz („transmit frequency")	Da die Dämpfung der Ultraschallwellen mit der Frequenz zunimmt, muss je nach gewünschter Eindringtiefe die Frequenz angepasst werden. Die Frequenz hängt von der Auswahl des Schallkopfs und/oder den Einstellungen am Gerät ab. In der Duplexsonographie mit breitbandigen Schallköpfen können unterschiedliche Frequenzen für B-Bild und Spektraldoppler gewählt werden
Pulswiederholrate („pulse repetition frequency", PFR) bzw. Messbereich („scale"; nur PW-Doppler)	Die Pulswiederholrate (typische Werte im Bereich von 1–20 kHz) muss mindestens doppelt so hoch sein wie die maximal auftretende Dopplerfrequenz, da sonst Aliasing auftritt. Sie bestimmt damit den nutzbaren Messbereich für die Flussgeschwindigkeiten. Die PRF kann nicht beliebig erhöht werden, da ab einer gewissen Grenze der Ort der Ableitung nicht mehr eindeutig ist. Je höher die Sendefrequenz, desto niedriger ist bei vorgegebener Tiefe die maximale PRF (siehe ◘ Tab. 3, Tiefenzuordnung). Für den vaskulären Ultraschall werden deshalb Sonden mit niedrigerer Sendefrequenz verwendet als für die sonstige Nahfeldsonographie
Torgröße und -position („gate size and position"; nur PW-Doppler)	Über die Auswahl des Messvolumens, das sich über die Torgröße und den Durchmesser des Schallbündels definiert, kann die Strömung entweder im gesamten Gefäßquerschnitt oder nur im Zentrum erfasst werden. Die Torgröße ist typisch im Bereich von 0,5–20 mm einstellbar
Nulllinie („baseline")	Die Nulllinie (Fließgeschwindigkeit = 0) trennt im Dopplerspektrum die Bereiche für Vorwärts- und Rückwärtsfluss. In der Grundeinstellung sind die Messbereiche für beide Richtungen gleich. Durch Verschieben der Nulllinie kann der Messbereich für eine Richtung erweitert (und entsprechend für die andere Richtung eingeschränkt) werden. Dies ist in vielen Fällen sinnvoll möglich, weil in den meisten Gefäßen das Blut nur oder überwiegend in eine Richtung fließt
Wandfilter („wall filter")	Das Dopplersignal enthält auch Anteile der Bewegung des umgebenden Gewebes (z. B. Gefäßwände). Diese Gewebesignale haben, im Vergleich zum Blut, kleinere Dopplerfrequenzen (geringere Geschwindigkeiten) mit hoher Amplitude. Mittels eines Hochpassfilters mit einstellbarer Grenzfrequenz können die Gewebesignale ausgeblendet werden. Im Dopplerspektrum ist der ausgeblendete Geschwindigkeitsbereich am schwarzen Saum um die Nulllinie erkennbar
Schallrichtung („beam steering")	Durch Änderung der Schallrichtung kann der Einschallwinkel optimiert werden (der Winkel zwischen Flussrichtung und Schallachse sollte kleiner 60° sein). Das kann durch manuelle Änderung der Wandlerausrichtung und zusätzlich bei (linearen) Array-Wandlern durch Einstellung der Richtung des Dopplerstrahls („beam steering") erfolgen
Dopplerwinkel-Cursor („Doppler angle cursor"; nur Duplexverfahren)	Der Cursor wird nach dem Gefäßverlauf ausgerichtet und so der Einschallwinkel ermittelt, aus dem die absolute Geschwindigkeit berechnet wird (die Geschwindigkeitsskala wird automatisch angepasst). Für eine bestmögliche Abschätzung des Einschallwinkels sollte das Gefäß möglichst in der Bildebene verlaufen. Der Winkel kann auch am eingefrorenen Bild angepasst werden

PW-Doppler „Pulse-wave"-Doppler.

Durch **schnelle Fouriertransformation** („fast fourier transfomation", FFT) werden abschnittsweise die spektralen Komponenten des Dopplersignals berechnet und in ihrer zeitlichen Änderung im sog. Dopplerspektrum dargestellt (◘ Abb. 5).

Die Frequenzverteilung entspricht aufgrund des linearen Zusammenhangs zwischen Fließgeschwindigkeit und Dopplerfrequenz der Geschwindigkeitsverteilung der erfassten Erythrozyten. Die Verteilung wird auf der Abszisse helligkeitsmoduliert dargestellt, d. h. je mehr Erythrozyten derselben Geschwindigkeit registriert werden, desto heller wird der Bildpunkt gezeichnet (statt der Helligkeitsmodulation ist auch eine Farbkodierung möglich). Aus der Breite der Verteilung kann auf das Strömungsprofil geschlossen werden: Ein breites Spektrum spricht für ein parabolisches Profil (laminare Strömung) und ein schmales Spektrum für einen „Kolbenfluss", bei dem im Zentrum und in der

Infobox 3   Auswahl Doppler-indizes

Widerstandsindex (auch peripherer Widerstandsindex, Resistance-Index, Pourcelot-Index; [4])

$$RI = \frac{v_S - v_D}{v_S}$$

Pulsatilitätsindex [5]

$$PI = \frac{v_S - v_D}{v_{mean}}$$

mit den über die äußere Hüllkurve im Dopplerspektrum zu messenden Geschwindigkeiten:

v_S (maximale systolische Geschwindigkeit),

v_D (maximale enddiastolische (bzw. minimale) Geschwindigkeit)

v_{mean} (zeitlich gemittelte Geschwindigkeit, über einen Herzzyklus)

Peripherie sehr ähnliche Flussgeschwindigkeiten vorliegen. Ein nach oben unscharf begrenztes („ausgefranstes") Profil zeigt überschießende Flusskomponenten an, wie sie z. B. bei Turbulenzen vorkommen.

Die zeitliche Änderung der Geschwindigkeitsverteilung wird nach rechts (Ordinate) auf dem Bildschirm geschrieben. Die so erhaltenen charakteristischen Kurven können physikalisch als Geschwindigkeits-Zeit-Diagramm interpretiert werden. Damit sind z. B. Beschleunigungen durch Bewertung der Anstiege direkt messbar. Spektrale Dopplerverfahren (CW- und PW-Doppler) stellen die Verteilung der Strömungsgeschwindigkeiten in einem definierten Volumen in Abhängigkeit von der Zeit dar. ◘ **Abb. 6** zeigt ein Leberschnittbild mit Lebervene, in die das Tor für die Spektraldoppleraufnahme gelegt ist. Unten in der Abbildung ist die Spektraldopplerkurve aufgezeichnet. Da das Blut der Vene vom Schallkopf weg fließt, wird die Kurve nach unten geschrieben. Man sieht auch deutlich das triphasische Verhalten des venösen Flusses, indem während der Vorhofkontraktion ein retrograder Fluss auftritt.

Eine Auswahl der wichtigsten Einstellparameter und ihrer Funktion für den Spektraldoppler ist in ◘ **Tab. 1** aufgeführt. Moderne Geräte bieten eine Auswahl von Voreinstellungen für bestimmte Untersuchungen („presets") an, die dann nur noch weiter optimiert und den individuellen Gegebenheiten angepasst werden müssen.

Spektrale Dopplerverfahren stellen die Verteilung der Strömungsgeschwindigkeiten in einem definierten Volumen in Abhängigkeit von der Zeit dar

Pulskurvenindizes

Da sich, auch mit Bildunterstützung in der Duplexsonographie, der Einschallwinkel α nicht immer genau bestimmen lässt, sind winkelunabhängige Parameter zur Beschreibung der Spektraldopplerkurven von großem Interesse, insbesondere wenn ein Seitenvergleich oder eine Verlaufskontrolle des pulsatilen Flusses erfolgen soll. Durch Bildung von Verhältnissen charakteristischer Geschwindigkeiten, den sog. Pulskurvenindizes oder kurz Dopplerindizes (◘ **Infobox 3**), kann der Einschallwinkel herausgekürzt werden, da alle Geschwindigkeiten im Dopplerspektrum mit dem Faktor $\cos\alpha$ in gleichem Maße beaufschlagt sind. Ein weiterer praktischer Vorteil ist, dass die Dopplerindizes dimensionslose Kennzahlen zum Vergleich mit Normwerten liefern.

Messung des Druckabfalls

Mit Hilfe einer Geschwindigkeitsmessung kann der Druckabfall über Klappen- oder Arterienstenosen gemessen werden (◘ **Infobox 4**). Dazu muss die Strömungsgeschwindigkeit in der Engstelle absolut, also unter Berücksichtigung des Einfallwinkels, gemessen werden.

Da das Durchflussvolumen konstant ist, treten im Bereich des verminderten Querschnitts überhöhte Geschwindigkeiten auf. Aus dem **Bernoulli-Gesetz** lässt sich dann eine vereinfachte Formel zur Berechnung der Änderung des statischen Drucks (in mmHg) aus der maximalen Geschwindigkeit v_{max} (in m/s) in der Stenose ableiten:

$$\Delta p \approx 4 v_{max}^2 \left[\frac{mmHg s^2}{m^2} \right].$$

Für absolute Geschwindigkeitsmessungen sollte der Einschallwinkel stets kleiner als 60° sein, da sich mit zunehmendem Winkel Fehler bei der Abschätzung des Einschallwinkels verstärkt auf den Fehler der gemessenen Geschwindigkeit, den sog. **Kosinusfehler**, auswirken. Bei einem angenommen Einschallwinkel von 60° der mit einer Messunsicherheit von 5° bestimmt wurde, ergibt sich bereits ein prozentualer Fehler von 15% für die Geschwindigkeit v_{max} und von 30% für den Druckabfall Δp. Ungenau ist die Messung des Einschallwinkels insbesondere dann, wenn das Tor in der Biegung eines Gefäßes platziert wird.

Infobox 4 Abfall des statischen Drucks über Stenosen

Nach Bernoulli bleibt der Gesamtdruck im System konstant, es gilt (◻ **Abb. 7**):

$$p_1 + \frac{1}{2}\rho v_1^2 = p_2 + \frac{1}{2}\rho v_2^2.$$

Für die Änderung des statischen Drucks folgt damit:

$$\Delta p = p_1 - p_2 = \frac{1}{2}\rho\left(v_2^2 - v_1^2\right).$$

Unter der Vorrausetzung, dass die Strömungsgeschwindigkeit in der Stenose erheblich über der prästenotischen Geschwindigkeit liegt, kann mit $V_{max} = V_2 \gg V_1$ die Näherung

$$\Delta p \approx \frac{1}{2}\rho V_{max}^2$$

vorgenommen werden. Bei Rechnung mit SI-Einheiten $\left([\rho] = \frac{kg}{m^3}, [v_{max}] = \frac{m}{s}\right)$ ergibt sich der Druck in Pascal $\left([\Delta p] = \frac{N}{m^2} = Pa\right)$ Mit der Dichte von Blut (1,06 g/cm³ bzw. 1060 kg/m³) und dem Umrechnungsfaktor 1 mmHg = 133,32 Pa folgt für den Druckabfall Δp in mmHg:

$$\Delta p \approx \frac{1}{2} \cdot \frac{1060\,kg\,mmHg}{133,32\,Pa\,m^3} \cdot v_{max}^2$$

$$= 3,975\frac{mmHg\,s^2}{m^2} \cdot v_{max}^2$$

$$\approx 4 v_{max}^2 \cdot \left[\frac{mmHg\,s^2}{m^2}\right].$$

D. h. durch Einsetzen der maximalen Geschwindigkeit in m/s erhält man den Druckabfall in mmHg.

Messung des Volumenflusses

Das Blutvolumen, das pro Zeiteinheit durch ein Gefäß fließt, kann über die Bestimmung des zeitlichen Mittelwerts der Fließgeschwindigkeit v_{mean} und des Gefäßquerschnitts A im Duplexverfahren erfolgen. Der Volumenfluss berechnet sich dann über

$$\dot{V} = v_{mean} A = v_{mean}\frac{\pi}{4}d^2,$$

mit d als Gefäßdurchmesser, der im B-Bild bestimmt werden kann. Da der Durchmesser quadratisch in das Ergebnis eingeht, sollte er sehr sorgfältig (mehrfach bei guter Auflösung messen) bestimmt werden. Bei der Ermittlung der mittleren Geschwindigkeit aus dem Dopplerspektrum sollte bei der Signalableitung auf ein ausreichend großes Doppler-Gate und die Erfassung der langsamen Flüsse in Wandnähe geachtet werden. Aliasing ist grundsätzlich auszuschließen.

Farbkordierte Flussdarstellung

Die Verfahren zur farbkodierten Flussdarstellung („color flow imaging", CFI) dienen zur Visualisierung des fließenden Blutes in einem Bildausschnitt. In der sog. Color-Box, in der Größe und Lage vom Anwender passend eingestellt werden können, wird das B-Bild mit der farbkodierten Flussinformation überlagert. Die Verfahren leiten sich aus dem PW-Doppler ab, nutzen aber andere Verfahren zur Bestimmung des darzustellenden Flussparameters.

Bei den Verfahren unterscheidet man zwei Modalitäten: den Farbdoppler [auch: farbkodierte Dopplersonographie (FKDS), „Color"-Doppler, „color flow mapping" (CFM)] und den Power-Doppler [auch: amplitudenkodierte Dopplersonographie (AKDS), „angio mode", „color Doppler energy" (CDE), „color power energy" (CPA)].

Farbdoppler

Beim Farbdopplerverfahren wird Linie für Linie im eingestellten Bildausschnitt (Color-Box) eine Serie von Echosignalen aufgenommen und mit Hilfe des Autokorrelationsverfahrens [6] richtungsabhängig die mittlere Geschwindigkeit in Einschallrichtung und deren Varianz berechnet (◻ **Abb. 8**). Die Berechnung wäre prinzipiell auch auf Grundlage lokal abgeleiteter Dopplerspektren möglich, würde aber deutlich mehr Zeit in Anspruch nehmen und die Bildrate soweit herabsetzen, dass pulsatile Flüsse nicht mehr beurteilt werden könnten.

Das Farbdopplerverfahren stellt bildlich die Komponente der mittleren Fließgeschwindigkeit (und optional deren Varianz) in Einschallrichtung in Abhängigkeit von der Zeit dar. Pro Farblinie im Bild müssen dabei mindestens zwei Sende-Empfangs-Zyklen aufgenommen und ausgewertet werden. Für eine genauere Geschwindigkeitsbestimmung und höhere Empfindlichkeit sind mehr Sequenzen erforderlich, insbesondere wenn langsame Flüsse erfasst werden sollen. Als Konsequenz sinkt die Bildfrequenz der farbigen Flussdarstellung. Auch zu groß gewählte Color-Boxen führen zu einer Verminderung der Bildfrequenz. Standardmäßig werden Flüsse auf den Schallkopf zu in Rot und Flüsse vom Schallkopf weg in Blau kodiert. Je größer die Fließgeschwindigkeit ist, desto heller werden die Farbtöne dargestellt. Bei Bedarf kann am Gerät eine Richtungsumschaltung vorgenommen werden (Inver-

Standardmäßig werden Flüsse auf den Schallkopf zu in Rot und Flüsse vom Schallkopf weg in Blau kodiert

Je größer die Fließgeschwindigkeit ist, desto heller werden die Farbtöne dargestellt

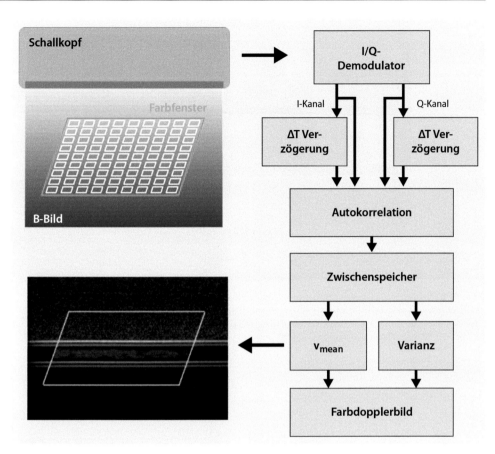

Abb. 8 ▲ Signalverarbeitung im Farbdopplersystem (*I* „in phase", *Q* „quadrature"). (Mit freundlicher Genehmigung aus [7])

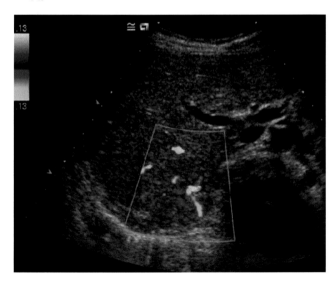

Abb. 9 ◄ Farbdopplerbild einer fokal nodulären Hyperplasie (FNH) bei einer 38-jährigen Frau: Bei einer FNH handelt es sich um eine umschriebene knotige Hyperplasie aller Gewebskomponenten der Leber auf dem Boden einer arteriovenösen Fehlbildung. Typisch ist die verstärkte Durchblutung mit arteriellen Gefäßen, die oft sternförmig angeordnet sind

tierung). Die Varianz der mittleren Geschwindigkeit kann zur Indikation von Turbulenzen in (z. B. hinter Stenosen) als dritte Farbe (meist Grün) dazu gemischt werden (◘ **Abb. 9**).

Mit dem Farbdoppler ist keine absolute Geschwindigkeitsmessung möglich, da ausschließlich die Geschwindigkeitskomponenten erfasst werden, die mit der Richtung der Scanline übereinstimmen. Dadurch kann z. B. bei Untersuchungen mit **„curved arrays"**, wo jede Scanlinie eine andere Richtung hat, an einem annähernd waagerecht im Bild verlaufenden Gefäß ein Farbumschlag von Rot nach Blau im Gefäß beobachtet werden (◘ **Abb. 10**). Im Gefäßabschnitt mit nahezu senkrechtem Einfall der Ultraschallwellen bleibt das Bild schwarz, da keine Dopplerfrequenzversschiebung erfolgt

Mit dem Farbdoppler ist keine absolute Geschwindigkeitsmessung möglich

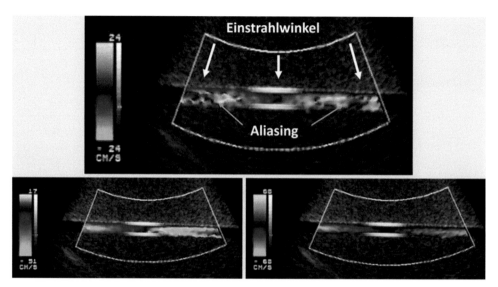

Abb. 10 ▲ Farbumschlag in Abhängigkeit vom Einschallwinkel und Aliasing im Farbdopplerbild in einem Flussphantom (*oben*, Messbereich -24 bis +24 cm/s) und Korrektur durch Erhöhung der Abtastfrequenz (*links*, Messbereich -68 bis +68 cm/s) bzw. teilweise Korrektur durch Nullpunktverschiebung (*rechts*, Messbereich -51 bis +17 cm/s). (Mit freundlicher Genehmigung aus [8])

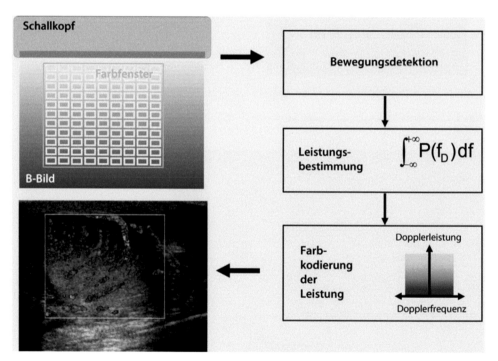

Abb. 11 ▲ Signalverarbeitung im Power-Doppler-System. (Mit freundlicher Genehmigung aus [8])

(cosα=0). Bei den durch parallele Scanlinien gekennzeichneten **„linear arrays"** lässt sich die Richtung der Farblinien gegenüber den B-Bild-Linien über die Einstellung der Color-Box (Form eines Parallelogramms statt eines Rechtecks) verändern. Dadurch kann ein Signal in einem zum Wandler parallelen Gefäß abgeleitet werden, was bei senkrechter Einstrahlung nicht möglich wäre.

Das durch zu niedrige Pulswiederholfrequenz hervorgerufene Aliasing stellt sich ebenfalls durch einen Farbumschlag innerhalb eines Gefäßes dar, da zu schnelle Fließgeschwindigkeiten im Zentrum des Gefäßes als Rückwärtsfluss interpretiert werden (◘ **Abb. 10**). Abhilfe schafft eine Anpassung des Messbereichs über die Erhöhung der Pulswiederholfrequenz, ggf. genügt auch eine Verschiebung der Nulllinie.

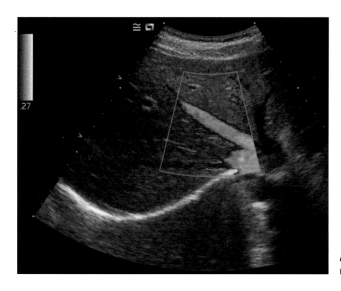

Abb. 12 ◄ Power-Doppler-Bild der mittleren Lebervene (vgl. ◻ **Abb. 6**)

Power-Doppler

Beim Power-Doppler wird auf die Bestimmung der Fließgeschwindigkeit verzichtet und ausschließlich die Leistung des Dopplersignals (entspricht dem Quadrat der Signalamplitude) gemessen und in üblicherweise orange-gelben Farben kodiert dargestellt. Durch Akkumulation der Leistungen aller Geschwindigkeitsbeiträge unabhängig von Betrag und Richtung wurde das Verfahren noch empfindlicher für sehr geringe Strömungen (◻ **Abb. 11, 12**). Der Power-Doppler stellt damit ein empfindliches Verfahren zum Nachweis von Blutfluss dar.

> **Der Power-Doppler stellt ein empfindliches Verfahren zum Nachweis von Blutfluss dar**

Das Power-Doppler-Verfahren stellt bildlich die Leistung der Dopplersignale in Abhängigkeit von der Zeit dar; Betrag und Richtung des Flusses werden nicht bewertet.

Der Power-Doppler ist relativ unempfindlich gegenüber Änderungen des Dopplerwinkels, und Aliasing kann nicht auftreten – es wird ja keine Geschwindigkeit gemessen. Bei einem Dopplerwinkel von nahezu 90°Grad kann aber auch hier kein Fluss nachgewiesen werden. Von Nachteil ist, dass er relativ empfindlich gegenüber Bewegungsartefakten ist und meistens keine hohe Zeitauflösung hat. Die Meinungen darüber, ob er für den Nachweis langsamer Flüsse dem konventionellen Farbdoppler tatsächlich überlegen ist, gehen auseinander. Nach eigenen Erfahrungen hängt dies sehr vom jeweiligen Gerät ab.

> **Das Power-Doppler-Verfahren stellt bildlich die Leistung der Dopplersignale in Abhängigkeit von der Zeit dar; Betrag und Richtung des Flusses werden nicht bewertet**

Eine wenig eingesetzte Abwandlung ist der **bidirektionale Power-Doppler** – hier wird zusätzlich zur Signalamplitude noch die Richtung farblich angezeigt. Damit wird dieser Mode aber wieder unempfindlicher und ist zwischen Farb- und Power-Doppler einzuordnen.

In ◻ **Tab. 2** sind die wichtigsten Einstellparameter mit ihrer Funktion für den Farb- und den Power-Doppler aufgelistet. Auch hier gilt, dass moderne Geräte über Voreinstellungen eine gute Ausgangsbasis für die geplante Untersuchung anbieten. Eine weitere Optimierung ist aber immer erforderlich. Viele Parameter sind auch untereinander verknüpft, sodass bei Änderungen einer Einstellung andere Parameter angepasst werden (z. B. Messbereich und Grenzfrequenz des Wand- bzw. „Clutter"-Filters). Zusätzlich verwenden viele Geräte „intelligente" Algorithmen, um in verschiedenen Anwendungsbereichen (Herz, Gefäße, Gewebe etc.) eine möglichst gute Trennung von Fluss- und Gewebesignal zu erreichen. Diese können vom Untersucher angewählt, aber nicht technisch beeinflusst werden.

Artefakte

Neben den bereits aus der B-Bild-Sonographie bekannten Artefakten, wie z. B. Spiegelechos und Mehrfachreflexionen, treten in der Dopplersonographie zusätzliche spezifische Artefakte auf [7]. Die wichtigsten Dopplerartefakte werden in ◻ **Tab. 3** klassifiziert und beschrieben.

Tab. 2 Parameter zur Geräteeinstellung (Farb- und Power-Doppler)

Parameter	Funktion
Sendeleistung („power")	Mit Erhöhung der Sendeleistung kann die Empfindlichkeit des Geräts zur Darstellung von Flüssen in kleinen Gefäßen verbessert werden. Vor Erhöhung der Sendeleistung sollten aus Gründen der Ultraschallsicherheit stets alle anderen Parameter optimiert werden
Pulswiederholrate („pulse repetition frequency") bzw. Messbereich („scale")	Die Pulswiederholrate bestimmt den Geschwindigkeitsmessbereich und wird entsprechend angepasst (siehe PW-Doppler). Die maximal mögliche Pulsrate hängt zusätzlich von der darzustellenden Bildtiefe und der Sendefrequenz ab
Farbfenster (Color-Box)	Mit dem Farbfenster wird der Bereich im Bild ausgewählt, in dem der Fluss farbkodiert dargestellt werden soll. Zu lang und zu breit eingestellte Farbfenster setzen die Bildfrequenz der Flussdarstellung spürbar herab. Bei „linear arrays" ist zusätzlich die Einstellung des Einschallwinkels möglich („beam steering")
Impulsanzahl („pulse sample count", „ensemble length"), auch Paketgröße oder Empfindlichkeit	Auswahl der Anzahl an Sende-Empfangs-Zyklen pro Linie im Farbbild, mit typischen Einstellbereich zwischen 2 und 20. Eine hohe Zyklenanzahl verringert die Varianz der gemessenen Geschwindigkeit und ist für langsame Flüsse erforderlich. Hohe Geschwindigkeiten (Kardiologie) werden mit wenigen Zyklen pro Linie erfasst
Bildmittelung („persistence")	Einstellung der Anzahl und Gewichtung der zu mittelnden, aufeinanderfolgenden Farbbilder zur Reduzierung des Farbrauschens. Bei venösen Flüssen ist, im Gegensatz zu pulsatilen Flüssen, eine stärkere Mittelung möglich, weil keine so hohe Zeitauflösung benötigt wird
Nulllinie („baseline")	Genauso wie beim PW-Doppler trennt die Nulllinie bei der farbigen Flussdarstellung die Bereiche für Vorwärts- und Rückwärtsfluss und ermöglicht durch Verschieben die einseitige Erweiterung des Messbereichs für eine Richtung. Der Betrag des gesamten Messbereichs bleibt unverändert
Filter („clutter filter")	Einstellung des Grenzwertes zur Herausfilterung störender Farbpixel im umgebenden Gewebe. Die bei der farbkodierten Flussdarstellung verwendeten Filteralgorithmen sind im Vergleich zu den Wandfiltern bei den Spektraldopplerverfahren deutlich komplexer
Farbverstärkung („color gain") und Schwellwert („threshold")	Bestimmt die Amplitude des Dopplersignals, die zur Darstellung der farbigen Flussinformation mindestens erforderlich ist. Über den Schwellwert kann die Farbfüllung der abgebildeten Gefäße optimiert werden
Farbvorrang („priority")	Bestimmt die Amplitude des B-Bild-Echosignals, ab der keine Farbinformationen mehr dargestellt werden. Erkannte Gewebebereiche werden nicht mit Flussinformationen überschrieben

PW-Doppler „Pulse-wave"-Doppler.

Spezielle Dopplerverfahren

Gewebedoppler („tissue Doppler imaging", TDI)

Auch von bewegtem Gewebe geht ein Dopplersignal aus

Der Dopplereffekt beruht auf der relativen Bewegung zwischen Schallquelle bzw. Detektor einerseits und Reflektor andererseits. Somit geht nicht nur von fließendem Blut, sondern auch von bewegtem Gewebe ein Dopplersignal aus. Normalerweise wird dies als störend empfunden, sodass die Algorithmen des Geräts darauf abgestimmt werden, gewebebedingte Dopplersignale zu unterdrücken [11]. Eindrücklich geschieht dies bei der Echokardiographie, bei der das Myokard kein Signal gibt. In der Tat gibt es verschiedene Ansätze, gewebe- und flussbedingte Dopplersignale zu trennen. So sind die Muster der Bewegungen und der Beschleunigungen verschieden, ebenso die Geschwindigkeiten. Zudem kann, vereinfacht gesagt, das Dopplersignal dort unterdrückt werden, wo ein deutliches B-Bild-Signal vorliegt – gemäß der Logik: „Wo Gewebe ist, kann kein größerer Blutfluss vorliegen." In einer Umkehr dieser Logik kann die Farbdopplertechnologie auch genutzt werden, um Bewegungsabläufe soliden Gewebes zu analysieren und quantitativ darzustellen. Dies ist vor allem in der Echokardiographie von Nutzen. Genauer gesagt, werden in echofreien Räumen Farbdopplersignale unterdrückt, ebenso Signale, deren Kinetik typisch für fließendes Blut ist.

Tab. 3 Dopplerartefakte

Klasse	Name	Beschreibung
Geschwindig-keits- und Richtungs-detektion	Aliasing	Darstellung von real nicht vorhandenen negativen Dopplerfrequenzen im PW- und im Farbdoppler durch Unterabtastung Im Dopplerspektrum erkennbar an abgeschnittenen Geschwindigkeitsspitzen, die als Gegenfluss dargestellt werden und im Farbdoppler an Farbumschlägen im Zentrum des Gefäßes; die Korrektur erfolgt durch richtige Einstellung der Geschwindigkeitsskala (Pulswiederholfrequenz) und ggf. durch Verschiebung der Nulllinie
	Farb-umschlag	Wechsel der Farbe von Rot über Schwarz nach Blau (oder umgekehrt) bei sektorförmigen Color-Boxen („curved arrays") und innerhalb waagerecht durch das Farbfenster laufender Gefäße; Ursache ist die stetige Änderung des Dopplerwinkels Tritt auch auf, wenn ein Gefäß innerhalb der Color-Box seine Richtung um mehr als 90° ändert
	Tiefen-zuord-nung	Mit zunehmender Messtiefe (Position des Doppler-Gate oder Länge der Color-Box) wird der Geschwindigkeitsmessbereich eingeschränkt, d. h. die maximal messbare Geschwindigkeit nimmt ab Ursache ist die Begrenzung der Pulswiederholfrequenz, da entsprechend dem Impuls-Echo-Prinzip für eine eindeutige Tiefenzuordnung der nächste Sendezyklus erst nach Eintreffen der letzten Echos aus der vorgesehenen Messtiefe gestartet werden kann. Das Produkt aus maximal messbarer Geschwindigkeit, maximaler Tiefe des Sample-Volumens und dem Dopplerwinkel ($\cos a$) ist konstant, wobei der Betrag dieser Konstanten indirekt proportional zur Sendefrequenz ist. Das bedeutet auch umgekehrt, dass sich bei Vergrößerung des Messbereichs für die Geschwindigkeit die maximal mögliche Messtiefe verringert
Farb-darstellung	„Color noise"	Bei falscher Einstellung (Farbverstärkung, Schwellwert, Farbvorrang) werden Verstärkerrauschen und Gewebebewegungen als Flussinformation interpretiert und innerhalb der Color-Box Bereiche ohne Blutfluss stochastisch mit Farbpixeln belegt
	„Color bleeding/ blooming"	Farbpixel werden über die Gefäßgrenzen hinaus dargestellt; Ursache ist die ungünstige Einstellung von Farbverstärkung und Schwellenwert Dieses Artefakt ist verstärkt auch in Zusammenhang mit Ultraschallkontrastmitteln zu beobachten
	„Smoot-hing"	Im Gefäßlumen ist eine unvollständige Belegung mit Farbpixeln zu beobachten („gaps", „drop-out"); Ursache ist, dass wegen einer zu gering gewählten Impulsanzahl pro Farblinie nicht für alle Farbpixel eine verwertbare Geschwindigkeitsinformation vorliegt. Eine Korrektur ist auch mit höherer Bildmittelung („persistence") möglich
Bewegung	„Clutter"	Gewebebewegungen relativ zum Schallkopf, wie z. B. Atembewegungen, Puls oder zu schnelle Bewegung des Schallkopfes („flash"), werden als Blutfluss interpretiert und im Dopplerspektrum bzw. in der Color-Box dargestellt. Die hohen Amplituden der ebenfalls um die Dopplerfrequenz verschobenen Gewebeechos können durch adaptive Filterung („flash filter") nicht komplett eliminiert werden
	„Twink-ling"-Artefakt	Auftreten von Farbpixeln mit wechselnden Farben im Schallschatten hinter kleineren Steinen oder Kalzifikationen. Eine Erklärungen für dieses Artefakt sind Echosignale von anhaftenden Mikroblasen [9]. In Frage kommen auch mehrfache Reflexionen an der irregulären Oberfläche und innerhalb des Steins [10], die Echosignale mit wechselnder Phasenlage erzeugen. Das Artefakt („twinkling sign") wird auch im Power-Doppler und im Dopplerspektrum beobachtet und kann als Indikator für Steine genutzt werden

PW-Doppler „Pulse-wave"-Doppler.

„Vector velocity imaging" (VVI)

Die konventionellen Verfahren unterliegen der Einschränkung, dass nur Geschwindigkeiten in Richtung des Schallstrahls – also auf die Sonde zu oder von ihr weg – erfasst und farbkodiert dargestellt werden können. In vielen Fällen interessieren im Blutfluss auftretende Wirbel im Bereich von Klappen, Bifurkationen oder Einengungen, die mit den oben beschrieben Dopplerverfahren nicht erfasst werden können [12]. Werden aber Geschwindigkeitskomponenten in verschiedenen Richtungen (≥ 2) gleichzeitig erfasst, können die tatsächliche Geschwindigkeit und Richtung rekonstruiert werden [entsprechende Verfahren in der Bildgebung mit synthetischer Apertur („synthetic aperture imaging", SAI) oder der Verfolgung von „speckles" in Bildsequenzen mit ausreichend hoher Bildfrequenz (**„speckle tracking"**; [13])]. In der Echokardiographie ist das Verfahren zur Quantifizierung der Myokardbewegung bereits in der Anwendung.

Bei konventionellen Verfahren können nur Geschwindigkeiten in Richtung des Schallstrahls erfasst und farbkodiert dargestellt werden

„Ultrafast"-Doppler

Bildgebungsverfahren mit hohen Bildraten („fast imaging") treiben nicht nur die Entwicklung bei der Ultraschallelastographie ["ARFI („acoustic radiation force impulse') imaging and quantification", „shear wave elastography"] voran, sondern eröffnen auch neue Möglichkeiten in der Dopplersonographie. Neben dem VVI sind auch die kontinuierliche und gleichzeitige Erfassung und Analyse von Dopplerspektren an mehreren Positionen im dargestellten Gefäßverlauf gemeinsam mit dem Farbdoppler von Interesse. Die über wenige Herzzyklen in der Color-Box mit Bildfrequenzen im kHz-Bereich erfassten hochfrequenten Echodaten beinhalten alle Informationen, die zur Darstellung eines Farbdopplerbildes (wenige Echosequenzen mit hoher Pulsfolgefrequenz für alle Scan-Linien) und eines Dopplerspektrums (viele Echosequenzen mit hoher Pulsfolgefrequenz für eine Scan-Line) erforderlich sind. In der Praxis wird zunächst eine kurze Farbdopplersequenz aufgenommen, und nachträglich kann das Dopplerspektrum für mehrere Stellen im dargestellten Lumen berechnet und vergleichend dargestellt werden [14].

Fazit für die Praxis

- In der Praxis beginnt eine dopplersonographische Untersuchung fast immer mit einer Untersuchung im B-Bild. Erst wenn das Gefäß, um das es geht, in einer guten Qualität im B-Bild erfasst ist, kann man mit ausreichenden und verlässlichen Signalen in der Farbdoppler- bzw. in der Spektraldopplersonographie rechnen.
- Sinngemäß muss auch bei Gefäßen, die sehr klein und auf dem B-Bild selbst nicht erkennbar sind (z. B. Gefäße innerhalb des Nierenparenchyms) das bezogene Gewebe in bestmöglicher Qualität erfasst werden.
- In der Regel hält ein Ultraschallgerät verschiedene Programme je nach untersuchter Gefäßregion bereit, in denen Eindringtiefe, Sendefrequenzen, Pulsrepetitionsfrequenzen und auch sämtliche anderen Parameter abgestimmt sind.
- Wichtig ist eine Einstellung, in der zwischen Einschallrichtung und Gefäßverlauf ein möglichst spitzer Winkel besteht. Bei Linearschallköpfen kann man sich dies durch ein „beam steering" erleichtern, bei Sektor- und Konvexschallköpfen ist das nicht möglich.
- Verfolgt man ein größeres Gefäß im Verlauf, kann man bereits anhand der Farben und einer eventuellen Einengung des Lumens Stenosen und hierdurch verursachte Flussbeschleunigungen oder Turbulenzen detektieren. Diese lassen sich durch eine anschließende Spektraldopplersonographie verifizieren, indem man das Messvolumen im Gefäß platziert (etwa das innere Drittel des Lumens erfassen). Die Spektraldopplerkurve muss ggf. korrigiert werden, indem man die Skala und die Nulllinie entsprechend anpasst.
- Bei den gepulsten Dopplerverfahren (PW-Doppler), aber auch bei der farbkodierten Flussdarstellung, arbeiten die Geräte mit höheren Ausgangsintensitäten im Vergleich zum konventionellen B-Bild [15]. Durch Absorption der Ultraschallwellen erhöht sich damit auch die Temperatur im umgebenden Gewebe; entsprechend werden höhere Werte des thermischen Index (TI) angezeigt [16, 17]. Dopplersuntersuchungen sollten deshalb in möglichst kurzer Zeit abgeschlossen und bei einem vertretbar niedrigen Ausgangspegel (Sendeleistung) durchgeführt werden (ALARA-Prinzip; [18]). Weitere Informationen sind in den Statements, Guidelines und Tutorials der wissenschaftlichen Fachgesellschaften zu finden [19].
- Zur weiteren Vervollständigung des Grundlagenwissens kann auf eine Vielzahl von Publikationen zur Physik und Technik der Dopplersonographie in verschiedenem Umfang und verschiedener Tiefe zurückgegriffen werden [3, 11, 20, 21, 22, 23, 24, 25, 26].

Korrespondenzadresse

Prof. Dr. K.-V. Jenderka
Physik, Sensorik und Ultraschalltechnik, Hochschule Merseburg, FB INW
Eberhard-Leibnitz-Str. 2, 06217 Merseburg
klaus.jenderka@hs-merseburg.de

Einhaltung ethischer Richtlinien

Interessenkonflikt. K.-V. Jenderka und S. Delorme geben an, dass kein Interessenkonflikt besteht.

Dieser Beitrag beinhaltet keine Studien an Menschen oder Tieren.

Literatur

1. Heynemann H, Jenderka KV (2012) Von der Ultraschallwelle zum Ultraschallbild. In: Hoffmann R, Hegele A, Honacker A (Hrsg) Ultraschall in der Urologie. Springer, Berlin Heidelberg New York, S 5–17
2. Jenderka KV (2013) Ausbreitung von Ultraschall im Gewebe und Verfahren der Ultraschallbildgebung. Radiologe 53:1137–1150
3. Jensen JA (1996) Estimation of blood velocities using ultrasound: a signal processing approach. Cambridge University Press, Cambridge
4. Pourcelot L (1974) Applications cliniques de l'examen Doppler transcutane. JNSERM (Paris) 34:213–240
5. Gosling RG, King DH (1974) Arterial assessment by Doppler-shift ultrasound. Proc Roy Soc Med 67:447–449
6. Kasai C, Namekawa K, Koyano A, Omoto R (1985) Real-time two-dimensional blood flow imaging using an autocorrelation technique. IEEE Trans Son Ultrason 32:458–463
7. Jenderka KV (2009) Technische Grundlagen. In: Tuma JJ, Trinkler F (Hrsg) Sonographische Differenzialdiagnose: Krankheiten des Urogenitalsystems. Systematischer Atlas. Deutscher Ärzte-Verlag, Köln, S 1–25
8. Millner R, Jenderka KV (2010) Physik und Technik der Ultraschallanwendung in der Medizin. Studienbrief MPT0015, Technische Universität Kaiserslautern
9. Lu W, Sapozhnikov OA, Bailey MR et al (2013) Evidence for trapped surface bubbles as the cause for the twinkling artifact in ultrasound imaging. Ultrasound Med Biol 39:1026–1038
10. Rahmouni A, Bargoin R, Herment A et al (1996) Color Doppler twinkling artifact in hyperechoic regions. Radiology 199:269–271
11. Hoskins PR, Martin K, Thrush A (2010) Diagnostic ultrasound: physics and equipment, 2nd ed. Cambridge University Press, Cambridge
12. Hansen KL, Udesen J, Gran F et al (2009) In-vivo examples of complex flow patterns with a fast vector velocity method. Ultraschall Med 30:471–476
13. Jensen JA, Nikolov SI, Udesen J, Munk P (2011) Recent advances in blood flow vector velocity imaging. 2011 IEEE International Ultrasonics Symposium (IUS), S 262–271
14. Bercoff J, Montaldo G, Loupas T et al (2011) Ultrafast compound Doppler imaging: providing full blood flow characterization. IEEE Trans Ultrason Ferroelectr Freq Control 58:134–147
15. Martin K (2010) The acoustic safety of new ultrasound technologies. Ultrasound 18:110–118
16. Koch C (2001) Thermische Wirkungen von Ultraschall. Ultraschall Med 22:146–152
17. European Committee for Ultrasound Radiation Safety (2011) EFSUMB tutorial paper: thermal and mechanical indices (update 2011). http://www.efsumb.org
18. ECMUS (European Committee of Medical Ultrasound Safety) Safety Committee (1995) Guidelines for the safe use of Doppler ultrasound for clinical applications. http://efsumb.org/guidelines/safe-use-doppler-clinical.pdf
19. ECMUS The Safety Committee of EFSUMB (2001) Tutorial: Doppler ultrasound devices – safety aspects (update 2011). http://www.efsumb.org
20. Wolf KJ, Fobbe F (Hrsg) (1993) Farbkodierte Duplexsonographie. Thieme, Stuttgart
21. Kollmann C (2004) Basic principles and physics of Duplex and color Doppler imaging. In: Baert AL, Mostbeck GH (eds) Duplex and color Doppler imaging of the venous system, medical radiology. Springer, Berlin Heidelberg New York
22. Widder B, Görtler M (2004) Doppler- und Duplexsonographie der hirnversorgenden Arterien, 6. Aufl. Springer, Berlin Heidelberg New York
23. Hill CR, Bamber JC, ter Haar GR (eds) (2004) Physical principles of medical ultrasonics, 2nd ed. Wiley, Chichester
24. Kremkau FW (2006) Diagnostic ultrasound: principles and instruments, 7th ed. Elsevier Saunders, St. Louis
25. Delorme S, Debus J, Jenderka KV (2012) Duale Reihe – Sonographie, 3. Aufl. Thieme, Stuttgart
26. Szabo TL (2013) Diagnostic ultrasound imaging: inside out, 2nd ed. Elsevier Academic Press, Burlington

Radiologe 2015 · 55:701–720
DOI 10.1007/s00117-015-2868-y
Online publiziert: 19. August 2015
© Springer-Verlag Berlin Heidelberg 2015

Redaktion
S. Delorme, Heidelberg (Leitung)
P. Reimer, Karlsruhe
W. Reith, Homburg/Saar
C. Schäfer-Prokop, Amersfoort
C. Schüller-Weidekamm, Wien
M. Uhl, Freiburg

W. Reith · U. Yilmaz
Klinik für Diagnostische und Interventionelle Neuroradiologie,
Universitätsklinikum des Saarlandes , Homburg/Saar

Orbita

Teil 1: Anatomie, bildgebende Verfahren und retrobulbäre Läsionen

Zusammenfassung

Ziel dieses zweiteiligen Übersichtsartikels über Erkrankungen der Orbita ist es, dem Leser einen Einblick in die anatomischen Strukturen und eine Übersicht über die wichtigsten Erkrankungen im Bereich der Augenhöhle zu geben. Dabei liegt ein Schwerpunkt auch auf der Beschreibung der bildgebenden diagnostischen Verfahren und ihrer jeweiligen Vor- und Nachteile. Die wichtigsten Tumoren, Traumata und degenerative Veränderungen der Orbita werden ebenfalls beschrieben.

Schlüsselwörter

Augenhöhle · Bildgebende Diagnostik · Anatomie · Läsionen · Tumoren

Lernziele

Nach Absolvieren dieser Fortbildungseinheit haben Sie Kenntnisse über...
— **die anatomischen Strukturen im Bereich der Orbita.**
— **die Gefäßversorgung in der Augenhöhle.**
— **vaskuläre Erkrankungen der Orbita wie z. B. Sinus-cavernosus-Fistel.**
— **Tumoren, Verletzungen und degenerative Veränderungen im Bereich der Augenhöhle.**
— **die verschiedenen im Bereich der Orbita anwendbaren bildgebenden Verfahren und ihre Vor- und Nachteile.**

Anatomie

Die Orbita hat eine Trichterform

Die Orbita hat eine Trichterform (◘ **Abb. 1**). Das Dach besteht im vorderen Abschnitt aus dem Os frontale und im hinteren Abschnitt aus dem kleinen Keilbeinflügel. Die laterale Wand der Orbita setzt sich aus dem Os zygomaticum im vorderen und dem großen Flügel des Os sphenoidale im hinteren Abschnitt zusammen. Der Orbitaboden besteht vor allem aus dem orbitalen Anteil des Os maxillare. Die ventrolateralen Abschnitte werden durch Anteile des Os zygomaticum geformt, im hinteren Abschnitt sind noch Anteile des Pars palatinum beteiligt. Die Knochen der medialen Wand der Orbita bestehen im vorderen Abschnitt aus dem Os lacrimale, der Lamina papyracea, bestehend aus dem Os ethmoidale und im hinteren Abschnitt aus Anteilen des Os sphenoidale. Die Orbita ist im oberen Abschnitt durch die vordere Schädelgrube begrenzt, nach medial durch den Sinus ethmoidalis, nach hinten durch die mittlere Schädelgrube, nach unten durch den Sinus maxillaris und lateral durch das Os temporale.

Bulbus

Der Bulbus besteht aus 3 Lagen: Sklera, Uvea und Retina

Der Bulbus hat einen Durchmesser von etwa 2,5 cm und besteht aus 3 Lagen: Sklera, Uvea und Retina (◘ **Abb. 2**). Die äußerste Schicht ist die Sklera, die aus einem kollagenelastischen Gewebe besteht. Die Konjunktiva, eine klare muköse Membran, bedeckt die Sklera in ihrem vorderen Abschnitt und geht in die Kornea über. Die Uvea besteht aus einer vaskularisierten pigmentierten Schicht, die sich aus der Choroidea, dem Ziliarkörper und der Iris zusammensetzt. Die innerste Schicht des Bulbus ist die Retina, die in den Nervus opticus übergeht. Sie kann weiter unterteilt werden in eine innere sensorische Schicht, die die Photorezeptoren, die Ganglienzellen und neurogliale Elemente trägt, sowie die äußere Schicht, bestehend aus einem pigmentierten Epithel, welches der Basalmembran der Choroidea (Bruch-Membran) anliegt.

Das anteriore Segment des Bulbus ist durch die Iris in eine vordere und eine hintere Kammer unterteilt. Die Linse besteht aus einem zentralen Anteil, dem Nukleus, und einer peripheren Komponente, dem Kortex. Der Ziliarkörper liegt zwischen der Iris und der Choroidea und enthält Muskeln, die die Linse durch Ligamente aufspannen. Hinter der Linse befindet sich der hintere Augen-

Orbit · Part 1: anatomy, imaging procedures and retrobulbar lesions

Abstract

The aim of this 2-part review article on diseases of the orbit is to give the reader an insight into the anatomical structure and an overview of the most important diseases in the area of the eye socket. The main focus is on a description of the imaging procedures and their individual advantages and disadvantages. The most important tumors, trauma and degenerative alterations of the orbit are also described.

Keywords

Orbit · Diagnostic imaging · Anatomy · Lesions · Neoplasms

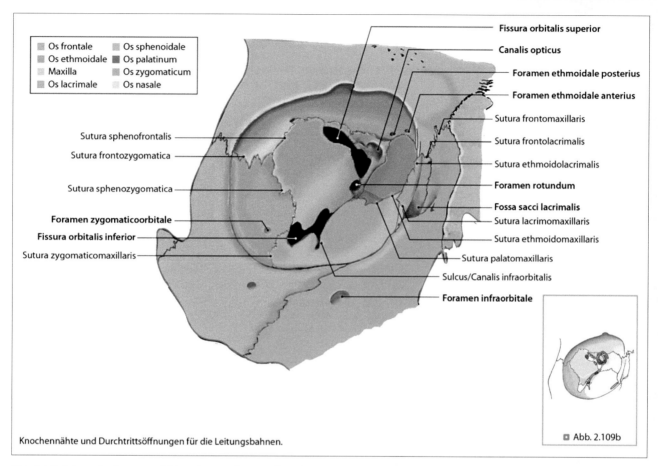

Fissura orbitalis superior
Canalis opticus
Foramen ethmoidale posterius
Foramen ethmoidale anterius
Sutura frontomaxillaris
Sutura frontolacrimalis
Sutura ethmoidolacrimalis
Foramen rotundum
Fossa sacci lacrimalis
Sutura lacrimomaxillaris
Sutura ethmoidomaxillaris
Sutura palatomaxillaris
Sulcus/Canalis infraorbitalis
Foramen infraorbitale

Os frontale   Os sphenoidale
Os ethmoidale   Os palatinum
Maxilla   Os zygomaticum
Os lacrimale   Os nasale

Sutura sphenofrontalis
Sutura frontozygomatica
Sutura sphenozygomatica
Foramen zygomaticoorbitale
Fissura orbitalis inferior
Sutura zygomaticomaxillaris

Knochennähte und Durchtrittsöffnungen für die Leitungsbahnen.

◘ Abb. 2.109b

Abb. 1 ▲ Knöcherne Strukturen der Orbita, schematische Darstellung der knöchernen Strukturen von frontal: mediale Wand, bestehend aus Os lacrimalis, ethmoidalis (Lamina papyracea) und kleinem Flügel des Os sphenoidale; Orbitadach, gebildet von der orbitalen Platte des Os frontale im vorderen und dem kleinen Flügel des Os sphenoidale im hinteren Abschnitt; laterale Wand der Orbita, bestehend aus dem Os zygomaticum im vorderen und großen Keilbeinflügel im hinteren Anteil. Der Orbitaboden besteht weitgehend aus der orbitalen Platte des Os maxillare, im anterior-lateralen Abschnitt sind auch Abschnitte des Os zygomaticum zu erkennen, während das Os palatinum am hintersten Abschnitt des Orbitabodens beteiligt ist. Die Fissura orbitalis superior und der Canalis Nervus opticus sind gekennzeichnet. (Aus [1])

abschnitt, der mit einer gallertartigen Flüssigkeit gefüllt ist. Der Raum zwischen der Basis des Glaskörpers und der sensorischen Retina wird als hyaloidaler Raum bezeichnet, der Raum zwischen den Schichten der Retina (sensorische Retina und retinale Pigmentschicht) ist der subretinale Raum, zwischen Choroidea und Sklera liegt der subchoroidale Raum.

Komplette retinale Anhaftungen stellen sich V-förmig dar, mit einer Anhaftung in der Nähe des N. opticus. Choroidale Verklebungen erreichen normalerweise nicht den Eintrittsbereich des N. opticus; sie können über den vorderen Rand der Ora serrata des Ziliarkörpers hinausreichen.

Der Subtenonraum ist zwischen der Sklera und der fibrösen Membran (Tenon-Kapsel) lokalisiert. Blutungen in diesen Raum, z. B. durch ein Trauma verursacht, zeigen eine rundliche Struktur. Blutungen in der vorderen Augenkammer (sog. Hyphämien) können in den unterschiedlichen Kompartimenten der vorderen und hinteren Kammer vorkommen.

Foramina

◘ **Tab. 1** gibt eine Übersicht über die orbitalen Foramina und die darin enthaltenen Strukturen.

Extraokuläre Muskeln

◘ **Abb. 3** zeigt in einem koronaren Schnitt die Orbita und die extraokulären Muskeln.

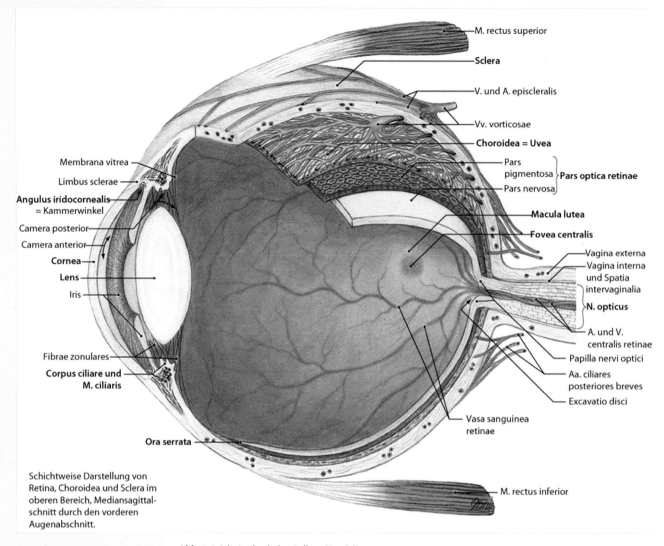

Schichtweise Darstellung von Retina, Choroidea und Sclera im oberen Bereich, Mediansagittalschnitt durch den vorderen Augenabschnitt.

Abb. 2 ▲ Schnitt durch den Bulbus. (Aus [1])

Nervus opticus

Der N. opticus gehört zum Gehirn und sollte deshalb besser als Fasciculus opticus bezeichnet werden

Der etwa 40 mm lange N. opticus gehört zum Gehirn und sollte deshalb besser als Fasciculus opticus bezeichnet werden. Der N. opticus wird von Hirnhäuten umscheidet. Topographisch werden am N. opticus 4 Abschnitte unterschieden: Er beginnt mit einem kurzen Abschnitt von etwa 2 mm Länge, der aus den marklosen Fasern des Stratum neurofibrarum besteht. Die 2,5–3 cm lange Pars orbitalis reicht von seiner Austrittstelle aus dem Bulbus bis zum Canalis opticus. Die etwa 5 mm lange Pars canalicularis durchläuft den Canalis opticus oberhalb und medial von der A. ophthalmica. Sie setzt sich in die Pars intracanalicularis mit einer Länge von etwa 13 mm fort, die, nur noch von Pia mater umschieden, in der Cisterna chiasmatis nach hinten zieht. ◘ **Abb. 4** stellt den N. opticus in seinem, intrabulbären, intraorbitalen, kanalikuären und intrakraniellen Verlauf bis zum Chiasma opticum dar.

Vaskuläre Strukturen

◘ **Abb. 5** zeigt die Gefäßversorgung der Orbita und ◘ **Tab. 2** die Anastomosen zwischen A. carotis interna und A. carotis externa.

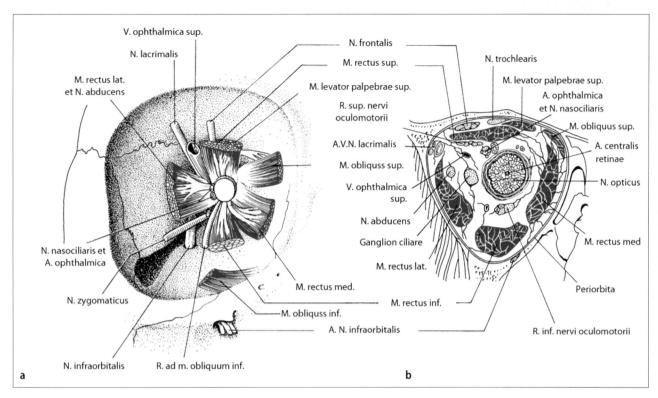

Abb. 3 ▲ Koronarschnitt durch die Orbita. (Aus [2])

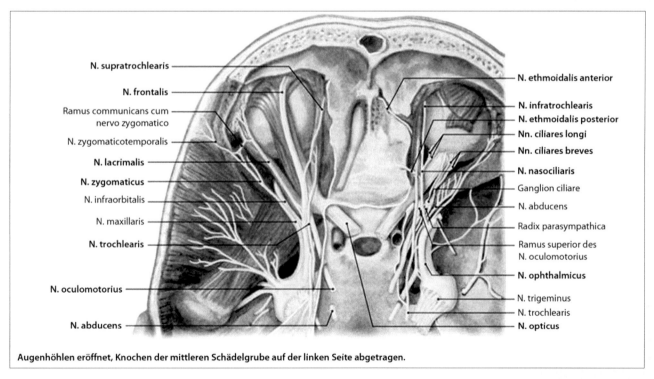

Augenhöhlen eröffnet, Knochen der mittleren Schädelgrube auf der linken Seite abgetragen.

Abb. 4 ▲ Dargestellt ist der N. opticus in seinem intrabulbären, intraorbitalen, kanalikuären und intrakraniellen
Verlauf bis zum Chiasma opticum. (Aus [1])

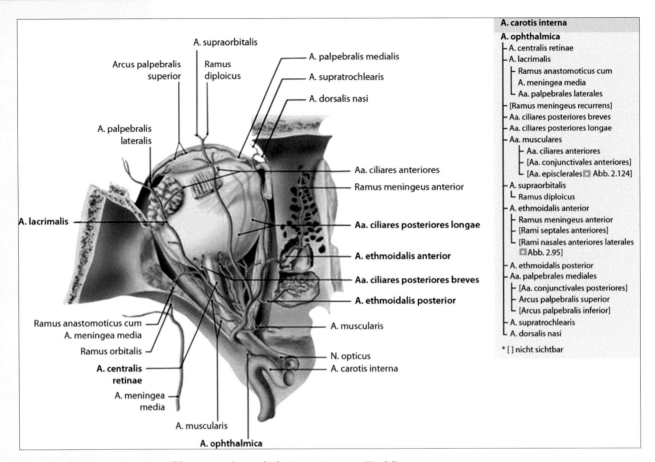

Abb. 5 ▲ Laterale Ansicht der A. carotis externa. (Aus [1])

Tränendrüsensystem

Die ableitenden Tränenwege lassen sich anatomisch und funktionell in einen membranösen und einen knöchernen Anteil gliedern

Die ableitenden Tränenwege lassen sich anatomisch und funktionell in einen membranösen und einen knöchernen Anteil gliedern (❒ **Abb. 6, 7**). Die membranösen Strukturen umfassen die Canaliculi und den ventralen Anteil des Saccus lacrimalis. Durch die in die Wand einstrahlende Muskulatur ist es ein aktiver Transport der Tränenflüssigkeit (Tränenpumpe). Die Tränenröhrchen beginnen am oberen bzw. am unteren Tränenpünktchen. Die Röhrchen verlaufen zunächst etwa 2 mm senkrecht zur Lidkante und biegen dann knieartig in den horizontalen Schenkel um und vereinigen sich vor dem Eintritt in den Tränensack zu einem 2 mm langen Canaliculus communis. Der Tränensack wird von der knöchernen Fossa sacci lacrimalis umfasst und ist vollständig von Periost umgeben. Seine Gesamtlänge beträgt rund 15 mm, seinen Breite etwa 6 mm. Nach kaudal geht er in den ebenfalls periostumkleideten Ductus nasolacrimalis, vollständig vom Knochen umschlossen, über. Die Gesamtlänge des Ductus beträgt zwischen 10 und 24 mm. Er tritt, von der Hasner-Klappe ventilartig verschlossen, in den unteren Nasengang ein.

Sehbahn

Die beiden Nn. optici vereinigen sich zum **Chiasma opticum**, das auf dem Diaphragma sellae liegt und eine topographische Beziehung zum Infundibulum, zur A. carotis interna und zum Tuber cinereum hat. Im Chiasma kreuzen die Fasern der nasalen Retinahälften zur Gegenseite, die Fasern aus der temporalen Hälfte bleiben ungekreuzt. Aus dem Chiasma opticum geht jederseits der Tractus opticus hervor, der die ungekreuzten Fasern der temporalen Netzhauthälfte des homolateralen Auges und die gekreuzten Fasern der nasalen Hälfte des kontralateralen Auges führt.

Läsionen des N. opticus peripher vom Chiasma führen zu einer vollständigen Erblindung (Amaurose) des einen Auges. Trifft die Schädigung den Tractus opticus, entsteht eine homonyme Hemianopsie mit Ausfall beider rechter oder linker Gesichtsfeldhälften. Läsionen der zentralen Anteile des

Tab. 1	Orbitale Foramina
Canalis N. opticus	N. opticus, sympathische Fasern, A. ophthalmica
Fissura orbitalis superior	N. oculomotorius (N III), N. abducens (N VI), N. ophthalmicus (N V₁), N. trochlearis (N IV), V. ophthalmica superior, sympathische Fasern, orbitaler Ast der A. meningea media
Fissura orbitalis inferior	N V2 (N. maxillaris), A. und V. infraorbitalis, V. ophthalmica inferior

Tab. 2	Anastomosen der A. carotis externa mit der A. ophthalmica (A. carotis interna)
Äste der A. temporalis superficialis: A. supratrochlearis, A. supraorbitalis, A. palpebrae interna
Äste der A. maxillaris: A. temporalis anterior, A. meningea media (anteriorer Ast), A. infraorbitalis, A. sphenopalatina
Äste der A. facialis: A. angularis, A. nasalis lateralis

Chiasma opticum, wie dies bei Tumoren der Hypophyse der Fall sein kann, haben infolge der Zerstörung aller kreuzender Fasern den Ausfall beider temporaler Gesichtsfeldhälften (bitemporale Hemianopsie) zur Folge (◻ **Abb. 8**). Wird nur der laterale Anteil des Chiasma opticums unter Schonung des zentralen zerstört, resultiert infolge des Ausfalls der ungekreuzten Fasern eine rechts- oder linksseitige nasale Hemianopsie. Zerstörung einer Hälfte des Chiasmas erzeugt Blindheit auf dem gleichseitigen mit temporaler Hemianopise auf dem anderen Auge.

Der Tractus opticus verläuft zwischen der Substantia perforata rostralis und dem Tuber cinereum nach hinten lateral, er windet sich um das Crus cerebri herum nach dorsal und teilt sich in Nähe des Corpus geniculatum laterale in eine mediale und eine laterale Wurzel. Die Area 17 (Area striata) ist der primäre visuelle Kortex. Dieses Areal findet sich auf der medialen Hemisphärenseite und grenzt an den Sulcus calcarinus. Die Area 17 ist die Stelle der kortikalen Repräsentation des Gesichtsfeldes. Ist nur der Okzipitalpol betroffen, entsteht ein zentrales Skotom. Auch andersartige Läsionen der Sehstrahlung führen zu ganz charakteristischen Ausfällen.

Die Area 17 ist der primäre visuelle Kortex

Bildgebende Verfahren

Die Bildgebung der Orbita hat sich durch die Einführung der Magnetresonanztomographie (MRT) entscheidend verändert. Obwohl die Computertomographie (CT) exzellente Einblicke in die pathologischen Prozesse erlaubt, die das Auge und den Retrobulbärraum betreffen, hat die MRT doch einige Vorteile:

Die Bildgebung der Orbita hat sich durch die Einführung der MRT entscheidend verändert

- multiplanare Aufnahmetechnik;
- keine Artefakte durch Zahnfüllungen;
- keine Aufhärtungsartefakte durch umgebende Knochenstrukturen, insbesondere im Bereich des Optikuskanals;
- exzellente anatomische Auflösung des N. opticus und der Orbitaspitze;
- Möglichkeit der Gefäßdarstellung;
- Darstellung unterschiedlicher Blutabbauprodukte;
- Möglichkeit, melaninhaltige Läsionen nachzuweisen.

Der Vorteil der CT liegt in der kürzeren Untersuchungszeit, insbesondere bei den neuen Multislice-CT-Geräten mit multiplanarer Rekonstruktion. Insbesondere unruhige und nichtkooperative Patienten können mit der CT besser als mit der MRT untersucht und überwacht werden. Die CT ist nach wie vor die Methode der Wahl bei traumatischen Verletzungen mit Orbitabeteiligung. Frakturen sind in der Regel mit der CT leichter und besser darzustellen als mit der MRT. Auch intraorbitale und intraokuläre Fremdkörper sind mit der CT gut nachweisbar, insbesondere metalldichte Fremdkörper. Ein entscheidender Vorteil der CT ist die Darstellung auch kleinster Verkalkungsstrukturen; dies ist insbesondere bei der Diagnose des Retinoblastoms oft entscheidend, wo Kalzifikationen im Tumor oft wegweisend sind. Die MRT ist hervorragend geeignet, Tumoren im Bereich der Nasennebenhöhlen mit orbitaler Beteiligung bzw. Infiltrationen und intraorbitale Ausdehnungen nachzuweisen. Auch eine Unterscheidung zwischen entzündlichen und tumorösen Veränderungen ist oft mit der MRT möglich. Mit der Ultraschalldiagnostik lassen sich die Intaktheit des Bulbus nachweisen sowie kleinere Fremdkörper im Bulbus detektieren. Auch die Darstellung einer retinalen Ablösung ist im Ultraschall möglich. Daneben können mithilfe des Dopplers auch die Gefäße der Orbita, insbesondere z. B. bei Fisteln bzw. gefäßreichen Tumoren, untersucht werden.

Der Vorteil der CT liegt in der kürzeren Untersuchungszeit

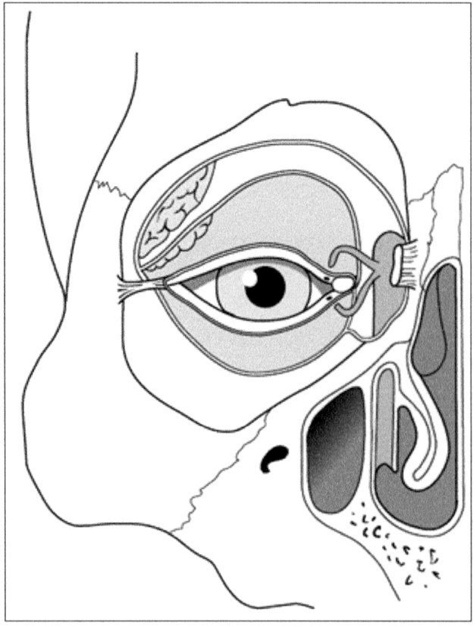

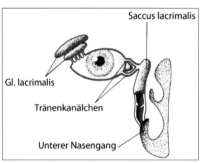

Abb. 6 ▲ Schemazeichnung des Tränenweg-
systems: Über zwei Öffnungen am medialen
Augenwinkel drainiert die Tränenflüssigkeit in
den Canalicus superior und inferior in den Saccus lacrimalis über den Sinus von Maier (+). Der
Saccus lacrimalis liegt in der medialen unteren Wand der Orbita. Von hier erfolgt die Drainage über die Krause-Klappe in den Ductus nasolacrimalis und durch die Hasner-Klappe in
die Nasenhöhle, unterhalb der inferioren Tu-
be. (Aus [3])

Abb. 7 ▲ Schemazeichnung der Tränenwege.
(Aus [2])

**Vor einer MRT-Untersuchung
sollte jeder Patient befragt werden,
ob ein intraokulärer metallener
Fremdkörper bekannt ist**

Eine CT-Untersuchung in axialer und koronarer
Schichtung durch die Orbita resultiert in einer Strahlendosis der Linse von 50 mG, überlappende Schichtungen
erhöhen die Strahlendosis weiter. Trotzdem ist die CT
eine exzellente Methode, um intraorbitale und intraokuläre Fremdkörper nachzuweisen. Dabei liegt die Auflö-
sefähigkeit von intraokulären metallenen Fremdkörpern
bei etwa 0,06 mm^3 und bei 1,8 mm^3 für Glas. In der Regel
sollte eine Spiral-CT dünnschichtig, unter Umständen mit
reduziertem mAs-Produkt durchgeführt werden. Fremdkörper aus Holz entgehen oft dem Nachweis in der MRT,
da Holz von seiner Dichte und von seinem Wassergehalt
her unter Umständen ähnlich wie der Bulbus erscheinen
kann (◘ **Abb. 9**). Besteht der Verdacht auf einen Fremdkörper als Holz, sollte bei fehlendem Nachweis in der CT
eine MRT bzw. eine Ultraschalluntersuchung durchgeführt werden. Um die regionale Auflösung im MRT noch
weiter zu verbessern, können Oberflächenspulen verwendet werden. T1-gewichtete Sequenzen ergeben eine
exzellente Darstellung der anatomischen Details. Hochaufgelöste dünnschichtige T2-gewichtete Sequenzen, z. B.
in Turbo-Spin-Echo-Technik, stellen den N. opticus und
intrinsische Läsionen wie z. B. eine Optikusneuritis dar.
Meist gelingt eine Differenzierung der Nervenscheide
vom N. opticus aufgrund der flüssigkeitsgefüllten Räume
zwischen Nerv und Nervenscheide. Grundsätzlich sollte jeder Patient, der mit der MRT untersucht wird, befragt werden, ob ein intraokulärer metallener Fremdkörper bekannt ist, da es durch diese Fremdkörper zu Schä-
digungen kommen kann. Es können okuläre Einblutungen auftreten, auch selbst Erblindungen sind durch me-
tallene Fremdkörper in der MRT beschrieben. Eine rou-
tinemäßige Übersichtsaufnahme zur Auffindung intra-
orbitaler metallener Fremdkörper wird in der Regel nicht
empfohlen. Besteht der Verdacht auf einen intraorbitalen
Fremdkörper, sollte eine Röntgenübersicht in zwei Ebenen durchgeführt werden. In diesen Fällen muss auf eine
CT-Untersuchung ausgewichen werden.

Artefakte

In der MRT-Diagnostik der Orbita können zahlreiche Artefakte auftreten, die man kennen sollte. Bewegungen des Bulbus sind ein Problem und können erhebliche Bildverschiebungen verursachen. Die
Bulbusbewegungen können durch schnelle Sequenzen und kurze Untersuchungsdauer minimiert
werden. Die Phasenkodierachse ist die sensitivste Richtung für Bewegungen, die Artefakte können
als **„blurring"**, **„ghosting"** („aliasing") und/oder als Mehrfachregistrierungen auftreten. Durch die
Bewegungsartefakte kann die diagnostische Sicherheit z. T. erheblich eingeschränkt werden. Um die
Bewegungen zu minimieren, sollte der Patient einen festen Punkt in der MRT fixieren. Zusätzlich
kann die Phasenkodierrichtung von links nach rechts in axialen Schichten gewechselt werden, um
ein Ghosting über den hinteren Augenabschnitten zu vermeiden.

Die **„Midline-shift"-Artefakte** resultieren aus der Tatsache, dass Fett- und Wasserprotonen unterschiedliche Larmour-Frequenzen aufweisen. Die Larmour-Frequenz muss uniform über die gesamte
Schichtselektion sein, um eine korrekte Ortswiedergabe zu erhalten. Aufgrund der leichten Differenz in
der Larmour-Frequenz kommt es zu einer Missregistrierung von Fett- und Wasserprotonen und somit
zu einer Ortsverschiebung. Dieser Effekt der Ortsverschiebung von Wasser- und Fettprotonen untereinander ist an den Grenzflächen zwischen orbitalem Fett und Weichteilgewebe besonders zu beobach-

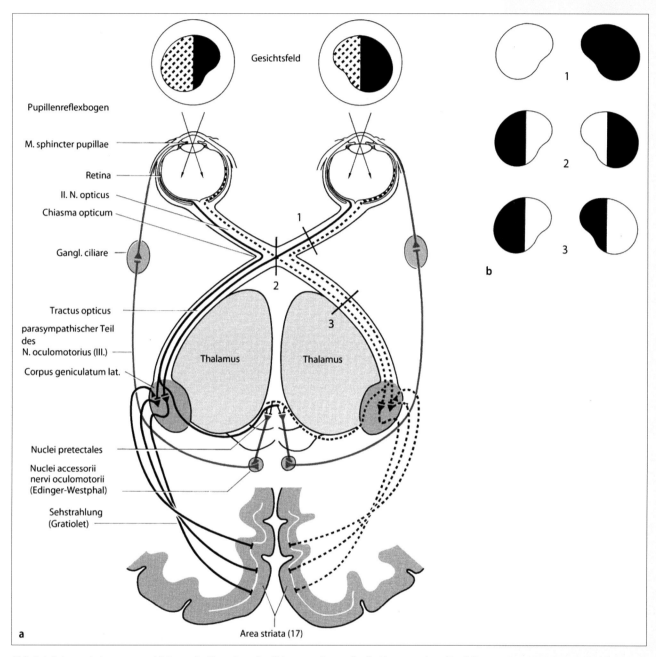

Gesichtsfeld

Pupillenreflexbogen

M. sphincter pupillae

Retina

II. N. opticus

Chiasma opticum

Gangl. ciliare

Tractus opticus

parasympathischer Teil
des
N. oculomotorius (III.)

Corpus geniculatum lat.

Thalamus

Thalamus

Nuclei pretectales

Nuclei accessorii
nervi oculomotorii
(Edinger-Westphal)

Sehstrahlung
(Gratiolet)

Area striata (17)

a

b

Abb. 8 ▲ Folgeerscheinungen von Läsionen des N. opticus, des Chiasma opticum oder des Tractus opticus. (Aus [2])

ten. Silikon, welches für die Behandlung von retinalen Ablösungen verwendet wird, hat eine niedrigere Frequenz als Fett und Wasser. Fettunterdrückungen können diese Artefakte zum Teil eliminieren.

Make-up der Augen (Mascara) enthält Kobalt, welches zu suszeptibilitätsbedingten Artefakten führen kann. Dies resultiert in einem Signalverlust über den Augenlidern. Auch Tätowierungen im Sinne von Permanent-Make-up, vor allem der Augenbrauen, können ferromagnetische Bestandteile enthalten und zu entsprechenden Artefakten führen. Weiterhin können Zahnimplantate und Zahnprothesen zu ausgedehnten Auslöschungseffekten führen.

Aber auch in der CT kommt es aufgrund der Zahnplomben und Zahnimplantate bzw. -prothesen zu entsprechenden Aufhärtungsartefakten; z. T. können diese Artefakte durch entsprechende Angulierungen vermieden werden. Toxylimplantate der Orbita, die nach Enukleationen verwendet werden, stellen sich in der MRT in allen Sequenzen mit intermediärem Signal dar. Aufgrund des porösen Materials kann es zu einem unterschiedlichen Enhancement kommen. Dieses Enhancement wird auf eine Revaskularisierung des Implantats zurückgeführt. Noduläre oder infiltrative „enhancende" Areale um das Implantat sprechen für einen Rezidivtumor bzw. eine Entzündung. Intraokuläre Lin-

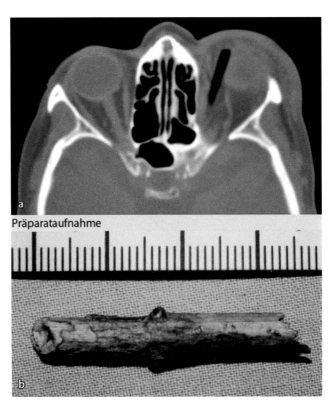

Präparataufnahme

Abb. 9 ◀ a Der Fremdkörper in der Orbita bei diesem 28-jährigen Patienten stellt sich am medialen Augenwinkel hypodens in der Computertomographie dar; es handelte sich um ein kleines Stück Holz (**b**)

senprothesen, wie sie bei Kataraktoperationen verwendet werden, können in der CT bzw. mit T2-gewichteten Sequenzen identifiziert werden. Dies ist insbesondere bei Orbitatraumen notwendig, um eine mögliche Linsenverschiebung nachzuweisen. Dislokationen der Linsen können bei unterschiedlichen Erkrankungen vorkommen (**◘ Tab. 3**).

Die Verwendung von Oberflächenspulen wird oftmals favorisiert, um eine bessere Detailauflösung zu erhalten. Es kann jedoch zu einem deutlichen Signalabfall in der Orbitaspitze und dahinter kommen, sodass der intrakanalikuläre und intrazerebrale Verlauf des N. opticus nicht mitabgebildet ist. Ist mit einer Beteiligung des Chiasmas bzw. der Sehbahn intrazerebral zu rechnen, müssen zusätzliche Aufnahmen mit der Kopfspule durchgeführt bzw. von vornherein damit vorgenommen werden.Da die Orbita vor allem retrobulbär sehr viel Fett enthält und damit eine hohe Intensität in den T1-w-Sequenzen und den Turbo-Fast-Spin-Echo-Sequenzen sowie eine niedrigere Signalintensität in den konventionellen T2-w-Sequenzen aufweist, sollte vor allem bei T1-w-Sequenzen nach Kontrastmittel KM)-Gabe eine Fettunterdrückung vorgenommen werden, um die T1-Verkürzung nach Gadoliniumgabe zu erkennen. Die Gadoliniumgabe ist insbesondere notwendig, um intrinsische Läsionen des N. opticus darzustellen. Die extraokulären Muskeln nehmen in der Regel deutlich stärker KM auf als die skeletalen Muskeln, da sie eine höhere Vaskularität und größere vaskuläre Räume aufweisen. Für differenzialdiagnostische Überlegungen ist es hilfreich, die orbitalen Erkrankungen in okuläre und retrobulbäre Kompartimente zu trennen. Der Retrobulbärraum kann zudem noch in intrakonale, konale und extrakonale Kompartimente aufgeteilt werden.

Die extraokulären Muskeln nehmen in der Regel deutlich stärker Kontrastmittel auf als die skeletalen Muskeln

Differenzialdiagnostisch ist es hilfreich, orbitale Erkrankungen in okuläre und retrobulbäre Kompartimente zu trennen

Okuläre Läsionen

Die CT ist in der Darstellung und Diagnose okulärer Läsionen eingeschränkt, da Retina, Choroidea und Sklera nicht aufgelöst werden können. Sie ist dagegen hervorragend geeignet, um okuläre Kalzifikationen nachzuweisen. **◘ Tab. 4** gibt einen Überblick über die möglichen Ursachen okulärer Kalzifikationen.

In der CT erscheint die Linse in der Regel aufgrund ihres hohen Proteingehalts hyperdens. In T1- und T2-gewichteten Sequenzen sind Verkalkungen in der Regel hypointens und verändern sich nicht bei Verlängerung der Echozeit. Unter bestimmten Umständen können Kalzifikationen jedoch hyperintens in den T1-gewichteten Sequenzen erscheinen. Dies trifft vor allem auf die in den Basalganglien zu erkennenden Verkalkungen zu. Schnell fließendes Blut kann in T1- und T2-gewichteten Sequen-

Tab. 3	Auftreten von Linsendislokationen
Linsendislokationen kommen gehäuft vor bei	
– Marfan-Syndrom	
– Homocystinurie	
– Ehlers-Danlos-Syndrom	
– GEMSS-Syndrom	
– Weill-Marchesani-Syndrom	
– Trauma	

GEMSS Glaukom, topische Linse („lens ectopia"), Microspherophakie, „stiffness", „shortness".

Tab. 4	Mögliche Ursachen okulärer Kalzifikationen
Degenerativ	
Katarakt	
Drusenpapillen	
Phtisis bulbi	
Retinaablösung	
Retrolentale Fibroplasie	
Senile Kalzifikation und Insertion der Muskelansätze am Bulbus	
Neoplasmen	
Astrozytäre Hamartome	
Neurofibromatose	
Tuberöse Sklerose	
Von-Hippel-Lindau-Syndrom	
Choroidales Osteom	
Retinoblastom	
Infektionen	
Zytomegalievirus	
Herpes simplex	
Rubella, Syphilis	
Toxoplasmose	
Tuberkulose	
Sonstige	
Hyperkalzämien	
Chronische Niereninsuffizienz	
Hypoparathyroidismus	
Hypervitaminatosis D	
Milch-Alkali-Syndrom	
Sarkoidose	

zen ebenfalls hypointens erscheinen. In den Gradientenechosequenzen jedoch stellt sich fließendes Blut in T1-gewichteten Sequenzen hyperintens dar. Ausnahmen hierzu sind turbulente Flüsse, Inplan-Flüsse und sehr langsam fließendes Blut. In den T2*-gewichteten Gradientenechosequenzen stellen sich Verkalkungen in der Regel hypointens dar. Diese Hypointensität ist jedoch nicht spezifisch für Kalzium und Blutabbauprodukte, wie z. B. Deoxyhämoglobin und Hämosiderin; intrazelluläres Methämoglobin und paramagnetische Materialien stellen sich ebenfalls hypointens dar.

Neoplasien

Die Mehrzahl der primären und metastasierenden okulären Neoplasmen befällt die Choroidea. Der Radiologe kann einen wesentlichen Beitrag zur Diagnose okulärer Neoplasmen und zur Erkennung anderer nichtneoplastischer Veränderungen leisten. Entscheidend ist eine episklerale Ausbreitung des Tumors oder ein Vorwachsen nach posterior entlang des Nervs. Es gibt bestimmte Umstände, in denen der Ophthalmologe einen begrenzten Blick in den Bulbus und auf die Retina hat, z. B. bei Katarakt- und/oder Korneaoperationen.

Die Mehrzahl der primären und metastasierenden okulären Neoplasmen befällt die Choroidea

Retrobulbäre Läsionen

Retrobulbäre Läsionen können unterteilt werden in intrakonale (◘ Tab. 5), konale und extrakonale Läsionen.

Eine Erweiterung des perioptischen Subarachnoidalraums ist in der MRT leicht nachweisbar und kann kongenital als Atrophie des N. opticus oder bei Situationen mit erhöhtem intrakraniellen Druck auftreten. Klinische Symptome sind Kopfschmerzen und transienter Visusverlust. In diesen Fällen kann ein Enhancement des N. opticus auftreten, wahrscheinlich verursacht durch eine Veränderung der Blut-Retina-Barriere bei erhöhtem intrakraniellen Druck.

Retrobulbäre Läsionen können unterteilt werden in intrakonale, konale und extrakonale Läsionen

Atrophie des Nervus opticus

Ursachen einer N.-opticus-Atrophie sind neben kongenitaler Hypoplasie ein Makroophthalmus, Kompressionen bei Hypophysentumoren oder Kraniopharyngeomen, Herpes Zoster, Multiple Sklerose, Trauma, Glaukom, ischämische Optikusneuropathie sowie toxische und metabolische Ursachen. Bei einer N.-opticus-Hypoplasie im Kindesalter muss an eine septooptische Dysplasie (De Morsier-Syndrom; ◘ Abb. 10) gedacht werden. Bei diesem Syndrom finden sich eine Visusreduktion, Hypothyreoidismus, Hypopituitarismus und ein Fehlen des Septum pellucidum.

Bei einer N.-opticus-Hypoplasie im Kindesalter muss an eine septooptische Dysplasie gedacht werden

Drusenpapillen

Drusen bestehen aus Mukoprotein, welches im vorderen Abschnitt des N. opticus in der Lamina cribrosa auftritt. Drusenpapillen (◘ Abb. 11) können familiär gehäuft auftreten und sind mit anderen Auffälligkeiten wie einer Retinitis pigmentosa vergesellschaftet. Sie können uni- und bilateral vorkommen und an der Eintrittsstelle des N. opticus im Bulbus auftreten. Die Inzidenz der Drusenpapillen ist mit 2% der Bevölkerung beschrieben.

Tab. 5	Intrakonale Läsionen
Lymphangiom	
Lymphom	
Hämatom	
Metastasen	
Läsionen des Nervus opticus: Gliom, Meningeom, Hämangioblastom	
Schwannom, Neuritis, Sarkoidose	
Pseudotumor orbitae	
Rhabdomyosarkom	
Schwannom	
Vaskuläre Läsionen: Kavernöses Hämangiom, Varixknoten	

Eine Optikusneuritis ist bei bis zu 87% der Patienten mit Multipler Sklerose als deren Erstmanifestation anzutreffen

Bildgebung

In der CT zeigen sich punktförmige Verkalkungen an der Eintrittsstelle des N. opticus. In der MRT können diese Verkalkungen oft dem Nachweis entgehen.

Neuritis nervi optici

Eine Neuritis des N. opticus (◻ **Abb. 12**) ist eine inflammatorische Läsion, welche sich klinisch mit Schmerzen, Visuseinschränkungen, abnormalem Farbensehen und differenten Pupillendefekten äußert. Eine Optikusneuritis ist in bis zu 87% der Fälle bei Patienten mit Multipler Sklerose (MS) als Erstmanifestation einer MS anzutreffen. Bei Patienten mit initialem Auftreten einer Optikusneuritis zeigen sich in bis zu 65% asymptomatische Veränderungen in der weißen Substanz im Hirnparenchym. Andere Erkrankungen, die mit einer Optikusneuritis einhergehen, sind Vaskulitis, Sarkoidose, systemischer Lupus erythematodes, Syphilis, Lyme-Erkrankung oder Borreliose, Viralinfektionen, Toxoplasmose, Tuberkulose sowie Chemotherapie (vor allem Cisplatin) und Radiatio.

Bildgebung

Eine Optikusneuritis stellt sich in den T2-gewichteten Sequenzen hyperintens dar. Häufig ist jedoch der signalangehobene N. opticus vom Subarachnoidalraum nicht eindeutig abzugrenzen. Hier können sog. STIR („short-tau inversion recovery")-Sequenzen hilfreich sein, bei denen der Liquor dunkel zur Darstellung kommt. Nach KM-Gabe sollten fettunterdrückte Sequenzen durchgeführt werden, um das hyperintense retrobulbäre Fettgewebe zu sättigen und das Kontrast-Enhancement besser darzustellen. Wichtig ist es auch, den intrakraniellen Abschnitt des N. opticus einschließlich Chiasma darzustellen.

Devic-Erkrankung

Die Devic-Erkrankung wurde früher als Subform der Multiplen Sklerose, heute dagegen als eigenständige Entität betrachtet

Die Devic-Erkrankung (Neuromyelitis optica) ist charakterisiert durch eine Demyelinisierung des N. opticus und des Chiasmas sowie durch eine spinale Beteiligung. Die Erkrankung galt früher als Subform der MS und wird heute als eigenständige Entität betrachtet. Typisch, aber nicht pathognomonisch sind Antikörper gegen Aquaporin 4 laborchemisch nachzuweisen.

Optikusgliom

Optikusgliome tendieren zum Wachstum während der Kindheit

Das Optikusgliom (◻ **Abb. 13**) ist ein juveniles pilozytisches Astrozytom (WHO-Grad I) und repräsentiert zwei Drittel aller primären Optikustumoren und 1,5–3% aller orbitalen Tumoren. Das mittlere Erscheinungsalter ist 8,5 Jahre, in 80% der Fälle tritt es vor dem 20. Lebensjahr auf. Optikusgliome tendieren zum Wachstum während der Kindheit, im jugendlichen Erwachsenenalter kommt es nur noch in knapp 40% der Fälle zu einer weiteren Progression. Neben asymptomatischen Fällen können klinisch Strabismus, Visusverlust und afferente Pupillendefekte auftreten. In 10–30% der Fälle ist ein Optikusgliom mit einer Neurofibromatose Typ 1 (Von-Recklinghausen-Erkrankung) vergesellschaftet. Rund ein Viertel der Optikusgliome betreffen den intraorbitalen Verlauf des N. opticus, der Rest betrifft den intrakraniellen Abschnitt, das Chiasma oder die retrochiasmale Sehbahn. Bei Gliomen, die das Chiasma betreffen, findet sich in 40% der Fälle eine Ausbreitung in den Hypothalamus. Dies ist mit signifikant erhöhter Morbidität und Mortalität behaftet. Selten treten Optikusgliome im Erwachsenenalter auf, sie sind dann in der Regel maligne, breiten sich oft nach intrakraniell aus und zeigen eine schlechte Prognose.

Bildgebung

In der MRT zeigt sich der verdickte und elongierte N. opticus in den T1-gewichteten Sequenzen isointens und hypointens in T2-gewichteten Sequenzen. Die Signalintensität der Optikusgliome gleicht

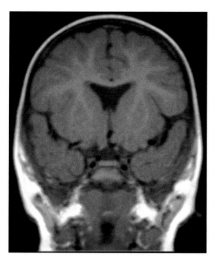

Abb. 10 ▲ Optikusatrophie bei septooptischer Dysplasie; in den koronaren T1-w schmächtige Nn. optici

in den T1- und T2-gewichteten Sequenzen weitgehend der der grauen Hirnsubstanz. Durch die hohe Signalintensität des Liquors in T2- und dessen niedrige Signalintensität in T1-gewichteten Aufnahmen können Optikusgliome bei paraaxialer Schnittführung im Verlauf des Nervs auch intraorbital von der Umgebung abgegrenzt werden. Das gliomatöse Gewebe zeigt in der Regel eine geringgradig höhere Signalintensität im T2-gewichteten Bild als das normale Gewebe. In der CT lässt sich häufig ein erweiterter Optikuskanal nachweisen. In der MRT können neben den orbitalen Läsionen auch die assoziierten intrazerebralen Abnormalitäten, wie Veränderungen und Vergrößerungen der intrakraniellen Abschnitte des N. opticus, Chiasma und Tractus opticus, abgebildet werden. Nach KM-Gabe kommt es zu einem variablen Enhancement, Verkalkungen sind selten nachzuweisen. Ebenfalls selten sind zystische Veränderungen zu sehen.

Optikusscheidenmeningeome

Die orbitalen Meningeome, in der Regel Optikusscheidenmeningeome (**❏ Abb. 14**), stellen 3–7% aller Orbitatumoren dar. Daneben ist eine sekundäre Mitbeteiligung des Cavum orbitae durch intrakranielle Meningeome oder in seltenen Fällen durch versprengte Arachnoidalzellen möglich. Meningeome gehen gewöhnlich von den Meningen des N. opticus oder sekundär von den kranialen Meningen aus. Klinisch zeigen sich ein Visusverlust, eine Atrophie des Nervus opticus, eine milde Ptosis und optoziliare Shunts bzw. dilatierte Venen intraorbital. Meist sind Frauen mittleren Alters betroffen, Optikusscheidenmeningeome können aber auch bei Kindern mit Neurofibromatose auftreten. Häufig kann der N. opticus noch innerhalb des Tumors abgegrenzt werden, womit eine Unterscheidung vom Optikusgliom erleichtert wird. Bilaterale Tumoren werden bei Patienten mit Neurofibromatose Typ 1 oder 2 gefunden, häufig assoziiert mit Pneumosinus dilatans. In 20–50% der Fälle treten Kalzifikationen bei Optikusmeningeomen auf.

> Meningeome gehen gewöhnlich von den Meningen des N. opticus oder sekundär von den kranialen Meningen aus

Bildgebung

In der CT sind die Tumoren meist hyperdens und zeigen ein kräftiges Kontrast-Enhancement. Knöcherne Veränderungen treten auf, wenn der Tumor im Bereich des Canalis nervus opticus auftritt. In der CT kann nach KM-Gabe ein sog. **Sandwich- oder Eisenbahnschienenzeichen** gesehen werden. Dabei kommt der Nerv im Tumor liegend zur Darstellung. Analoges trifft für die MRT zu. Hier stellt sich das Optikusscheidenmeningeom in T1-gewichteten Sequenzen iso- bis leicht hypointens und leicht hyperintens in T2-gewichteten Sequenzen dar. In der Regel kommt es zu einem homogenen Enhancement des Tumors.

Kavernöse und kapilläre Hämangiome

Vaskuläre intrakonale Raumforderungen beinhalten kapilläre und kavernöse Hämangiome, venöse Angiome und Varizen. Häufigste gutartige retrobulbäre Raumforderung ist das Hämangiom. Im Erwachsenenalter liegt in der Regel ein kavernöses Hämangiom, bei Kindern ein kapilläres Hämangiom vor. Das kavernöse Hämangiom tritt häufiger bei Frauen im zweiten bis fünften Lebensjahrzehnt auf. In der Regel sind es langsam wachsende Tumoren, während Schwangerschaften konnte jedoch ein Wachstum beobachtet werden.

> Häufigste gutartige retrobulbäre Raumforderung ist das Hämangiom

Bildgebung

In der CT stellen sich die glatt begrenzten raumfordernden Tumoren mit hoher Dichte und starkem Enhancement nach KM-Gabe dar. Verkalkungen sind normalerweise nicht zu erkennen. In der MRT ist das Bild der Hämangiome variabel (**❏ Abb. 15**). Auf T1-gewichteten Aufnahmen zeigen die Häm-

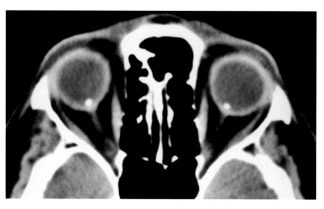

Abb. 11 ◀ Drusenpapillen bds. mit Verkalkungen am Austritt des N. opticus

angiome eine überwiegend niedrige Signalintensität, die weitgehend isointens zur Muskulatur ist. Relativ typisch für das Hämangiom ist das Auftreten von kleinen Zonen erhöhter Signalintensität auf T1-gewichteten Aufnahmen, die durch Thromben erklärt werden. Auf T2-gewichteten Sequenzen sind die Hämangiome in der Regel signalisointens im Vergleich zu den Augenmuskeln und dem N. opticus. Auf den frühen Kontrastaufnahmen zeigt sich eine variable KM-Aufnahme, die nach 30 min zu einem starken Enhancement ansteigt. Selten können kavernöse Hämangiome auch extrakonal auftreten. Hämangioperizytome haben in der CT ein ähnliches Erscheinungsbild. Andere Differenzialdiagnosen betreffen Neurofibrome, Schwannome, Hämangioperizytome oder benigne mesenchymale Tumoren. Die kapillären Hämangiome sind selten nach dem dritten Lebensjahr anzutreffen. Sie sind normalerweise nicht so gut umschrieben und nicht intrakonal gelegen. Die zahlreichen kleinen Gefäße in den kapillären Hämangiomen stellen sich als punktuelle Hypointensitäten („flow voids") dar.

Orbitale venöse Anomalien

Orbitale venöse Anomalien können eingeteilt werden in solche mit venöser Verbindung (Varizen) und in solche ohne venöse Verbindung (Lymphangiome). In der Regel ist kein arterieller Zufluss angiographisch nachweisbar. MRT-angiographisch zeigt sich eine gemischte Signalgebung mit signalintensen Arealen (Thromben, Phlebolithen, Einblutungen und signalgeminderte Areale). Die histologische Differenzierung zwischen lymphatischen und venösen Veränderungen ist manchmal sehr schwer.

Die histologische Differenzierung zwischen lymphatischen und venösen Veränderungen ist manchmal sehr schwer

Orbitale Varizen

Varizen sind venöse Malformationen mit dilatierten Venen, einhergehend mit Ptosis und retrobulbären Schmerzen. Eine Ptosis tritt beim Husten bzw. Pressen auf, wenn der intravenöse Druck ansteigt. Dieser Anstieg kommt vor, wenn die klappenlosen Venen durch Druckerhöhung dilatieren. Differenzialdiagnostisch können verdickte Venen bei intrakraniellen arteriovenösen Malformationen oder Sinus-carotis-cavernosus-Fisteln auftreten. In der CT zeigt sich eine intrakonale Masse mit erhöhter Dichte, nach KM-Gabe kommt es zu einem kräftigen Enhancement. In der MRT können die verdickten Venen nachgewiesen werden. Schwieriger ist die Abgrenzung, wenn Thrombosen auftreten.

Lymphangiome

Lymphangiome (◘ **Abb. 16**) bestehen aus dysplastischen Gefäßkanälen (lymphatisch oder venös), losem Bindegewebe und glatten Muskelzellen. Es sind eher vaskuläre Hamartome, die aus Anlagen vaskulären Mesenchyms entstehen. Lymphangiome sind in der Regel extrakonale Raumforderungen, können aber in jedem orbitalen Raum vorkommen. Diese Tumoren sind in der Regel nicht gut abgekapselt. Das mittlere Alter bei der Präsentation ist die zweite Lebensdekade, sie können aber auch schon bei Neugeborenen nachgewiesen werden.

In der CT stellen sich die Lymphangiome mit irregulären Grenzen und erhöhter Dichte und variablem Enhancement dar. Kalzifizierte Phlebolithen können nachgewiesen werden. In der MRT können Einblutungen in multiple oder singuläre Zysten mit Flüssigkeitsspiegel nachgewiesen werden.

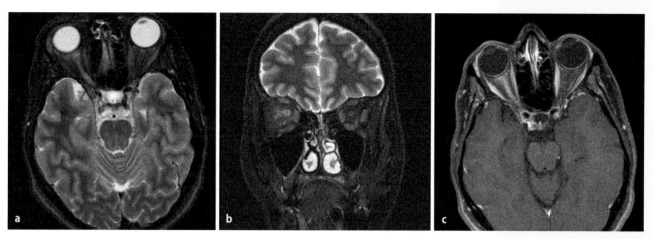

Abb. 12 ▲ Neuritis Nn. optici [**a** STIR („short-tau inversion recovery")-Aufnahme axial, **b** STIR koronar, **c** T1 Kontrast-mittel]

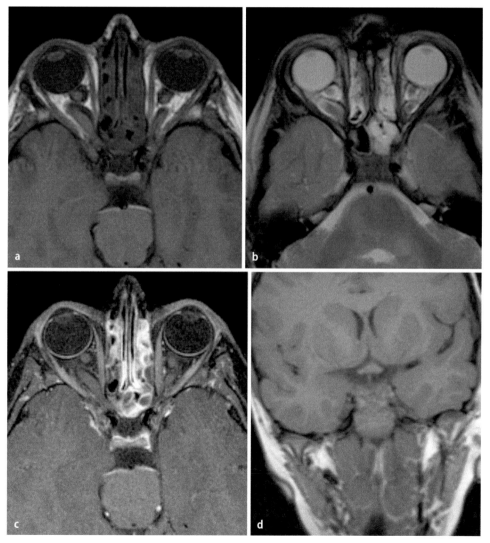

Abb. 13 ▲ Optikusgliom: verdickte und elongierte Nn. optici in den T1-gewichteten Sequenzen (**a**), isointens und hypointens in T2-gewichteten Sequenzen (**b**). Die Signalintensität der Optikusgliome gleicht in den T1- und T2-gewichteten Sequenzen weitgehend der der grauen Hirnsubstanz. Nach Kontrastmittelgabe mit Fettunterdrückung (**c**) zeigt sich in diesem Fall kein Enhancement. Erweiterung der Liquorräume um die Nn. optici. In den koronaren Schichten ist eine Mitbeteiligung des Chiasmas zu erkennen (**d**)

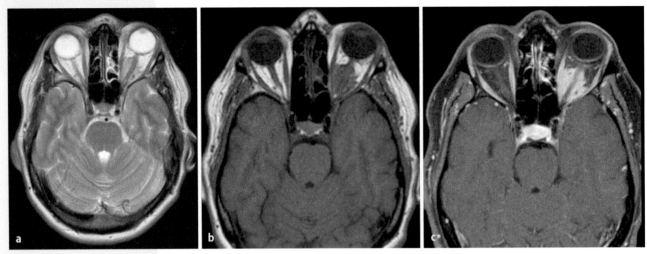

Abb. 14 ▲ Optikusscheidenmeningeom: In den T2-w (**a**) zeigt sich eine Raumforderung, die den N. opticus umgibt und isointens zur grauen Substanz ist. In den T1-w (**b**) ist der Tumor ebenfalls isointens zum Hirnparenchym, nach Kontrastmittel (KM)-Gabe nimmt der Tumor homogen KM (**c**) auf, der N. opticus ist gut abgrenzbar

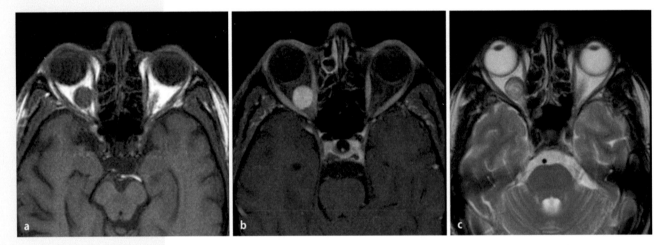

Abb. 15 ▲ Kavernöses Hämangiom: In T1-gewichteten Aufnahmen (**a**) zeigen die Hämangiome eine überwiegend niedrige Signalintensität, die weitgehend isointens zur Muskulatur ist. Relativ typisch für das Hämangiom ist das Auftreten von kleinen Zonen erhöhter Signalintensität auf T1-gewichteten Aufnahmen, die durch Thromben erklärt werden; nach Kontrastmittelgabe kräftiges Enhancment (**b**). In T2-gewichteten Sequenzen [**c** mit Fettsättigung; STIR („short-tau inversion recovery")-Sequenz] sind die Hämangiome in der Regel signalisointens im Vergleich zu den Augenmuskeln und dem N. opticus.

Carotis-cavernosus-Fisteln und durale vaskuläre Malformationen

Die Carotis-cavernosus-Fistel ist eine direkte Verbindung zwischen dem intrakavernösen Abschnitt der Carotis interna und dem Sinus cavernosus. Ursächlich sind meist penetrierende oder nichtpenetrierende Traumen, bei älteren Patienten können spontane Rupturen zu einer Sinus-cavernosus-Fistel führen. Es zeigen sich oft ein pulsierender Exophthalmus, orbitale Geräusche und Bewegungseinschränkungen mit dilatierten konjunktivalen Gefäßen sowie ein Glaukom. Eine Sinus-carotis-cavernosus-Fistel verursacht eine Vergrößerung der extraorbitalen Muskeln, eine Ptosis und Dilatation der Vena ophthalmica superior sowie ein orbitales Ödem durch die venöse Hypertension.

Bildgebung

In der CT zeigt sich die vergrößerte Vena ophthalmica superior; eine beidseitige Erweiterung der orbitalen Venen kann auch bei erhöhtem intrakraniellen Druck auftreten. Daneben können eine periorbitale Schwellung und eine Unschärfe des Bulbus aufgrund des konjunktivalen Ödems zu sehen sein. Der Sinus cavernosus kann konvex gegen die mittlere Schädelgrube vorgewölbt sein. In der MRT

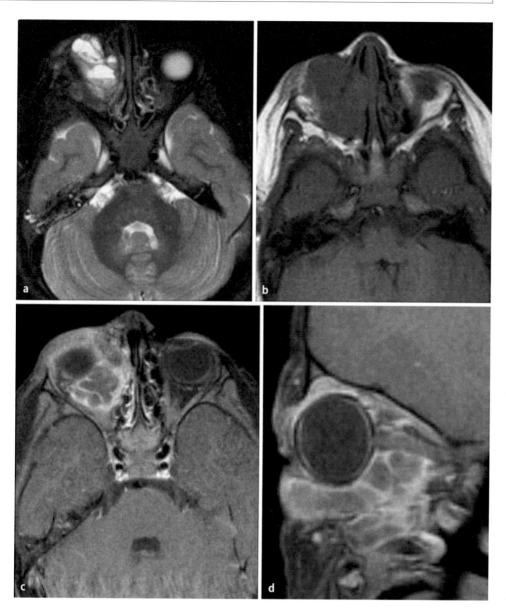

Abb. 16 ▲ Unscharf abgegrenzter Tumor, einem Lymphangiom entprechend, mit Spiegelbildung in den STIR („short-tau inversion recovery")-Sequenzen (**a**); in T1-w isointens zu den Augenmuskeln (**b**) nach Kontrastmittelgabe (**c**) inhomogenes Enhancment; Ausbreitung bis in die Orbitaspitze (**d**)

sind die Befunde ähnlich mit Darstellung der erweiterten Vena ophthalmica superior. Daneben kann in STIR-Sequenzen eine Hyperintensität im retrobulbären Fettgewebe als Zeichen des Ödems dargestellt werden. In einer MR-Angiographie kann ein mögliches Aneurysma des kavernösen Abschnitts der A. carotis interna als mögliche Ursache der Fistel dargestellt werden.

Eine Angiographie in DSA (digitale Subtraktionsangiographie)-Technik kann die direkte Verbindung zwischen dem kavernösen Abschnitt der Carotis interna und dem Sinus cavernosus darstellen (◘ **Abb. 17**). Hierbei zeigen sich die venösen Abflüsse, die in ophthalmische Venen, in die petrösen Sinus, in kortikale Venen und über den Sinus intracavernosus auch in das andere Auge verlaufen können.

Kommt es zu einer Darstellung kortikaler Venen, ist in der Regel mit einem erhöhten intrakraniellen Blutungsrisiko zu rechnen. Die ipsilaterale Karotisinjektion zeigt den Ort der Fistel, das Ausmaß des Steal-Phänomens und die kortikale venöse Drainage. Die Injektion in die kontralaterale Carotis interna ist wichtig, um das Ausmaß des intrakraniellen Kollateralkreislaufs nachzuweisen, da eine Therapieoption der Verschluss der ipsilateralen Carotis interna ist, um die Fistel zu verschließen. Um die Fistel darstellen zu können, sollten auch die Vertebralarterien unter gleichzeitiger Kompression der ipsilateralen Carotis interna abgebildet werden. Dabei zeigt sich dann eine Kontrastfüllung

> Kommt es zu einer Darstellung kortikaler Venen, ist in der Regel mit einem erhöhten intrakraniellen Blutungsrisiko zu rechnen

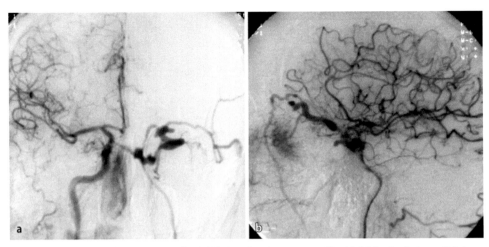

Abb. 17 ▲ Digitale Subtraktionsangiographie (DSA) einer Carotis-cavernosus-Fistel: Injektion in die A. carotis interna der Gegenseite zeigt in a.p-Projektion (**a**) die Darstellung der Fistel über den Sinus intracavernosus und den venösen Abfluss über die V. ophthalmica. In der Seitprojektion (**b**) ist die erweiterte V. ophthalmica gut zu erkennen

Durale arteriovenöse Malformationen, die den Sinus cavernosus betreffen, sind von direkten Carotis-cavernosus-Fisteln zu differenzieren

der Carotis interna über die A. communicans posterior retrograd in den supraklinoidalen Karotisabschnitt und in den Sinus cavernosus. Spontane Sinus-carotis-cavernosus-Fisteln können auch bei Osteogenesis imperfecta, Ehlers-Danlos-Syndrom und Pseudoxanthoma elasticum auftreten. Durale arteriovenöse Malformationen, die den Sinus cavernosus betreffen, sind von direkten Carotis-cavernosus-Fisteln zu differenzieren. Klinisch treten die vorhandenen Symptome langsamer auf, beinhalten aber ebenfalls periokuläre Schmerzen, Lähmungen des 3., 4. und 6. Nervs sowie Visusreduktion. Falls die venöse Drainage nach hinten über den Sinus petrosus inferior erfolgt ist, ist unter Umständen keine venöse Kongestion mit einem roten Auge nachweisbar. Die Lähmung des 6. Hirnnervs kann durch eine venöse Kompression im Dorello-Kanal verursacht sein. Die arterielle Zufuhr erfolgt über Äste aus der A. meningo hypophysialis, A. pharyngea ascendens, A. meningea media, A. meningea accessoria und den Arterien des Foramen rotundum oder anderer meningealer Zuflüsse.

Sowohl die Sinus-carotis-cavernosus-Fistel als auch die duralen arteriovenösen Malformationen können durch interventionelle Verfahren behandelt werden. Bei einer direkten Carotis-cavernosus-Fistel kann der Fistelpunkt durch ablösbare Coils oder ablösbare Ballons verschlossen werden. Ein anderer Wege ist ein Verschluss des Fistelpunkts über einen Zugang über die V. ophthalmica superior bzw. über faziale Venen oder über den Sinus petrosus in den Sinus cavernosus. Falls diese Verfahren nicht zum Erfolg führen, bleibt oft nur noch der Verschluss der A. carotis interna. Bei nicht traumatischen Fisteln mit langsamem geringen Shunt-Volumen kann eine orbitale Kompression versucht werden, die dann zu einer Thrombose der Fistel in rund 20% der Fälle führen kann. Eine Notfallindikation zur Therapie besteht bei akutem Visusverlust.

Korrespondenzadresse

Prof. Dr. W. Reith
Klinik für Diagnostische und Interventionelle Neuroradiologie, Universitätsklinikum des Saarlandes
Kirrberger Straße 1, 66424 Homburg/Saar
Wolfgang.Reith@uniklinikum-saarland.de

Einhaltung ethischer Richtlinien

Interessenkonflikt. W. Reith und U. Yilmaz geben an, dass kein Interessenkonflikt besteht.

Dieser Beitrag beinhaltet keine Studien an Menschen oder Tieren.

Literatur

1. Tillmann B (2005) Atlas der Anatomie, 1. Aufl. Springer, Berlin Heidelberg
2. Schiebler TH (2005) Anatomie. Springer, Berlin Heidelberg
3. Vogl TJ, Reith W, Rummeney EJ (Hrsg) (2011) Diagnostische und Interventionelle Radiologie. Springer, Berlin Heidelberg

Radiologe 2015 · 55:803–816
DOI 10.1007/s00117-015-0010-9
Online publiziert: 4. September 2015
© Springer-Verlag Berlin Heidelberg 2015

Redaktion
S. Delorme, Heidelberg (Leitung)
P. Reimer, Karlsruhe
W. Reith, Homburg/Saar
C. Schäfer-Prokop, Amersfoort
C. Schüller-Weidekamm, Wien
M. Uhl, Freiburg

P. Reimer[1] · **R. Vosshenrich**[2] · **M. Storck**[3]
[1] Institut für diagnostische und interventionelle Radiologie, Klinikum Karlsruhe, Karlsruhe, Deutschland
[2] Praxis für moderne Schnittbild-Diagnostik, Göttingen, Deutschland
[3] Klinik für Gefäß- und Thoraxchirurgie, Klinikum Karlsruhe, Karlsruhe, Deutschland

Akute Aortenerkrankungen
Aktuelle Diagnostik und Therapie

Zusammenfassung
Die akuten Aortenerkrankungen sind mittlerweile in den Fokus der Diagnostik gerückt, da die einzelnen Krankheitsbilder besser differenziert werden können und für das Überleben der Patienten relevante therapeutische Optionen bestehen. Der vorliegende Beitrag konzentriert sich auf die Darstellung nichttraumatischer akuter Aortenerkrankungen. Aktuelle Entwicklungen der Schnittbilddiagnostik werden zusammengefasst. Die Krankheitsbilder Dissektion, intramurales Hämatom, penetrierendes Aortenulkus und Aortitis werden detailliert behandelt. Eine Übersicht über das therapeutische Spektrum rundet den Beitrag ab.

Schlüsselwörter
Akute Aortenerkrankungen · Nichttraumatisch · Dissektion · Intramurales Hämatom · Penetrierendes Aortenulkus

Lernziele

Nach Absolvieren dieser Fortbildungseinheit kennen Sie
- die aktuellen Entwicklungen in der Schnittbilddiagnostik.
- die für die diagnostische Radiologie klinisch relevantesten nichttraumatischen akuten Aortenerkrankungen mit Fokus auf den Krankheitsbildern Dissektion, intramurales Hämatom, penetrierendes Aortenulkus, eitrige und nichteitrige Aortitis sowie einige Differenzialdiagnosen.
- die aktuellen Behandlungskonzepte.

Die nichttraumatischen Aortenrupturen werden bewusst nicht separat und detailliert behandelt, da sie mehr ein therapeutisches Problem darstellen.

Einführung

Die bildgebende Diagnostik der Aorta zählt zu den Kernleistungen der diagnostischen Radiologie und ist gleichermaßen für sowohl elektive als auch notfallmäßige Untersuchungen fester Bestandteil der klinischen Abläufe. In den vergangenen Jahren haben sich ferner auch die therapeutischen Optionen weit über die Implantation von thorakalen und infrarenalen Endoprothesen (TEVAR, EVAR) hinaus entwickelt. Diese Techniken sollte ein klinisch orientierter Radiologe kennen und die zugehörige Diagnostik beurteilen können.

Aktuelle Entwicklungen in der Diagnostik

In den vergangenen Jahrzehnten hat ein Wandel in der Bildgebung der Aorta stattgefunden. Für die nicht-invasive Bildgebung der Aorta und ihrer Äste stehen heute neben dem Ultraschall (US) die **Computertomographieangiographie (CTA)** und die **Magnetresonanzangiographie (MRA)** zur Verfügung. Im Folgenden soll ein Überblick zu aktuellen Entwicklungen von CTA und MRA gegeben werden. Auf den US und die transösophageale Echokardiographie (TEE) wird bei der Vorstellung einzelner Krankheitsbilder eingegangen.

Computertomographie

In der Akutdiagnostik wird die CT der MRT und der TEE vorgezogen

Mit der Einführung der **Multidetektor (MD)-** oder der **Multislice (MS)-Technik** wurde die CTA der peripheren Arterien erst möglich und die der Aorta verbessert. Durch viele Detektoren, kleine Kollimation und kurze Rotationszeiten resultieren eine hohe Ortsauflösung, kürzere Scan-Zeiten und eine Verbesserung der Bildqualität. Aktuell werden eine Schichtdicke von 1 mm, eine Kollimation von 0,5 mm und eine Pixelgröße von 0,6–0,75 mm als „state of the art" für eine CTA der Aorta angesehen. Aktuelle CT-Entwicklungen befassen sich mit einer erheblichen Senkung der Strahlenexposition. Aufgrund der Praktikabilität wird die CT in der Akutdiagnostik der Ma-

Acute aortic diseases. Diagnostic imaging and therapy

Abstract
Diagnostic imaging is crucial in the work-up of acute aortic diseases. Current imaging algorithms enable radiologists differentiating the various entities with subsequent clinically relevant treatment options. Within this educational overview we focus on non-traumatic acute aortic disease. Recent developments of cross sectional imaging are summarized. As for acute aortic disease, we discuss dissections, intramural hematoma, penetrating aortic ulcer, and aortitis. Current treatment options are presented.

Keywords
Acute aortic disease · Non-traumatic · Dissection · Intramural hematoma · Penetrating aortic ulcer

gnetresonanztomographie (MRT) und der TEE vorgezogen [1] und die MRT zur Problemlösung, der Abschätzung eines Blutungsalters oder bei nicht durchführbarer CT eingesetzt.

Die CTA kann mit und ohne EKG-Triggerung erfolgen. In der klinischen Routine wird häufig auf eine EKG-Triggerung verzichtet. Dies kann thorakal problematisch sein, da dann Pulsationsartefakte der Aorta ascendens Pathologien wie eine Dissektion vortäuschen können. Deshalb sollte bei technischer Verfügbarkeit bei der Abklärung des akuten Aortensyndroms für den Aortenbogen und die Aorta ascendens mit **EKG-Triggerung** untersucht werden. Hier bietet sich eine Kombination von EKG-Triggerung der thorakalen Aorta und Abbildung der abdominellen Aorta ohne EKG-Triggerung an. Einen weiteren Nachteil kann das Fehlen von dynamischen Informationen, z. B. der Umfang der Pulsation der Aorta vor geplanter endovaskulärer Therapie, verursachen [2]. Mit aktuellen Standardgeräten erzielt man bei einer Herzrate von 80–100 Schlägen/min die beste Bildqualität. Bei einer Pulsfrequenz von mehr als 100 Schlägen/min sollte die Gabe eines Betablockers in Erwägung gezogen werden [3].

Das Grundprinzip der CTA basiert auf der Datenakquisition während einer optimalen Kontrastierung im Untersuchungsvolumen. Ein gutes arterielles Enhancement kann nach intravenöser Gabe von 60–140 ml eines jodhaltigen Kontrastmittels (KM) mit einer Flussrate von 4 ml/s erzielt werden. Eine Jodkonzentration von 350 mg/ml ist hierfür empfehlenswert. Für ein optimales KM-Timing stehen seit Jahren verschiedene semi- oder vollautomatische Verfahren zur Bolustriggerung zur Verfügung. Nach KM-Gabe sollten über den Injektor 30–50 ml Kochsalzlösung gegeben werden [4]. Zur Vermeidung einer KM-induzierten Nephropathie und/oder einer Schilddrüsenerkrankung sollte vor einer CTA die Bestimmung der glomerulären Filtrationsrate (GFR) und des basalen TSH-Wertes erfolgen. Hinsichtlich Sicherheitsmaßnahmen durch den Untersucher wird auf die jeweils aktuellen **ESUR-Leitlinien** für KM verwiesen (siehe jeweils aktuelle Version unter www.ESUR.org). Ob vor der KM-Serie ein Nativ-Scan durchgeführt werden sollte, wird aus Gründen der Strahlenhygiene weiterhin kontrovers diskutiert. Unter Umständen ergeben sich auf den nativen Aufnahmen relevante differenzialdiagnostische Hinweise wie z. B. inwendig verlagerte, verkalkte Intima-Plaques bei **penetrierendem Aortenulkus** (PAU) oder mit hyperdenser Aortenwand beim **intramuralen Hämatom** (IMH). Auch eine Spätphase etwa 90 s nach KM-Gabe ist zum Ausschluss oder Nachweis eines Endoleaks nach Implantation eines aortalen Stentgrafts im Einzelfall sinnvoll und erforderlich [5].

Die Bildanalyse beginnt mit der Betrachtung der axialen Schichten. Durch die Anfertigung von an den Gefäßverlauf angepassten Rekonstruktionen und die Betrachtung in verschiedenen Fenstereinstellungen erfolgt die Beurteilung von Kalzifikationen. Für die Visualisierung der Befunde werden **multiplanare Rekonstruktionen** (MPR), **Maximalintensitätsprojektionen** (MIP) und **„Volume-rendering-technique"** (VRT)-Sekundärrekonstruktionen angefertigt. Zunehmend sind auch automatisierte Gefäß-Tracking-Softwareprogramme verfügbar. Hiermit gelingt eine exakte Beurteilung von Aortenlumen und -wand. Auch für die Planung und die Kontrolle von Aortenprothesen ist das Verfahren hilfreich [6, 7].

Magnetresonanztomographie

Für die MRA der Aorta kommen verschiedene Techniken mit und ohne KM-Gabe zur Anwendung. Bei der KM-verstärkten Variante kann nach intravenöser Gabe eines gadoliniumhaltigen KM ein 3-D-Datensatz in koronarer oder sagittaler Orientierung aufgenommen werden. Diese Technik beruht in erster Linie auf der Verkürzung der T1-Zeit des Blutes durch das KM. Hier spielt das Timing eine entscheidende Rolle, um die arterielle getrennt von der venösen Phase darzustellen und somit Kontaminierungen der jeweils anderen Phase zu vermeiden. Der Vorteil dieser Methode liegt in erster Linie in der hohen zeitlichen und räumlichen Auflösung. Weiterhin ist das Signal unabhängig vom Blutfluss, der bei Pathologien wie z. B. Stenosen verändert sein kann. Daher sind Artefakte, die mit dem Blutfluss assoziiert sind, bei dieser Technik gering. Allerdings können Kalzifizierungen, metallische Produkte oder Stents zu signifikanten Artefakten führen und somit die Bildqualität verringern. Bei Patienten mit eingeschränkter Nierenfunktion dürfen nur stabile Gadoliniumverbindungen zum Einsatz kommen (siehe jeweils aktuelle Version unter www.ESUR.org).

Bei der **„Time-of-flight" (TOF)-Angiographie** wird das Prinzip genutzt, dass frisch einströmendes Blut eine hohe Signalintensität hat und sich so vom umliegenden Gewebe kontrastiert. Man

Die MRT wird zur Problemlösung, zur Abschätzung eines Blutungsalters oder bei nicht durchführbarer CT eingesetzt

Bei einer Pulsfrequenz >100 Schlägen/min sollte die Gabe eines Betablockers in Erwägung gezogen werden

Vor einer CTA sollte die Bestimmung der glomerulären Filtrationsrate und des basalen TSH-Wertes erfolgen

Die Bildanalyse beginnt mit der Betrachtung der axialen Schichten

Bei der KM-verstärkten Variante kann nach intravenöser Gabe eines gadoliniumhaltigen KM ein 3-D-Datensatz in koronarer oder sagittaler Orientierung aufgenommen werden

Bei Patienten mit eingeschränkter Nierenfunktion dürfen nur stabile Gadoliniumverbindungen zum Einsatz kommen

bezeichnet dieses Prinzip als **Einflussphänomen**. Das Signal ist abhängig vom Blutfluss und somit anfällig für Flussartefakte. Hierdurch werden z. B. Stenosen häufig überschätzt. Des Weiteren sind die Messzeiten dieser Technik relativ lang, was eine entsprechende Patienten-Compliance voraussetzt, um Artefakte zu minimieren. Der große Vorteil der Methodik liegt in der fehlenden Invasivität. Neueste TOF-Techniken führten zur Entwicklung einer sog. Micro-MRA der Finger, die bei Erkrankungen des rheumatischen Formenkreises vielversprechend zu sein scheint [8].

Als neuere Entwicklung kann auch die **zeitaufgelöste 4-D-MRA** angesehen werden. Sie ist als sog. Schlüssellochverfahren bekannt. Diese Technik zeichnet sich durch eine hohe zeitliche und eine gute räumliche Auflösung aus. Die Applikation eines KM ist hier nötig, wobei auch niedrigere Dosierungen zum Einsatz kommen können. Vor der Applikation des KM wird meist ein nativer Datensatz aufgenommen, der später von den KM-Datensätzen subtrahiert werden kann. Nach Applikation des KM werden repetitiv Einzelprojektionen aufgenommen, sodass der Fluss in den Gefäßen exakt dargestellt werden kann. So erhält man neben Informationen zur Morphologie auch solche zur Dynamik, die in Zukunft im Rahmen des „**computational fluid dynamics**" genutzt werden könnten. Dadurch können relevante funktionelle Informationen über die hämodynamische Pathophysiologie (Flussverlauf, Drücke und „wall shear stress") gewonnen werden [9]. Eine aktuelle Entwicklung stellt die **3-D-VEC („three-dimensional velocity-encoded cine")-MRT-Sequenz (auch 4-F-Flow-MRT** genannt) dar, deren mögliche klinische Relevanz noch nicht beurteilt werden kann [10].

Nicht zuletzt vor dem Hintergrund der potenziellen Risiken für eine nephrogene systemische Fibrose hat die KM-freie MRA (NON-KM-MRA) mit neuen technischen Ansätzen zunehmend an Bedeutung gewonnen. Hierbei kommen „Balanced-steady-state-free-precession"- und Turbo-Spin-Echo-Sequenzen zur Anwendung, die auch mit „Arterial-spin-labeling"-Methoden kombiniert werden. Insbesondere bei Patienten mit einer chronischen Nierenerkrankung kommt die NON-KM-MRA in Betracht [11].

> **Insbesondere bei Patienten mit einer chronischen Nierenerkrankung kommt die NON-KM-MRA in Betracht**

Aortenabschnitte

Die Einteilung der Aorta erfolgt nach anatomischen Gesichtspunkten in 5 Abschnitte, wobei der Abschnitt I die aszendierende Aorta betrifft, die Abschnitte IIa–b die Abschnitte zwischen Truncus brachiocephalicus und linker Arteria carotis (IIa) bzw. den Abschnitt zwischen linker Arteria carotis und subclavia (IIb). Distal der Arteria subclavia beginnt definitionsgemäß die Aorta descendens (Abschnitt III), auch wenn sie zunächst noch ansteigt („gothic arch"). Der Abschnitt IV (viszerales Segment) beginnt in Höhe des Truncus coeliacus und reicht bis zur am weitesten nach kaudal entspringenden Nierenarterie (ausgenommen: Polarterien). Danach beginnt der infrarenale Abschnitt V. Andere Einteilungen teilen den Aortenbogen aus praktischen Gründen (Landungszonen für thorakale Stentgrafts) in 4 Zonen ein [12]. Die häufigsten Varianten sind ein boviner Truncus brachiocephalicus (gemeinsamer Ursprung beider Aa. carotides aus dem Aortenbogen), ein solitärer Abgang der linken Arteria vertebralis, eine Arteria lusoria oder eine Arteria thyroidea ima [13].

Kenntnis und Beurteilung der exakten geographischen Anatomie des Aortenbogens sowie die genaue Messung der entscheidenden Abstände und Durchmesser im Rahmen von 3-D-Rekonstruktion sind für eine Planung von endovaskulär eingebrachten Stentgrafts von kritischer Bedeutung.

Akutes Aortensyndrom

Das akute Aortensyndroms als eigenes Krankheitsbild wurde in der Literatur unter anderem von Vilacosta beschrieben [14, 15]. Durch die Entwicklung der modernen Diagnostik und dezidierter Therapieverfahren haben sich für die Praxis relevante Fortschritte ergeben. Innerhalb der Differenzialdiagnosen des akuten Thorax- und Abdominalschmerzes sind die rasche Erkennung und Behandlung von elementarer Bedeutung [14, 15].

> **Innerhalb der Differenzialdiagnosen des akuten Thorax- und Abdominalschmerzes sind die rasche Erkennung und Behandlung von elementarer Bedeutung**

Zu den akuten Aortenerkrankungen zählen hauptsächlich die Aortendissektion, das intramurale Hämatom, das penetrierende Aortenulkus, die Aneurysmablutung, die Aortenruptur und die traumatische Aortenverletzung. Die akute Aortitis kann sich mit ähnlichen Symptomen präsentieren [16, 17].

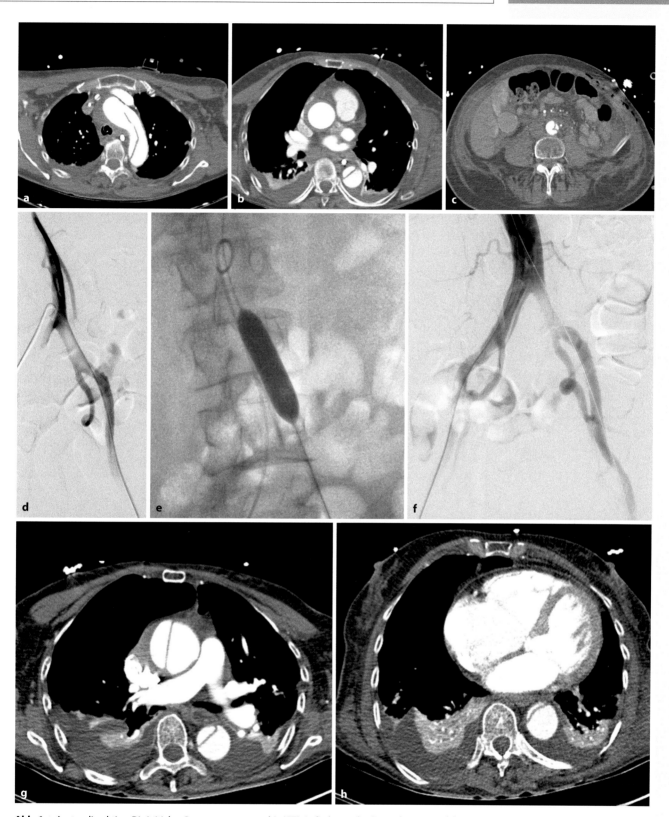

Abb. 1 ▲ Aortendissektion. Die initialen Computertomographie (CT)-Aufnahmen des Aortenbogens und der Aorta desendens (**a, b**) zeigen eine Typ-B-Dissektion. Infrarenal findet man eine Kompression des wahren Lumens (**c**) und in Folge klinisch eine Beinischämie links. Deshalb wurde eine Ballonfensterung der infrarenalen Aorta vorgenommen und die Perfusion in das linke Bein wieder etabliert (**d–f**). Zwei Wochen später bildeten sich eine retrograde Typ-A-Dissektion (**g**) und eine Kompression des wahren Lumens in der A. descendens (**h**) aus. Zeitnah kam es dann zu einer Aortenruptur

Es existieren keine vollständigen und die Pathophysiologie differenziert berücksichtigenden Klassifikationen, sodass auf diese nicht weiter eingegangen wird. Ätiologisch ist es denkbar, dass die Krankheitsbilder des IMH, des PAU und der Dissektion ineinander übergehen können und alle drei Ursprung der Problematik sein können. Bezogen auf die Schichten der Aortenwand entsteht und betreffen das PAU die Intima, die Ruptur alle Wandschichten und die übrigen Erkrankungen die Media.

Dissektion

Die nichttraumatische charakteristische Aortendissektion beginnt mit einer Verletzung der Intima und der angrenzenden Schicht der Media mit Bluteintritt und Separation der Media (◘ Abb. 1). In Folge bilden sich zwei Lumina aus, die durch eine Membran getrennt werden, das sog. wahre „originäre" und das falsche neue Lumen. Die Membran besteht überwiegend aus delaminierter Media. Die Außenseite des Falschkanals bildet sich aus der äußeren Media und Adventitia. Es bilden sich regelhaft Wiedereintrittsverbindungen zwischen den Lumina aus. Die Flussgeschwindigkeiten im wahren, oft schmaleren Lumen sind regelhaft höher als im falschen, weiteren Lumen [18, 19].

Ätiologisch sind Bindegewebserkrankungen mit zystischer Medianekrose seltener als ursprünglich angenommen, und die Ursache liegt häufig in einer Intimaverletzung [20]. Eine Ursache kann dabei die Ruptur von Vasa vasorum im Rahmen einer hypertonen Krise mit Ausbildung eines intramuralen Hämatoms und sekundärer Intimaverletzung sein. Die Atherosklerose als Ursache spielt eine untergeordnete Rolle [18, 19]. Bedingt durch anatomische Fixierungen bilden sich Dissektionen über den Herzzyklus oft an Lokalisationen mit starker hydraulischer Krafteinwirkung aus, und zwar bei der A-Dissektion an der lateralen Wand der A. ascendens und bei der B-Dissektion in Nähe zum Lig. arteriosum. Bluthochdruck verstärkt diesen Prozess mit longitudinaler Krafteinwirkung entlang der Aortenwand. Die **Stanford-Klassifikation** unterteilt, abgeleitet vom Ursprung, eine Dissektion in A und B (nach Abgang der A. subclavia sinistra). Eine Reduktion des Blutflusses in den Vasa vasorum mit Zunahme der Steifigkeit der Aorta kann über interlaminären mechanischen Stress die Ausbildung der Dissektion unterstützen [17].

Zur Unterscheidung zwischen wahrem und falschem Lumen gibt es zusätzliche Kriterien, die im Einzelfall hilfreich sein können. Dazu zählen unter anderem folgende diagnostische Zeichen [21]:

- „Beak"-Zeichen – das falsche Lumen legt sich um das wahre Lumen und umfasst dieses an den Rändern;
- Lumen-in-Lumen-Zeichen – das wahre Lumen wird komplett umgeben und sieht wie ein Doppellumen aus;
- „Swirl"-Zeichen – in MR-Aufnahmen führt der schnellere Fluss im wahren Lumen zu einem „flow-void", der langsamere Fluss im falschen Lumen führt zu sichtbarem Blutfluss, der wie ein rotierender Fluss aussehen kann;
- „Cob-web"-Zeichen – Anteile der Media mit Kollagenfasern, die im falschen Lumen wie ein Spinnengewebe neben der Dissektionsmembran liegen;
- intraluminales Thrombuszeichen – falsches Lumen.

Intramurales Hämatom (IMH)

Intramurale Hämatome entstehen durch eine Ruptur der Vasa vasorum in die Mediaschicht der Aortenwand

IMH entstehen durch eine Ruptur der Vasa vasorum in die Mediaschicht der Aortenwand. Patienten mit Bluthochdruck und einer Atherosklerose scheinen häufiger betroffen zu sein. Diskutiert wird das IMH als Vorstufe der Dissektion oder des PAU mit ihren jeweiligen Folgekomplikationen. Da es sich um eine Einblutung handelt, finden sich folglich in den verschiedenen Zeitphasen nach dem in der Regel klinisch durch Schmerzen in der Brust oder im Rücken auffälligen Ereignis in den Schnittbilduntersuchungen charakteristische Veränderungen (◘ Abb. 2). In der akuten Phase zeigt sich in der nativen CT ein hyperdenses, oft sichelförmiges Korrelat bei lokal verdickter Aortenwand und in der KM-CT eine nicht anreichernde, exzentrisch verdickte Aortenwand. Mit zunehmender Zeitdauer wandelt sich die hyperdense Einblutung in eine zunehmende isodense exzentrische Wandverdickung um, die wiederum selbst auch abnehmen kann. Die fehlende Kontrastierung hilft in der chronischen Phase auch bei der Differenzierung gegenüber den Dissektionen, die sich klinisch ähnlich präsentieren. Während sich einige IMH abbauen, entwickeln

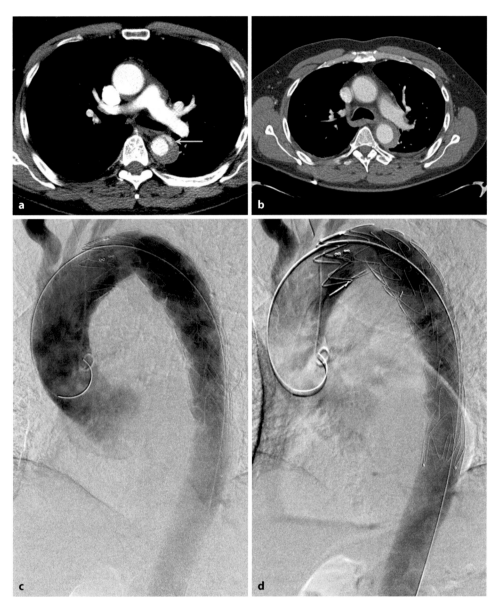

Abb. 2 ▲ Intramurales Wandhämatom: Die initiale Computertomographie (CT)-Aufnahme (**a**) weist noch ein penetrierendes Aortenulkus (PAU) als Ursache des sich ausbildenden intramuralen Hämatoms (IMH) nach (Pfeil), das 2 Tage später nicht mehr perfundiert ist (**b**). Die Angiographieaufnahmen dokumentieren die Versorgung der Aorta descendens mit einer 200 mm langen Endoprothese (**c,d**)

sich andere Komplikationen wie eine Dissektion, ein Aneurysma oder eine Ruptur. Die Aufgabe einer engmaschigen Bildgebung liegt darin, diese Patienten mit zu identifizieren [22]. Dazu können Patienten zur Orientierung analog der Einteilung der Dissektionen anatomisch basiert in eine A- und B-Risiko-Gruppe eingestuft werden. In die IMH-A-Gruppe werden dann Patienten mit einer IMH der Aorta ascendens oder mit persistierenden oder wiederkehrenden Schmerzen oder Folgekomplikationen eingestuft. Folglich besteht die IMH-B-Gruppe aus Patienten der IMH-Lokalisation in den nachgeschalteten Aortenabschnitten mit nachlassenden Schmerzen und ohne Folgekomplikationen. Danach richtet sich das Management der Patienten mit einem operativen (meist nur in der aszendierenden Aorta) oder interventionellen Vorgehen in Anhängigkeit von der Lokalisation bei IMH-A und einem primär konservativen Vorgehen bei IMH-B. Patienten mit einem IMH zeigen klinisch ungefähr zu je einem Drittel entweder eine Progression bzw. sind stabil, oder das Wandhämatom bildet sich zurück (Regression). Prognostisch ungünstig sind u. a. eine Lumenweite der A. ascendens von mehr als 5 cm, ein Pleuraerguss, eine Zunahme der Wanddicke, eine große Intimaerosion sowie persistierende Schmerzen [23, 24]. Das konservative

Patienten können analog der Einteilung der Dissektionen anatomisch basiert in eine A- und B-Risiko-Gruppe eingestuft werden

Das konservative Vorgehen bedarf engmaschiger Kontrollen des Aortenbefunds sowie des Blutdrucks

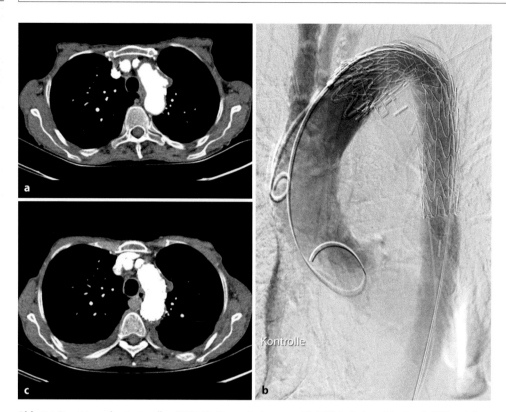

Abb. 3 ▲ Penetrierendes Aortenulkus (PAU): Die Computertomographie (CT)-Aufnahme (**a**) zeigt ein PAU nach dem Abgang der A. subclavia sinistra, die vor Implantation einer thorakalen Endoprothese (**b**) transpositioniert wurde. Nach dem Eingriff dokumentiert die CT-Aufnahme (**c**) das ausgeschaltete PAU

Vorgehen bedarf engmaschiger Kontrollen des Aortenbefunds sowie des Blutdrucks in der weiteren kontinuierlichen Betreuung.

Penetrierendes Aortenulkus

Das PAU entsteht aus einer ulzerösen atherosklerotischen Läsion, die die elastische Lamina penetriert und zu einer Einblutung in die Media ohne ein falsches Lumen führt (◘ **Abb. 3**). In der CT ist entsprechend eine fokale Wandverletzung mit einem subintimalen Hämatom zu beobachten. Dazu sieht man mitunter eine Wandverdickung und/oder eine KM-Anreicherung. Die Hämatomkomponente kann differenzialdiagnostisch mit der MRT präziser diagnostiziert und vom Alter zugeordnet werden. MD-CT-Verfahren sind jedoch unvergleichbar schnell und erlauben aufgrund der Isotropie eine exzellente Differenzierung von muraler und extramuraler Pathologie sowie eine dezidierte Nachverarbeitung. Die anderen bildgebenden Verfahren sind deshalb in den Hintergrund getreten [25].

Rupturen gelten zwar als eher selten, trotzdem sollten sich akut präsentierende Patienten zunächst engmaschig innerhalb von 4 bis 6 Wochen kontrolliert werden. Eine Therapie wird erforderlich, wenn bildgebend eine Progression eintritt, die Schmerzen zunehmen, Rupturzeichen wie extramurale Hämatome auftreten oder der Blutdruck nicht zu kontrollieren ist.

Initial präsentieren sich symptomatische Patienten typischerweise mit Rückenscherzen oder Brustschmerzen (**akutes thorakales Syndrom**), sodass hier klinisch eine Überlappung zu Symptomen einer Dissektion oder eines Myokardinfarkts besteht. Die Patientengruppe überlappt sich auch epidemiologisch und leidet regelhaft unter einer Hypertonie, einer koronaren Herzkrankheit oder einer Fettstoffwechselstörung, sodass diese häufig primär in einer Chest Pain Unit behandelt werden. Zusätzlich zum falschen Lumen in der Bildgebung fehlen bei der Abgrenzung zur Dissektion beim PAU periphere Pulsdefizite, zerebrovaskuläre Symptome oder eine Aortenklappeninsuffizienz. Das PAU ist differenzialdiagnostisch vom atheromatösen Ulkus abzugrenzen. Das PAU reicht oft über die Aortenkontur hinaus, während das atheromatöse Ulkus innerhalb der Aortenkontur lokalisiert ist [26, 27].

Das penetrierende Aortenulkus entsteht aus einer ulzerösen atherosklerotischen Läsion

MD-CT-Verfahren erlauben eine exzellente Differenzierung von muraler und extramuraler Pathologie sowie eine dezidierte Nachverarbeitung

Aortitis

Die Aortitis gehört als entzündliche infektiöse oder nichtinfektiöse Erkrankung der Gefäßwand zum Oberbegriff der Vaskulitiden. Da die Symptome unspezifisch sind, werden die Erkrankungen oft nicht oder nur verzögert erkannt. Obwohl die Diagnostik mit CT, MRT oder Positronenemissionstomographie (PET)-CT ebenfalls oft unspezifisch ist, wird doch die diagnostische Abklärung richtungsweisend beeinflusst (◘ Abb. 4).

Infektiöse Aortitiden sind sehr selten und gehen mit erheblichen klinischen Symptomen einher. Die infektiösen Erkrankungen umfassen vor allem pyogene Infektionen, die tuberkulöse oder die luesbedingte Aortitis. Die primäre Bakteriämie ist eine typische Ätiologie, ggf. vergesellschaftet mit einer Endokarditis sowie mit sekundärer Besiedlung der Aortenwand. Hier wird häufig eine KM-Aufnahme der Aortenwand im Rahmen einer CTA beobachtet [28].

Nichtinfektiöse Aortitiden haben mit der Riesenzellaortitis (häufigste Form, v. a. bei Frauen über 50 Jahren), dem Takayashu-Syndrom, der Behcet-Erkrankung, der ankylosierenden Spondylitis, der Polychondritis, der rheumatoiden Arthritis und der idiopathischen isolierten Aortitis eine breitere Differenzialdiagnose. Dazu zählt auch das inflammatorische Aortenaneurysma, präziser als chronische idiopathische Periaortitis bezeichnet [29].

Neben der klinischen und laborchemischen Diagnostik kommt der Bildgebung eine entscheidende Rolle zu. In der akuten Phase der Erkrankungen fallen neben einer Wandverdickung der Aorta eine KM-Aufnahme der Aortenwand in CT und MRT sowie eine Fluordesoxyglukose (FDG)-Aufnahme im PET-CT auf. Akute Erkrankungen können je nach Ätiologie zu Gefäßerweiterungen mit Aneurysmen oder Verengungen mit hämodynamisch relevanten Stenosen führen. Chronische Verläufe führen eher zu Fibrosierungen, Kalzifikationen und Stenosen [30]. Bei der Periaortitis, speziell im Retroperitonealraum, sind die Ureteren häufig betroffen, was schon fast zur Diagnose führt.

Die Therapie ist meist medikamentöser Art, mit Ausnahme des inflammatorischen Aortenaneurysmas, welches nach Möglichkeit aufgrund der perioperativen Morbidität endovaskulär behandelt wird. Die Inflammation ist bei endovaskulärer Therapie allerdings möglicherweise aufgrund des chronischen Wandreizes häufig nicht rückläufig.

Nichttraumatische Aortenruptur

Die nichttraumatischen Aortenrupturen sollen der Vollständigkeit halber kurz zur Frage der Behandlungsoptionen separat angesprochen werden. Die aktuelle Datenlage zeigt, verglichen mit der offenen operativen Behandlung, nach endovaskulärer Behandlung von Aneurysmen der Aorta descendens eine geringere Morbidität und Mortalität. Hier existieren aktuell ausschließlich Vergleiche von nicht-randomisierten Kollektiven [31]. Wenn eine endovaskuläre Versorgung möglich ist, sollte diese angestrebt werden [32, 33]. Für das rupturierte abdominelle Aortenaneurysma gibt es noch keine klare Tendenz. In einer aktuellen randomisierten Studie ergab sich keine signifikante Reduktion der 30-Tages-Mortalität oder der Behandlungskosten durch eine endovaskuläre Versorgung [34].

Eine endovaskuläre Versorgung nichttraumatischer Aortenrupturen sollte, wenn möglich, angestrebt werden

Therapieoptionen

Aneurysmen und Dissektionen der thorakalen Aorta (Stanford B), die nicht den Bereich der Aorta ascendens betreffen, werden überwiegend endovaskulär behandelt. Nachdem die Langzeitergebnisse der **INSTEAD-Studie** publiziert wurden, ist die konservative Therapie mehr in den Hintergrund getreten [35].

Für Auswahl und Planung geeigneter Stentgrafts sind folgende Kriterien entscheidend:
- Lokalisation des „entry" (evtl. auch multiple „entries");
- Ausdehnung eines evtl. vorhanden intramuralen Hämatoms (proximal/distal);
- Lokalisation eines PAU (groß- oder klein-kurvaturseitig);
- Eignung und Morphologie (Durchmesser und Länge) der geplanten Landungszonen;
- Zugangsgefäße (iliakal/supraaortal).

Aneurysmen und Dissektionen der thorakalen Aorta (Stanford B), die nicht die Aorta ascendens oder den Aortenbogen betreffen, werden überwiegend endovaskulär behandelt

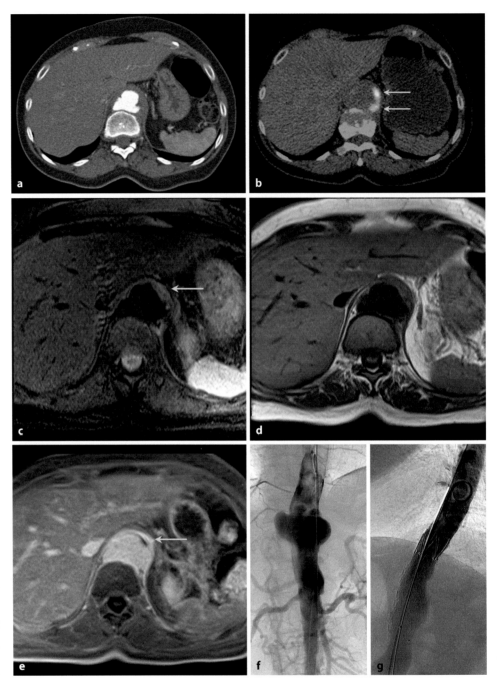

Abb. 4 ▲ Aortitis: Die initialen Computertomographie (CT)-Aufnahme (**a**) zeigt eine umschriebene aneurysmatische Aufweitung der distalen Aorta descendens mit Einbeziehung des Abgangs des Truncus coeliacus. Bei starken lokalen Schmerzen und einer entzündlichen Laborkonstellation wurden unter der Verdachtsdiagnose einer Aortitis eine Fluordesoxyglukose-Positronenemissionstomographie (FDG-PET)-CT-Untersuchung mit erhöhter FDG-Aufnahme (*Pfeile*) in der Aortenwand (**b**) und eine Magnetresonanz (MR)-Untersuchung vorgenommen. Die MR-Untersuchung zeigt konkordant eine signalreiche Aortenwand in der STIR ("short tau inversion recovery")-Aufnahme (**c**) und eine Kontrastmittelaufnahme in FS-T1-Aufnahmen (**d** nativ; **e** nach Gadolinium, *Pfeil*). In der MR-Angiographie ist eine zunehmende Aneurysmabildung dokumentiert. Nach medikamentöser Therapie der Aortitis über mehrere Wochen wurde dann eine endoprothetische Versorgung vorgenommen. Die Aufnahmen (**f** und **g**) zeigen den Zustand vor der Versorgung (**f**) mit Progress der Erkrankung und die Kontrolle nach der Versorgung mit einer Endoprothese (**g**)

Zur Beurteilung der exakten Lokalisation eines oder mehrerer „entries" wird ggf. additiv eine TEE durchgeführt.

Das geplante (oder akzidentelle) Überstenten der linken Arteria subclavia wird entweder durch eine Subklaviatransposition (oder einen Karotis-Subklavia-Bypass mit zentraler Ligatur) ergänzt oder durch Verwendung von Stentgrafts mit sog. **„scallops"** (Stengrafts mit Aussparungen im Bereich der Konvexität) vermieden. Stentgrafts mit Seitenarmen für mehrere supraaortale Äste kommen zunehmend ebenfalls zum Einsatz. Sie kommen vorwiegend bei Aneurysmata im Aortenbogen zur Anwendung. Diese Stentgrafts sind teilweise noch in der klinischen Entwicklung und werden individuell für den Patienten angefertigt. Vor der Intervention ist eine Diagnostik der supraaortalen Äste, z. B. mittels MRA, obligat. Hierbei ist das vertebrobasiläre Stromgebiet von besonderer Relevanz, um potenzielle Risiken bei inkompletter Gefäßanlage zu berücksichtigen.

Ziel ist es, durch Remodelling der proximalen Aorta descendens eine weitere Dilatation des Falschkanals mit der Gefahr einer Ruptur sowie durch weiteres distales Wachstum sekundär intestinal-ischämische Komplikationen zu verhindern und die Dissektion teilweise oder ganz zurückzuführen. Dabei gilt bei Typ-B-Dissektionen z. B. ein partiell thrombosierter, großlumiger Falschkanal als Risikofaktor für spätere Dilatation mit Ruptur [36]. Wenn der Patient bereits in der Vorgeschichte einen infrarenalen Aortenersatz oder einen Stentgraft der Aorta erhalten hat, besteht bei langstreckiger Stentgraftimplantation der Aorta descendens ein Querschnittsrisiko, welches durch Monitoring des spinalen Druckes (und ggf. Anhebung des arteriellen Mitteldrucks) reduziert werden kann. Nicht selten ist auch eine Überstentung eines stenosierten Truncus coeliacus erforderlich. Hier ist allerdings ein vorheriger angiographischer Nachweis einer intakten Kollateralperfusion über die Arteria mesenterica superior erforderlich.

Um die Überstentung von Viszeralarterien zu vermeiden, kann auch ein sog. **„Petticoat"-Stent** verwendet werden. Dieser ist distal ohne „covering" und unterstützt das Remodelling der distalen Aortenregion (Abschnitte IV und V).

Im akuten Fall einer peripheren oder intestinalen Ischämie kann durch sog. Fensterungseingriffe (perkutan unter Verwendung von Drähten und Ballons, ggf. auch mit Stents) eine Verbindung zwischen dem häufig subtotal komprimierten wahren und dem falschen Lumen hergestellt werden. Allerdings ist bei der Planung zu berücksichtigen, dass gelegentlich das Ergebnis nicht genau vorhersehbar ist und evtl. ein gefäßchirurgisches „stand-by" vorab vereinbart werden sollte.

Chirurgisch kann durch Aortotomie und Teilresektion der Dissektionsmembran, mit oder ohne Bypass zu den Viszeralarterien, eine Rekonstruktion durchgeführt werden. Hierbei muss darauf geachtet werden, dass distale Stufenbildungen vermieden und bestehende periphere, z. B. in die Arteria mesenterica superior reichende Dissektionen sogar verschlechtert werden.

Bei Verwendung mehrerer Stentgrafts ist darauf zu achten, dass bei Dissektionen kein zu starkes „oversizing" (ca. 15 %) geplant wird, proximal möglichst keine „Bare"-Stents verwendet werden und das Anmodellieren vorsichtig erfolgt. Die Stents sollen von distal nach proximal implantiert werden (Fallrohrprinzip). Die jeweiligen Überlappungszonen der einzelnen Stentgrafts sind bei der präinterventionellen Planung zu berücksichtigen. Im Falle eines PAU soll die Stentlänge nicht zu kurz gewählt werden, da die Erkrankung häufig multifokal und fortschreitend verläuft.

Eine internistische Nachbehandlung mit Blutdruckkontrollen, medikamentöser Begleittherapie und lebenslanger Stentgraftnachsorge (Aushändigung eines Implantatausweises!) ist obligat [37].

> Zur Beurteilung der exakten Lokalisation eines oder mehrerer „entries" wird ggf. additiv eine TEE durchgeführt

> Bei Typ-B-Dissektionen gilt ein partiell thrombosierter, großlumiger Falschkanal als Risikofaktor für spätere Dilatation mit Ruptur

> Die Stents sollen von distal nach proximal implantiert werden

> Eine internistische Nachbehandlung ist obligat

Fazit für die Praxis

- Mit der Einführung der Multidetektor (MD)- und der Multislice (MS)-Technik wurde die Computertomographie-Angiographie (CTA) der peripheren Arterien erst möglich und die der Aorta verbessert.
- Mit der CTA gelingt eine exakte Beurteilung von Aortenlumen und -wand. Auch für die Planung und die Kontrolle von Aortenprothesen ist das Verfahren hilfreich.
- Für die Magnetresonanzangiographie (MRA) der Aorta kommen verschiedene Techniken mit und ohne Kontrastmittel (KM)-Gabe zur Anwendung.
- Aufgrund der potenziellen Risiken für eine nephrogene systemische Fibrose hat die KM-freie MRA (NON-KM-MRA) mit neuen technischen Ansätzen zunehmend an Bedeutung gewonnen.
- Kenntnis und Beurteilung der exakten geographischen Anatomie des Aortenbogens sowie die genaue Messung der entscheidenden Abstände und Durchmesser im Rahmen von

3-D-Rekonstruktion sind für eine Planung von endovaskulär eingebrachten Stentgrafts von kritischer Bedeutung.

— Durch die Entwicklung der modernen Diagnostik und dezidierter Therapieverfahren beim akuten Aortensyndrom haben sich für die Praxis relevante Fortschritte ergeben.

— Patienten mit einem intramuralen Hämatom werden je nach Risiko entweder operativ bzw. interventionell oder aber primär konservativ behandelt.

— Ein penetrierendes Aortenulkus muss behandelt werden, wenn bildgebend eine Progression eintritt, die Schmerzen zunehmen, Rupturzeichen wie extramurale Hämatome auftreten oder der Blutdruck nicht zu kontrollieren ist.

— Die Therapie von Aortitiden erfolgt meist medikamentös, mit Ausnahme des inflammatorischen Aortenaneurysmas, welches nach Möglichkeit aufgrund der perioperativen Morbidität endovaskulär behandelt wird.

Korrespondenzadresse

Prof. Dr. P. Reimer
Institut für diagnostische und interventionelle Radiologie, Klinikum Karlsruhe
Moltkestraße 90, 79133 Karlsruhe, Deutschland
peter.reimer@partner.kit.edu

Danksagung. Wir danken Prof. Dr. K. Tatsch für die zur Verfügung gestellte PET-CT-Aufnahme.

Einhaltung ethischer Richtlinien

Interessenkonflikt. P. Reimer, R. Vosshenrich, M. Storck geben an, dass kein Interessenkonflikt besteht.

Dieser Beitrag beinhaltet keine Studien an Menschen oder Tieren.

Literatur

1. Shiga T et al (2006) Diagnostic accuracy of transesophageal echocardiography, helical computed tomography, and magnetic resonance imaging for suspected thoracic aortic dissection. Arch Intern Med 166(13):1350–1356
2. van Keulen JW et al (2009) Dynamics of the aorta before and after endovascular aneurysm repair: a systematic review. Eur J Vasc Endovasc Surg 38(5):586–596
3. Pannu HK, Alvarez W Jr, Fishman EK (2006) Beta-blockers for cardiac CT: a primer for the radiologist. Ajr Am J Roentgenol 186(6 Suppl 2):341–345
4. Fleischmann D (2005) How to design injection protocols for multiple detector-row CT angiography (MDCTA). Eur Radiol 15(Suppl 5):E60–E65
5. Saba L et al (2009) Imaging of the endoleak after endovascular aneurysm repair procedure by using multidetector computer tomography angiography. J Cardiovasc Surg 50(4):515–526
6. Biesdorf A et al (2012) Segmentation and quantification of the aortic arch using joint 3D model-based segmentation and elastic image registration. Med Image Anal 16(6):1187–1201
7. Rengier F et al (2011) Reliability of semiautomatic centerline analysis versus manual aortic measurement techniques for TEVAR among non-experts. Eur J Vasc Endovasc Surg 42(3):324–331
8. Wang J et al (2008) Micro magnetic resonance angiography of the finger in systemic sclerosis. Rheumatol 47(8):1239–1243
9. Karmonik C et al (2011) Computational study of haemodynamic effects of entry- and exit-tear coverage in a DeBakey type III aortic dissection: technical report. Eur J Vasc Endovasc Surg 42(2):172–177
10. Hope TA, Herfkens RJ (2008) Imaging of the thoracic aorta with time-resolved three-dimensional phase-contrast MRI: a review. Semin Thorac Cardiovasc Surg 20(4):358–364
11. Morita S et al (2011) Unenhanced MR angiography: techniques and clinical applications in patients with chronic kidney disease. Radiographics 31(2):E13–E33
12. Ishimaru S (2004) Endografting of the aortic arch. J Endovasc Ther 11(Suppl 2):II62–II71
13. Natsis KI et al (2009) Anatomical variations in the branches of the human aortic arch in 633 angiographies: clinical significance and literature review. Surg Radiol Anat 31(5):319–323
14. Vilacosta I et al (2010) Acute aortic syndrome: a new look at an old conundrum. Postgrad Med J 86(1011):52–61
15. Vilacosta I, Roman JA (2001) Acute aortic syndrome. Heart 85(4):365–368
16. Litmanovich D et al (2009) CT and MRI in diseases of the aorta. Ajr Am J Roentgenol 193(4):928–940
17. Macura KJ et al (2003) Pathogenesis in acute aortic syndromes: aortic dissection, intramural hematoma, and penetrating atherosclerotic aortic ulcer. Ajr Am J Roentgenol 181(2):309–316
18. Coady MA, Rizzo JA, Elefteriades JA (1999) Pathologic variants of thoracic aortic dissections. Penetrating atherosclerotic ulcers and intramural hematomas. Cardiol Clin 17(4):637–657
19. Coady MA et al (1999) Natural history, pathogenesis, and etiology of thoracic aortic aneurysms and dissections. Cardiol Clin 17(4):615–635 (vii)
20. Larson EW, Edwards WD (1984) Risk factors for aortic dissection: a necropsy study of 161 cases. Am J Cardiol 53(6):849–855
21. LePage MA et al (2001) Aortic dissection: CT features that distinguish true lumen from false lumen. Ajr Am J Roentgenol 177(1):207–211
22. Chao CP, Walker TG, Kalva SP (2009) Natural history and CT appearances

of aortic intramural hematoma. Radiographics 29(3):791–804

23. Baikoussis NG et al (2009) Intramural haematoma of the thoracic aorta: who's to be alerted the cardiologist or the cardiac surgeon. J Cardiothorac Surg 4:54

24. Therasse E et al (2005) Stent-graft placement for the treatment of thoracic aortic diseases. Radiographics 25(1):157–173

25. Hayashi H et al (2000) Penetrating atherosclerotic ulcer of the aorta: imaging features and disease concept. Radiographics 20(4):995–1005

26. Welch TJ et al (1990) Radiologic evaluation of penetrating aortic atherosclerotic ulcer. Radiographics 10(4):675–685

27. Brinster DR et al (2006) Are penetrating aortic ulcers best treated using an endovascular approach. Ann Thorac Surg 82(5):1688–1691

28. Töpel I, Zorner N, Steinbauer M (2015) Entzündliche Erkrankungen der Aorta. Teil 2: Infektiöse Aortitiden. Gefässchirurgie 20(1):63–73

29. Töpel I, Zorner N, Steinbauer M (2014) Entzündliche Erkrankungen der Aorta. Teil1: Nichtinfektiöse Aortitiden. Gefässchirurgie 19(2):169–180

30. Litmanovich DE, Yildirim A, Bankier AA (2012) Insights into imaging of aortitis. Insights Imaging 3(6):545–560

31. Cheng D et al (2010) Endovascular aortic repair versus open surgical repair for descending thoracic aortic disease a systematic review and meta-analysis of comparative studies. JACC 55(10):986–1001

32. Jonker FH et al (2011) Endovascular treatment of ruptured thoracic aortic aneurysm in patients older than 75 years. Eur J Vasc Endovasc Surg 41(1):48–53

33. Jonker FH et al (2011) Open surgery versus endovascular repair of ruptured thoracic aortic aneurysms. J Vasc Surg 53(5):1210–1216

34. Powell JT et al (2014) Endovascular or open repair strategy for ruptured abdominal aortic aneurysm: 30 day outcomes from IMPROVE randomised trial. Bmj 348:f7661

35. Nienaber CA et al (2005) Investigation of stent grafts in patients with type B aortic dissection: design of the instaed trial – a prospective, multicenter, european randomized trial. Am Heart J 149(4):592–599

36. Nienaber CA et al (2014) Early and late management of type B aortic dissection. Heart 100(19):1491–1497

37. Prescott-Focht JA et al (2013) Ascending thoracic aorta: postoperative imaging evaluation. Radiographics 33(1):73–85

Radiologe 2015 · 55:901–914
DOI 10.1007/s00117-015-0021-6
Online publiziert: 6. Oktober 2015
© Springer-Verlag Berlin Heidelberg 2015

CrossMark

P. A. Glemser[1] · A. Krauskopf[2] · D. Simons[1] · H. P. Schlemmer[1] · K. Yen[2]
[1] Abteilung Radiologie, Deutsches Krebsforschungszentrum, Heidelberg, Deutschland
[2] Institut für Rechtsmedizin und Verkehrsmedizin, Universitätsklinikum Heidelberg, Heidelberg, Deutschland

Klinisch-forensische Bildgebung
Erfassung und Dokumentation innerer Verletzungsbefunde bei lebenden Gewaltopfern

Zusammenfassung
Den aktuellen Standard klinisch-forensischer Befunderhebung bildet nach wie vor die äußere körperliche Untersuchung, bei der sichtbare Verletzungsbefunde erfasst und dokumentiert werden. Es versteht sich von selbst, dass mit dieser Methode Befunde, die das Körperinnere betreffen, nicht festgestellt werden können. Um diese zugänglich zu machen, bietet sich an, die in der klinischen Medizin gängigen radiologischen Verfahren Computertomographie (CT) und Magnetresonanztomographie (MRT) auch im forensischen Kontext anzuwenden. Dabei scheint insbesondere die MRT, die nicht mit einer Strahlenbelastung für die untersuchte Person verbunden ist, ein hohes Potenzial zu besitzen, zumal sie den Nachweis von inneren Weichteil- und Organverletzungen erlaubt sowie durch neu entwickelte Techniken einzigartige Einblicke in Funktion und Zusammensetzung von Geweben und Organen ermöglicht. Eine immer größere Rolle werden künftig auch bildgebende Daten spielen, die bereits vor der Einbindung der Rechtsmedizin im Rahmen der klinischen Diagnostik erhoben wurden. Auch wenn diese eine andere Fragestellung im Fokus hatten, liefern sie oft ausgezeichnete, zeitnah zum Ereignis erhobene Informationen über die erlittenen Verletzungsbefunde und können deshalb von hohem Wert für rechtsmedizinische Gutachten sein.

Schlüsselwörter
Wunden und Verletzungen · Magnetresonanztomographie · Computertomographie · Sachverständigengutachten · Interdisziplinäre Kommunikation

Dieser aktualisierte Beitrag erschien ursprünglich in der Zeitschrift *Rechtsmedizin* 2015, 25:67–80.
DOI 10.1007/s00194-014-0983-0. Die Teilnahme an der zertifizierten Fortbildung ist nur einmal möglich.

Lernziele

Nach Lektüre dieses Beitrags ...
- kennen Sie die wesentlichen Indikationen für die Anwendung von Computertomographie (CT) und Magnetresonanztomographie (MRT) an lebenden Gewaltopfern.
- können Sie die Möglichkeiten und Grenzen des Einsatzes bildgebender Verfahren an Lebenden einschätzen.
- haben Sie einen Überblick über wichtige forensisch-relevante Befunde, die in CT- und MRT- Untersuchungen an lebenden Personen erhoben werden können.
- sind Sie über das praktische Vorgehen informiert.
- fühlen Sie sich sicher darin, den Stellenwert vorgängig erhobener klinischer CT- bzw. MRT-Daten und deren Nutzung zu beurteilen.

Einleitung

Die Vorteile postmortaler Bildgebung sind auf die klinisch-forensische Bildgebung übertragbar

Die gängige rechtsmedizinische Praxis zur Befundaufnahme an lebenden Personen nach erlittener Gewalt sieht eine vollständige äußere körperliche Untersuchung vor. Folglich fehlen in der Regel Informationen und objektivierbare Befunde über mögliche **innere Verletzungen**. Die Vorteile postmortaler Bildgebung sind bekannt und in einigen Bereichen bereits evaluiert; prinzipiell sind diese auch auf die klinisch-forensische Bildgebung übertragbar (objektive Befunderfassung, Möglichkeit zur unabhängigen Nachbegutachtung, telemedizinische Befundung, Möglichkeiten zur Rekonstruktion der Bilddaten, Visualisierungspotenzial etc.). Da beim Lebenden die Bildgebung neben der körperlichen Untersuchung die einzige Möglichkeit zur Erhebung von Verletzungsbefunden darstellt und in den radiologischen Fächern große klinische Erfahrung mit deren Anwendung vorhanden ist, wäre es wünschenswert, dieses Potenzial auch in der Rechtsmedizin zu nutzen. Der Beitrag fokussiert nicht auf einfache Röntgentechniken, deren Einsatzmöglichkeiten und Nutzen hinlänglich bekannt sind, sondern auf die beiden „Schnittbildverfahren":
- Computertomographie (CT) und
- Magnetresonanztomographie (MRT).

Clinical forensic imaging. Detection and documentation of internal injuries in living victims of violence

Abstract

External examination of the body surface with documentation of all visible findings can still be regarded as the status quo of clinical forensic injury assessment. It is obvious that internal findings cannot be detected using this technique. For obtaining such findings accessible well-established radiological techniques, such as computed tomography (CT) and magnetic resonance imaging (MRI) should be used. Especially MRI with no damaging radiation exposure for the examined person allows the detection of internal soft tissue and organ damage and offers a great potential regarding new techniques for allowing insights into tissue composition and function. Furthermore, imaging data collected in clinical institutions before the patient was transferred to the department of legal medicine will play a major role in the future. Although these data were obtained based on a different approach, they provide excellent and recent information on injuries in the respective (current) case und can therefore be of high value for the forensic expertise.

Keywords

Wounds and injuries · Magnetic resonance imaging · Tomography, X-ray computed · Expert testimony · Interdisciplinary communication

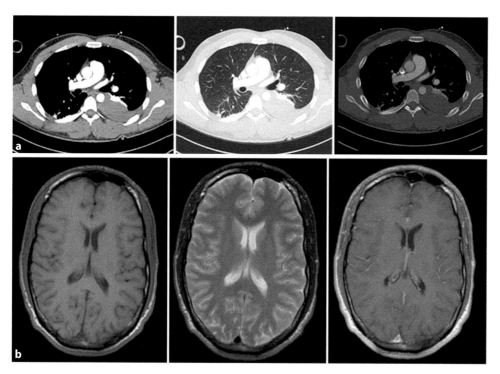

Abb. 1 ▲ Einfach und rasch durchzuführende unterschiedliche Fensterung zur optimierten Darstellung relevanter Strukturen (Weichteil-, Lungen- und Knochenfenster im Computertomogramm; *beachte* linksseitiger Pleuraerguss) (**a**). **b** 3-T-Magnetresonanztomographiebilder mit unterschiedlichen Gewichtungen: T_1-gewichtet, T_2-gewichtet und T_1-gewichtet mit Kontrastmittel

Allgemeines

Prinzip der Schnittbildverfahren

Computertomographie

Schnittbildverfahren wie CT und MRT haben sich in den vergangenen Jahrzehnten zu unabdingbaren Standardmethoden entwickelt. Bei der CT wird mithilfe der Röntgenröhre ein schmaler Fächerstrahl erzeugt, der in der jeweiligen Körperschicht in Abhängigkeit von den vorliegenden Strukturen verschieden stark geschwächt wird. Daraus lassen sich **überlagerungsfreie Schnittbilder** errechnen. Die Schwächungswerte werden in Hounsfield-Einheiten (HE) angegeben. Da das menschliche Auge nur ca. 20 Grautöne gleichzeitig unterscheiden kann, wurden mehrere Fenster zur optimierten Darstellung unterschiedlicher Strukturen geschaffen (Weichteil-, Lungen-, Knochenfenster; ◘ **Abb. 1**). Inzwischen hat sich die Technik von einfachen Scannern in den 1970er Jahren zu modernen Multidetektor-Scannern mit bis zu 256 Zeilen entwickelt. Gleichzeitig sank die Untersuchungszeit auf Sekunden bis wenige Minuten im CT.

> Ein Fächerstrahl durch den Körper wird abhängig von den vorliegenden Strukturen verschieden stark geschwächt

Magnetresonanztomographie

Die MRT arbeitet komplett ohne Röntgenstrahlung. Dieses Verfahren beruht auf der **Kernmagnetresonanz** von Atomkernen. Mithilfe eines starken statischen Magnetfelds, magnetischen Wechselfeldern und hochfrequenten Radiowellen können somit Schnittbilder erzeugt werden. Die Scan-Dauer ist deutlich länger als in der CT. Die MRT liefert einen ausgezeichneten Weichteilkontrast. Daher ist es das beste Schnittbildverfahren z. B. zur Beurteilung des **Zentralnervensystems** (ZNS). Mögliche **Kontraindikationen** (Klaustrophobie des Patienten bei langer Untersuchungsdauer, Verletzungsgefahr durch unbefestigte magnetisierbare Gegenstände, Dislokationsgefahr potenziell beweglicher Metallteile im Körper des Patienten, Funktionsstörung elektronischer Implantate) sind zu berücksichtigen.

> Die MRT liefert einen ausgezeichneten Weichteilkontrast

Durchführung

Im deutschsprachigen Raum stehen heute prinzipiell überall CT- und MRT-Geräte in Kliniken oder bei niedergelassenen Radiologen zur Verfügung, die im Rahmen **klinisch-forensischer Kooperationen** genutzt werden können. Die Geräte müssen für Patienten zugelassen sein. Dies beinhaltet auch, dass geeignetes klinisches Personal vor Ort verfügbar ist, das den Scan nach den jeweils geltenden Richtlinien korrekt durchführt. Eine enge Kooperation zwischen klinisch tätigen Radiologen und Rechtsmedizinern ist schon während des Scans zielführend, um die Durchführung in v.a. folgenden Punkten zu unterstützen und ggfs. weiterzuentwickeln:

- Festlegung der erforderlichen Sequenzen,
- Abklärung von Kontraindikationen,
- Eingreifen bei Eintreten unerwarteter Komplikationen bei der untersuchten Person,
- Überwachung der Qualität laufender Scans, ggf. Korrektur,
- erste Befundung, ggf. Erweiterung der Untersuchung,
- detaillierte Befundung und Rekonstruktion (auch später möglich).

Eine enge Kooperation zwischen Radiologe und Rechtsmediziner ist zielführend

Die folgenden Angaben beziehen sich überwiegend auf die Vorgehensweise der Untersuchung mithilfe des MRT, da eine strahlenbelastende CT-Untersuchung für forensische Zwecke nur unter den entsprechenden rechtlichen Ausnahmebedingungen durchgeführt werden darf und deshalb im Routinealltag seltener zu finden sein wird (s. unten).

Nach (klinischer und forensischer) Aufklärung und **Einholen der Einwilligung** des einwilligungsfähigen Patienten sollten die Scans möglichst zeitnah (im Idealfall wenige Stunden nach dem Vorfall) durchgeführt werden. In der MRT hat sich gezeigt, dass in einzelnen Fällen z. B. nach Strangulation oder bei ausgedehnten Verletzungsbefunden auch noch nach Tagen relevante Befunde wie Einblutungen in Halsstrukturen oder Knochenmarkverletzungen, die ein traumatisches Ereignis belegen, erhoben werden können. Daher sollten bildgebende Verfahren auch längere Zeit nach einem Ereignis, selbst wenn äußerlich keine Verletzungsbefunde mehr sichtbar sind, zumindest in Betracht gezogen werden. Die Möglichkeit, insbesondere mithilfe der MRT noch zu einem späteren Zeitpunkt wertvolle Daten für die Begutachtung erhalten zu können, erleichtert die Organisation, da bei Verwendung klinischer MRT-Scanner mit einer Wartezeit gerechnet werden muss. Je nach **Kooperationsvereinbarung** und organisatorischen Gegebenheiten (z. B. Möglichkeit, abends zu scannen, zur Durchführung von „Notfallscans" in dringlichen Fällen auch während des laufenden Patientenbetriebs, Zugriff auf weniger ausgelastete Ausweichgeräte) sind ein bis wenige Tage Wartezeit bis zur Durchführung des Scans durchaus möglich.

Die strahlenbelastende CT-Untersuchung für forensische Zwecke darf nur unter den rechtlichen Ausnahmebedingungen durchgeführt werden

Bildgebende Verfahren sollten auch längere Zeit nach einem Ereignis zumindest in Betracht gezogen werden

Die Festlegung der sinnvollen Sequenzen erfolgt derzeit außer bei Forschung-Scans, bei denen diese vorab festgelegt werden, in der Regel gemeinsam mit oder durch Radiologen und muss jeweils an die Fragestellung angepasst werden. Hierbei kann auf ausgedehnte klinische Erfahrungen zurückgegriffen werden. Prinzipiell können bei MRT-Untersuchungen T_1- und T_2-Wichtungen unterschieden werden, die – sofern möglich – noch durch T_1-Sequenzen nach Kontrastmittelgabe ergänzt werden. Flüssigkeiten erscheinen beispielsweise in T_1-gewichteten Aufnahmen dunkel, in T_2-gewichteten Aufnahmen hell. Je nach Fragestellung kann inzwischen auf eine große Zahl **spezifischer MRT-Sequenzen** zurückgegriffen werden. Neben der Möglichkeit, Fett oder Liquor im Bild zu unterdrücken – dann als „fatsat" (FS) oder „fluid attenuated inversion recovery" (FLAIR) – bezeichnet, unterscheiden sich Sequenzen auch in der **Akquisitionsdauer**. Als schnelle und damit bewegungsartefaktunempfindlichere Sequenz wird z. B. die „T_2-haste"-Sequenz häufig in der klinischen Routine eingesetzt. Für weitere Details auch zu den für spezielle Fragestellungen verfügbaren Sequenzen wird auf die einschlägige Literatur zur MRT-Physik verwiesen. Insgesamt gilt, dass bei forensischen Fragestellungen der Dialog mit einem MRT-erfahrenen Radiologen zielführend ist.

Die Festlegung der sinnvollen Sequenzen muss an die Fragestellung angepasst werden

Eigene Scan-Protokolle für spezifisch forensische Fragestellungen sind in Entwicklung, müssen aber noch weitgehend validiert werden. Ein Kontrastmittel wird hierbei im Regelfall nicht benötigt. Die Auswahl sollte sich nach der zu untersuchenden Region (*Cave*: „field of view" nicht zu klein wählen) und Fragestellung richten und berücksichtigen, dass die zur Verfügung stehende Scan-Zeit von ca. 1,5 h nicht überschritten wird, da auf Basis klinischer Erfahrungen längeres unbewegtes Liegen für die zu untersuchende Person nicht zumutbar ist.

Eine Scan-Zeit von ca. 1,5 h sollte nicht überschritten werden

Beispiele

Als Beispiel soll nach Strangulation ein Protokoll verwendet werden, das zumindest folgende Sequenzen in mindestens in 2, besser 3 Ebenen beinhaltet:

- t1_tse (T_1-gewichtete „turbo spin-echo"),
- t1_tse_fs (T_1-gewichtete Turbo spin-echo mit Fettsättigung) und
- t2_tirm (T_2-gewichtete „turbo-inversion recovery-magnitude").

Die untersuchte Region soll sich vom Kieferwinkel bis zum Ansatz der Mm. sternocleidomastoidei am Schlüsselbein über den gesamten Hals erstrecken.

Auch bei Kindesmisshandlung durch stumpfe Gewalt empfehlen sich t1_tse-, t1_tse_fs- und t2_tirm-Sequenzen in mindestens 2, wenn Zeit vorhanden ist, in 3 Ebenen. Spezialsequenzen wie z. B. suszeptibilitätsgewichtete (SWI)-Sequenzen können die Erfassung von **Blutungen** zusätzlich erleichtern. Auch hier ist zu beachten, dass der gesamte Verletzungsbereich abgedeckt ist.

Nach Schuss- oder Stichverletzungen wird häufig eine klinische CT-Untersuchung, bei relevanter Blutung mit Gabe von Kontrastmittel, durchgeführt. Eine forensische MRT-Untersuchung sollte wiederum t1_tse-, t1_tse_fs- und t2_tirm-Sequenzen in mindestens 2 Ebenen umfassen und das gesamte interessierende Gebiet abdecken. Bei Verdacht auf **Body packing** kann zusätzlich zu den Standardsequenzen eine schnelle Sequenz (t2_haste) gefahren werden; diese hat den Vorteil, dass sie unempfindlicher gegen die Darmperistaltik ist.

> Das Protokoll sollte eine Bildgebung in 2 bis 3 Ebenen beinhalten

> Nach Schuss- oder Stichverletzungen wird häufig eine klinische CT-Untersuchung durchgeführt

Einschränkungen

Generell gelten dieselben Einschränkungen wie bei Untersuchungen an klinischen Patienten (z. B. Belastungsfähigkeit des Untersuchungstischs bei stark übergewichteten Patienten, gewisse Implantate, Klaustrophobie, die Unfähigkeit, ruhig zu liegen wie bei kleinen Kindern etc.). Es gilt der Grundsatz, dass strahlenbelastende Verfahren – und somit eine CT-Bildgebung – nur bei medizinischer Indikation durchgeführt werden dürfen. Davon bestehen jedoch Ausnahmen.

Gesetzliche Vorgaben

Deutschland

In Deutschland ist gemäß § 25 der **Röntgenverordnung** (RöV) bei der Anwendung von Röntgenstrahlung am Menschen eine medizinisch gerechtfertigte Indikation (§ 23 RöV) oder eine gesetzliche Ermächtigungsgrundlage Voraussetzung. Die körperliche Untersuchung von Beschuldigten erfolgt auf Grundlage des § 81a StPO. Darunter fallen auch andere körperliche Eingriffe zu Untersuchungszwecken, sofern kein Nachteil für die Gesundheit des Untersuchten zu befürchten ist. Als körperliche Eingriffe gelten auch Untersuchungen mithilfe des Röntgen sowie der Computertomographie, da definitionsgemäß der „Körper einem Stoff ausgesetzt wird". Bei diesen radiologischen Untersuchungen handelt es sich zwar somit um (zunächst tatbestandliche) Körperverletzungen im Sinne des § 223 Abs. 1 StGB, diese sind jedoch durch § 81a StPO gerechtfertigt.

Die Anordnung einer derartigen Untersuchung erfolgt im Regelfall nach dem Verhältnismäßigkeitsgrundsatz durch den Richter und kann bei fehlender Einwilligung auch zwangsweise vorgenommen werden. In Ausnahmefällen kann bei Gefährdung des Untersuchungserfolgs die Anordnung einer derartigen Untersuchung durch die Staatsanwaltschaft oder ihre Ermittlungspersonen erfolgen (vgl. OLG Karlsruhe, Beschluss v. 07.05.2004, Az. 2 Ws 77/04).

Die **körperliche Untersuchung** an einer geschädigten Person ist nach § 81c Abs. 1 StPO gestattet, wenn sie als Zeuge für die Tat in Betracht kommt, für die Untersuchung genügender Anlass besteht und die Untersuchung als notwendig erachtet wird. Allerdings deckt diese Ermächtigung nur die Untersuchung am Körper bzw. an den natürlichen Körperöffnungen. Körperliche Eingriffe ohne Einwilligung oder entsprechende Anordnung nach § 81c Abs. 5 StPO sind unzulässig. Die Einwilligung der geschädigten Personen ist hier stets prioritär zu behandeln.

> Die körperliche Untersuchung von Beschuldigten erfolgt auf Grundlage des § 81a StPO

> Die Untersuchung kann bei fehlender Einwilligung nach Anordnung auch zwangsweise vorgenommen werden

> Körperliche Eingriffe ohne Einwilligung oder entsprechende Anordnung nach § 81c Abs. 5 StPO sind unzulässig

Österreich

In Österreich ist die körperliche Untersuchung im strafrechtlichen Zusammenhang in **§117 Z 4 StPO** definiert. Hier ist neben der Durchsuchung von Körperöffnungen und der Abnahme einer Blutprobe „jeder andere Eingriff in die körperliche Integrität" von Personen angeführt. Grundsätzlich sind mit rechtswirksamer Einwilligung des Betroffenen Eingriffe, deren Folgen unter 3 Tagen andauern, und Blutentnahmen zulässig. Jede zulässige körperliche Untersuchung (mit Ausnahme des Mundhöhlenabstrichs; s. § 123 Abs. 5 StPO) bedarf dennoch einer Anordnung, die im Regelfall jeweils durch den Einzelrichter des zuständigen Landesgerichts erteilt wird (§ 123 Abs. 3 StPO). Die Untersuchung kann auch hier in Ausnahmefällen ohne Einwilligung des Beschuldigten zwangsweise angeordnet werden (§ 123 Abs. 4 Satz 3 StPO). Strittig ist die Durchführung von Untersuchungen, die eine Strahlenbelastung mit sich bringen: Zum Teil wird die Meinung vertreten, dass röntgenologische Untersuchungen trotz Strahlenbelastung einwilligungsunabhängig sind; z. T. wird die Folgewirkung der Strahlenbelastung als nicht mehr „unbedeutend" eingeschätzt [1]. Das muss umso mehr für die Untersuchung mithilfe CT gelten. Selbst bei MRT-Untersuchungen ist es jedoch anzuraten, die Zustimmung des Betroffenen einzuholen. Ein OGH-Erkenntnis (OGH, 19.04.2006, Az. 15 Os 18/06w) macht den Einsatz einer Röntgenuntersuchung zur Klärung der altersabhängigen Strafmündigkeitsgrenze von der Zustimmung des Angeklagten abhängig. In Österreich finden sich die gesetzlichen Grundlagen für die Anwendung von radiologischen Strahlungen an Personen insbesondere in § 4 Strahlschutzgesetz und § 3 Strahlenschutzverordnung.

> Ratsam ist die Einholung der Zustimmung des Betroffenen

Schweiz

In der Schweiz existieren die entsprechenden gesetzlichen Grundlagen in den Art. 241 Abs. 3 StPO, Art. 249 i.V.m. Art. 250 StPO und v. a. Art. 251 i.V.m. Art. 252 StPO [2]. Die gesetzlichen Grundlagen für die Anwendung von radiologischen Strahlungen finden sich in der Schweiz in Art. 2 Röntgenverordnung.

Schlussfolgerungen

Somit besteht im deutschsprachigen Raum eine **rechtliche Legitimität** für die Anwendung von Strahlung ohne medizinische Indikation – allerdings nur, sofern sie behördlich angeordnet wird.

Daher spielt die CT in der Rechtsmedizin insbesondere dann eine Rolle, wenn sie im Rahmen der klinischen Verletzungsdiagnostik zum Einsatz kommt und die Daten später für rechtsmedizinische Zwecke zur Verfügung gestellt werden (s. Abschn. „Verwendung vorbestandener klinischer Bilddaten"). Auch ist derzeit davon abzuraten, kontrastmittelverstärkte Scans oder Scans mit erforderlicher Sedierung/Narkose (Kleinkinder) zu rein forensischen Zwecken durchzuführen, zumal diese mit einer höheren Komplikationsrate verbunden sind. Nichts spricht aber dagegen, eine Vertrauensperson beim MRT-Scan bei der untersuchten Person zu belassen und z. B. deren Hand zu halten; bei eher ängstlichen oder traumatisierten Personen hat sich dies gut bewährt.

> Von der Anwendung kontrastmittelverstärkter Scans wird abgeraten

Die **Datenübermittlung** zwischen Radiologie und Rechtsmedizin ist derzeit oft noch auf die händische Übermittlung per Datenträger (CD, Festplatte) angewiesen, da eine Einbindung der Rechtsmedizin in das Picture Archiving and Communication System (PACS) in der Regel nicht möglich ist und darüber hinaus datenschutzrechtliche Probleme birgt. Meistens ist ein einfaches Bildbetrachtungsprogramm, ein sog. Viewer, auf der CD mitgeliefert, aber hinsichtlich 3D-Darstellungen und Rekonstruktionen in verschiedenen Ebenen nur sehr eingeschränkt verwertbar. Umfangreiche und im klinischen Alltag bereits umfassend eingesetzte Workstations für die Nachbearbeitung der Bilder (z. B. Syngo®.via von SIEMENS AG) gewinnen auch in der Rechtsmedizin zunehmend an Bedeutung.

> Die Nachbearbeitung der Daten gewinnt zunehmend an Bedeutung

Wesentliche forensisch-relevante Befunde

Die aktuelle Schnittbildgebung erlaubt eine ausgezeichnete Erfassung, Darstellung und Dokumentation vielfacher Befunde im Körperinneren, die mit der klassischen an lebenden Gewaltopfern angewendeten Methode der äußeren Besichtigung kaum bzw. nicht feststellbar sind. Insbesondere sind dies:

> Die aktuelle Schnittbildgebung erlaubt die ausgezeichnete Dokumentation vielfacher Befunde im Körperinneren

1. Verletzungen des *Unterhautfettgewebes* (z. B. Einblutungen, Quetschungen; ◘ Abb. 2), Quetschungshöhlenbildung mit freier Flüssigkeit, Gewebedurchtrennung, Emphysem).
2. Verletzungen der *Muskulatur* analog zu 1.

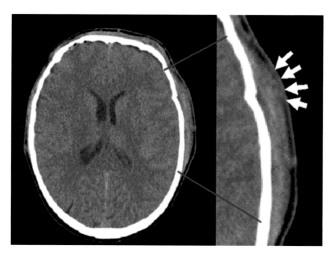

Abb. 2 ◄ Patient nach stumpfem Schädelhirntrauma: Computertomogramm (Weichteilfenster) mit linksseitigem Galeahämatom, der schwarze subkutane Fettgewebssaum zeigt sich im Verlauf unterbrochen (*weiße Pfeile* in der Vergrößerung). Der Befund ist vereinbar mit einer Fettgewebsquetschung und somit einer direkten Gewalteinwirkung an dieser Stelle

3. Verletzungen von *Bändern und Sehnen*: Die MRT ist auf Basis klinischer Erfahrungen dafür sehr gut geeignet, bis dato besteht jedoch diesbezüglich nur geringe forensische Erfahrung.
4. Verletzungen des *Skelettsystems*: Bildgebende Verfahren sind das wichtigste diagnostische Mittel zur Feststellung und Dokumentation von Frakturen und Fraktursystemen an lebenden Personen. Auch klinischerseits finden bei Verdacht auf knöcherne Verletzungen zunehmend CT und insbesondere MRT Verwendung, nicht zuletzt deshalb, weil damit Begleitverletzungen der Weichteile erfasst werden können.
5. *Organbefunde*: Hinsichtlich Organbefunden besteht große klinische Erfahrung, auf die zurückgegriffen werden kann. Forensisch sind v. a. Verletzungsbefunde wie Einblutungen, Quetschungen, Rupturen etc. von Bedeutung, aber auch Befunde nach Operationen (Fremdmaterial!) oder zahlreiche vorbestandene Erkrankungen können erfasst werden. Auch Einblutungen oder Flüssigkeitsansammlungen in Körperhöhlen sind in der Regel sehr gut erkennbar.
6. *Allgemeine Informationen zum Ernährungs- und Allgemeinzustand oder zur Beschaffenheit von Geweben* (Fettgewebsschicht, Beschaffenheit der Knochen usw.): Beispielsweise können solche Daten die Beurteilung der Heftigkeit einer Einwirkung oder von Behandlungsfehlervorwürfen unterstützen.
7. *Informationen zur Funktion von Geweben*: Hierzu bestehen noch kaum verwertbare forensische Erfahrungen, die Untersuchung von Funktionen von Geweben z. B. hinsichtlich des Ablaufs des Heilungsprozesses nach Verletzungen erscheint jedoch für die Zukunft sehr vielversprechend.

Indikationen

Die künftigen Indikationen für klinisch-forensische radiologische Verfahren sind noch nicht abschließend festgelegt. Bei einigen Fragestellungen haben wissenschaftliche Arbeiten und die Praxis aber gezeigt, dass der Einbezug von MRT- und/oder CT-Daten Vorteile für die Begutachtung bringt [3, 4, 5, 6, 7]. In ◘ **Tab. 1** sind die wichtigsten, bisher bekannten Indikationen zusammengefasst, ohne einen Anspruch auf Vollständigkeit zu erheben.

Auswertung von Bilddaten

Um eine adäquate **Befundungsqualität** sicherzustellen, ist die enge Kooperation mit den radiologischen Fachdisziplinen vonnöten. Hierbei sind gewisse rechtsmedizinische Kenntnisse seitens beteiligter Radiologen erforderlich. Für die Berücksichtigung rechtsmedizinisch relevanter Fragestellungen im Rahmen der Befundung von Bilddaten empfiehlt sich eine gemeinsame Diskussion und Auswertung. Das bloße Abstellen auf ohne forensischen Fokus und forensisches Wissen erstellte klinische Befundungen birgt die Gefahr eines erheblichen Verlusts an relevanten Informationen. Nötige Vorsicht bei der Interpretation von radiologischen Bildern ist immer geboten, da teilweise noch unzureichende (forensische) Erfahrung seitens der Radiologie zu konstatieren

Vorsicht bei der Interpretation von radiologischen Bildern ist immer geboten

Tab. 1 Wichtigste, bisher bekannte Indikationen. ([8])

Fragestellung/Indikation	Methode[a]	Erwartete zusätzliche Ergebnisse
Strangulation (insbesondere Würgen)	MRT, evtl. Angiographie	Erfassung von Verletzungen tiefer Halsstrukturen („innere Würgemale"); Hinweise auf Heftigkeit des Angriffs, evtl. auf Lebensgefahr (Nachweis von Verletzungen „kritischer" Strukturen des Halses, z. B. der großen Halsgefäße)
Forensische Rekonstruktion nach stumpfer Gewalt (Feststellung des genauen Ablaufs des Ereignisses, Differenzierung verschiedener Ereignisformen, z. B. **Sturz vs. Schlag** oder Feststellung der **Position** zwischen Angreifer und Opfer oder der **Anfahrrichtung bei Verkehrsunfällen**)	MRT, (CT)	Erfassung von Verletzungen knöcherner Strukturen, einschließlich Möglichkeit zur 3D-Darstellung von Knochenbruchsystemen beispielsweise am Schädel; Feststellung von Verletzungen der Weichteilstrukturen (Unterhautfettgewebe, Muskulatur) und Organe
Schuss- bzw. Stichverletzungen	MRT, (CT)	Darstellung des Stichkanals bzw. Schusskanals in Weichteilen und Organen; Erfassung knöcherner Verletzungen; Feststellung von Fremdkörpern wie z. B. Projektilen oder abgebrochenen Stichwerkzeugen
Kindesmisshandlung, insbesondere **Schütteltrauma**	MRT (*Cave*: Ganzkörper)	Verletzungsscreening an Skelettsystem, Weichteilen, Organen; Erfassung älterer Verletzungen am Skelettsystem nach früheren Misshandlungen; Erfassung spezifischer Befunde wie Festhalteverletzungen oder Verletzungen im Schädelinneren und an der Wirbelsäule nach Schütteltrauma
Ärztlicher Behandlungsfehler, Zustand nach Operationen	(CT), MRT	3D-Darstellung von Fremdmaterial im Körper, z. B. Fehllage von Kathetern, eingebrachtes Operationsmaterial; Feststellung von Blutungsquellen und Einblutungen; Erfassung von Folgen operativer Eingriffe
Visualisierung von Befunden vor Gericht	(CT), MRT	3D-Darstellung von Verletzungsbefunden, insbesondere am Skelettsystem; Überblick über Vorhandensein, Lage und Ausdehnung von (inneren) Verletzungen; „unblutige" Visualisierung auch ausgedehnter Verletzungsbefunde; Darstellung von Fremdkörpern
„Body packing"	(CT), MRT	Feststellung von eingebrachtem Fremdmaterial, Information zu dessen Lage und Menge
(Langzeit-)Folgen von Verletzungen im Rahmen zivilrechtlicher **Begutachtungen**, Begutachtungen im Auftrag von **Versicherungen** oder der Begutachtung von **Folteropfern**	MRT, evtl. Szintigraphie, (CT)	Feststellung charakteristischer Verletzungsfolgen wie z. B. Fehlstellungen am Skelettsystem; Veränderungen an Gelenken, Muskeln und Organen
Forensische **Altersschätzung**	MRT, (CT)	Feststellung charakteristischer Altersmerkmale an Zähnen und Skelettsystem

[a]Die am besten geeignete Methode richtet sich nach der Fragestellung sowie den rechtlichen Voraussetzungen und Möglichkeiten im konkreten Fall. Hier angegeben ist die Methode, die sich bislang unter Berücksichtigung spezifisch forensischer Anforderungen als am geeignetsten gezeigt hat. Ein CT steht in der Regel aufgrund rechtlicher Beschränkungen nur zur Verfügung, wenn die Scans mit klinischer Indikation durchgeführt werden.

ist sowie andererseits die Verwendung und die Interpretation radiologischer Befunde im forensischen Kontext in vielen Bereichen noch nicht ausreichend wissenschaftlich abgestützt sind. Hierzu soll auf gemäß Behandlungsfehlerstatistiken nichtseltene Diagnosefehler in der klinischen Radiologie verwiesen werden, deren Risiko man sich bei der Verwendung von CT- oder MRT-Befunden vor Gericht oder in Gutachten bewusst sein sollte.

Allgemeine Begutachtungsstandards sind auch bei forensischer Bildgebung einzuhalten (z. B. für medizinische Laien verständlicher deutscher Sprachgebrauch, genaue Benennung der Gutachtensgrundlagen, Befundbeschreibung ohne Interpretation etc.). Ein einheitliches Befundungsschema ist wünschenswert und sollte sich an im klinischen Alltag erprobten Befundungsschemata orientieren (systematische Befundung, sinnhafte Befundungsreihenfolge). Zu Entwicklung und Etablierung von Standardverfahren wurde 2014 neben der forensisch-radiologischen Fachgesellschaft International Society of Forensic Radiology and Imaging (ISFRI) eine Arbeitsgemeinschaft (AG) Forensische Bildgebung der Deutschen Gesellschaft für Rechtsmedizin (DGRM) gegründet.

Noch weitgehend ungeklärt ist der Umgang mit „Zufallsbefunden", die im Rahmen der forensisch-radiologischen Untersuchung auffallen. Solche Zufallsbefunde sind häufig und meist

Ein einheitliches Befundungsschema ist wünschenswert

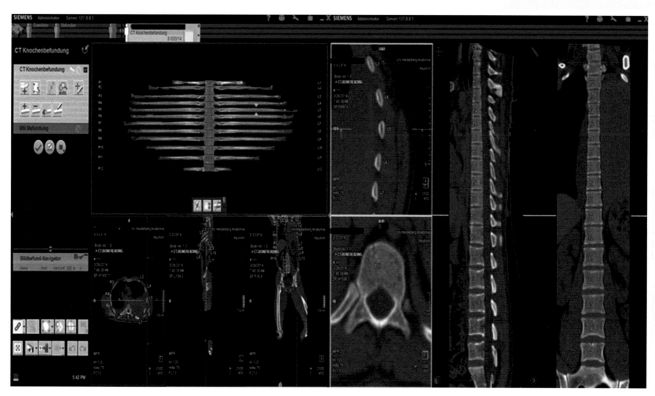

Abb. 3 ▲ Nachbearbeitungssoftware (hier Syngo ®.via mit dem Befundungstool „bone reading"), automatische Benennung von Rippen und Wirbelkörpern sowie Aufklapp-Tool für alle Rippen zur verbesserten Detektion von Rippenfrakturen

harmloser Natur (z. B. Nierenzysten). Wenn aber ein abklärungsbedürftiger Befund gesehen wird, beispielsweise eine auf einen Tumor verdächtige Läsion, sollte festgelegt werden, wie im Rahmen der forensischen Bildgebung und Begutachtung damit umgegangen wird. Durch Rechtsmediziner erhobene Zufallsbefunde in radiologischen Bildern (z.B. ein Lungenrundherd) sollten unter der Einbeziehung qualifizierter Radiologen evaluiert werden. Falls notwendig können dann nämlich eine entsprechende klinische Vorstellung oder ggfs. auch eine weitere radiologische Untersuchungsmodalität durch den Radiologen empfohlen werden. Eine Befundung der Bilddaten durch Rechtsmediziner ohne Einbezug qualifizierter Radiologen könnte bei Nichterkennen derartiger Befunde zu **Fehlervorwürfen** und Haftungsklagen führen.

> Durch Rechtsmediziner in Bilddaten erhobene Zufallsbefunde sollten mit einem klinischen Radiologen zeitnah besprochen werden

Möglichkeiten der Visualisierung

Moderne Befundungssoftwarelösungen wie Syngo®.via der Fa. Siemens AG (◘ **Abb. 3**) oder „postprocessing tools" wie von den Fa. TeraRecon oder OsiriX bieten zahlreiche Möglichkeiten der Nachbearbeitung wie z. B. Korrelation von verschiedenen Schichtebenen und umfangreiche **3D-Rekonstruktionsmöglichkeiten**, die in der Zusammenschau mit der klinischen Untersuchung von besonderer Bedeutung sind. Da Gerichtssäle oft nur über eine unzureichende Infrastruktur für elektronische Präsentationen verfügen (kaum Möglichkeit zur Verdunkelung, kein Beamer, nur kleine Leinwand) werden neuartige „smarte" Visualisierungmöglichkeiten mithilfe sog. tablet devices (z. B. iPad, Apple Inc.) bzw. Einsatz moderner 3D-Druckmodelle vor Gericht zunehmende Bedeutung erlangen. 3D-Rekonstruktionen und deren Präsentation mithilfe eines Bilds oder 3D-Drucks vor Gericht bieten darüber hinaus die Möglichkeit, auch medizinischen Laien (Richter, Staatsanwaltschaft, Polizei) die Bildbefunde anschaulich aufzubereiten, denn gerade axiale Schnittbilder sind ohne Vorkenntnisse praktisch nicht zu verstehen [9]. Hierbei kommt also dem Rechtsmediziner/forensisch versierten Radiologen die Aufgabe eines Übersetzers zu. Mehrere Forschungsprojekte zu diesem Thema werden derzeit international bearbeitet, verwiesen wird auf Visualisierungsprojekte in Heidelberg in Kooperation mit der Visualisierungsgruppe am

> Neuartige „smarte" Visualisierungmöglichkeiten werden vor Gericht zunehmende Bedeutung erlangen

Deutschen Krebsforschungszentrum (DKFZ) bzw. des Ludwig Boltzmann Instituts für Klinisch-Forensische Bildgebung in Graz [10, 11].

Limitationen

Neben den oben beschriebenen Einschränkungen hinsichtlich der Durchführung von forensischen Scans sind insbesondere MRT-Untersuchungen mit einem zeitlich und personell **hohen Aufwand** verbunden. Kurzfristige Untersuchungstermine sind bei laufendem klinischem Patientenbetrieb oft nur schwer zu realisieren. Viele rechtsmedizinische Institute verfügen derzeit noch nicht über Möglichkeiten zur Auswertung radiologischer Befunde. So fehlen oft Befundungsstationen vor Ort, die auf den Daten-CD mitgelieferten Programme sind oft unzureichend für die Belange des Rechtsmediziners (z. B. fehlende Möglichkeit zur Erstellung von 3D-Modellen) oder gar nicht vorhanden bzw. es fehlt eine Befundungszulassung. Eine gute Betreuung der Patienten und eine adäquate Befundungsqualität sind nur in Zusammenarbeit beider beteiligten Disziplinen möglich, so sind forensische Kenntnisse des Radiologen genauso vonnöten wie radiologische Basiskenntnisse seitens des Rechtsmediziners. Neben dem erhöhten Zeitaufwand sollten auch die zusätzlichen anfallenden **Kosten** (im Vergleich zu einer ausschließlich durchgeführten körperlichen Untersuchung) Berücksichtigung finden.

> Eine gute Betreuung der Patienten ist nur in Zusammenarbeit beider beteiligten Disziplinen möglich

Verwendung vorbestandener klinischer Bilddaten

In zunehmendem Maß sind CT- oder MRT-Daten (einfach), jedoch unter Bedachtnahme der Einwilligung des Patienten und der ärztlichen **Schweigepflichtentbindung**, erhältlich, wenn Gewaltopfer sich vorgängig in klinischer Behandlung befunden haben. Oft handelt es sich um die einzige Informationsquelle zu den erlittenen Verletzungen, da der Auftrag an die Rechtsmedizin aus verschiedenen Gründen häufig verzögert, manchmal sogar erst Monate nach einem Ereignis erfolgt. Der Stellenwert dieser Informationsquelle ist hoch, da die Befunderfassung per bildgebender Verfahren objektiv erfolgt ist und man nicht nur auf die häufig forensisch unzureichenden schriftlichen klinischen Befundberichte abstellen muss. Prinzipiell kommen alle oben genannten Indikationen infrage; in allen diesen Fällen kann die Begutachtung von einer ergänzenden Einbeziehung vorbestandener CT- oder MRT-Befunde profitieren (◘ **Abb. 4**; [12]).

> Der Stellenwert dieser Informationsquelle ist hoch

Dass klinische radiologische Daten als Begutachtungsgrundlage eingesetzt werden, ist nicht neu. Nicht selten erfolgt deren Einbezug aber lediglich im Sinne einer Berücksichtigung der Informationen aus den schriftlichen klinisch-radiologischen Befundberichten. Eine eigene forensisch-radiologische Nachbefundung gemeinsam mit Radiologen findet nicht standardmäßig statt. Dabei ist gerade die auf rechtsmedizinisch interessierende Befunde fokussierte interdisziplinäre Nachbefundung bei Vorliegen rekonstruktiver Fragestellungen essenziell, um Daten gezielt und fallbezogen z. B. im Hinblick auf Fraktursysteme, Einwirkungsrichtungen, differenzierte Analysen von klinisch irrelevanten Unterhautfettgewebsverletzungen usw. auswerten zu können. Bekanntermaßen interessieren den Rechtmediziner der „Blick in die Vergangenheit" und die Frage, wann und wie Verletzungen entstanden sind. Klinische Befundberichte zielen dagegen auf die aktuelle Behandlung/Therapieüberwachung ab.

> Die auf rechtsmedizinisch interessierende Befunde fokussierte interdisziplinäre Nachbefundung ist essenziell

Nicht zuletzt bieten auch vorgängig erhobene klinische Bilddaten heutzutage sehr gute Möglichkeiten der Visualisierung von Befunden und der forensischen Rekonstruktion (z. B. von Stichkanälen).

Schlussfolgerungen

Bei Vorliegen von Indikationen für klinisch-forensische Scans sollte eine Bildgebung zumindest in kritische Erwägung gezogen bzw., wenn möglich, durchgeführt werden. Beispiele sind Personen mit Stichverletzungen, kindliches Schütteltrauma oder kurz zurückliegende Fälle schwerer körperlicher (Kindes-)Misshandlung mit Verdacht auf Frakturen. In solchen Fällen dienen diese Untersuchungen auch als Ergänzung der klinischen Bildgebung z. B. mithilfe des Ganzkörper-MRT, der Erfassung von Weichteil- und Organverletzungen nach stumpfer Gewalt, Strangulation, Altersschätzung, Behandlungsfehler mit „mechanischer Komponente" etc.

> Bei Vorliegen von Indikationen für klinisch-forensische Scans sollte die Bildgebung durchgeführt werden

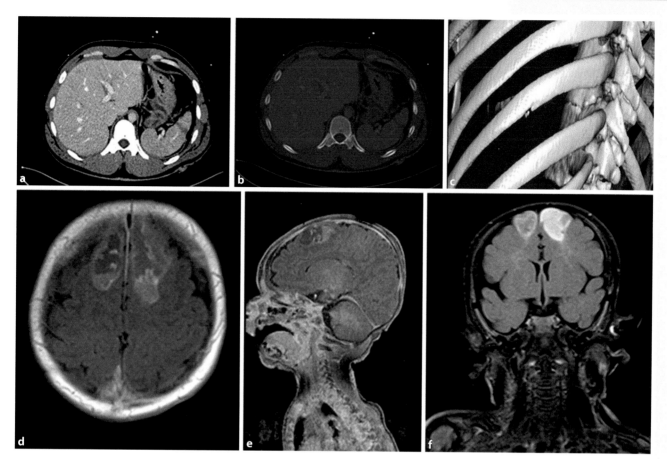

Abb. 4 ▲ **a–c** Erwachsener Patient nach Messerstich und Milzlazeration: **a** Weichteil- und **b** Knochenfenster sowie **c** Abtrennung eines Fragments der Rippe im Bereich des Stichkanals („3D volume rendering technique" mit der Syngo®.via). **d–f** MRT eines 12 Wochen alten Säuglings mit hochfrontalen beidseitigen Parenchymblutungen (links mehr als rechts) und Sedimentationseffekt nach Kindesmisshandlung. **d** T_1-gewichtet, axial, **e** „sagittal", **f** „T2-tirm koronar". (Bildmaterial des Falls mit freundlicher Genehmigung des LBI Graz)

Aus der damit möglichen umfassenden Detektion und Dokumentation auch innerer Verletzungsbefunde und den bestehenden ausgezeichneten Visualisierungsmöglichkeiten ergibt sich ein Nutzen in klinisch-forensischen Gutachten, der den höheren zeitlichen, personellen und finanziellen Aufwand rechtfertigt. Eine Kooperation mit der Radiologie ist sinnvoll sowie notwendig und bietet die Möglichkeit für Vertreter beider Disziplinen, voneinander zu profitieren. Eine interdisziplinäre Auswertung, die Nutzung vorbestandener CT- und MRT-Daten und deren gezielte Nachbefundung mit forensisch-relevantem Schwerpunkt sind notwendig und ein Garant für hohe Befundungs- und Begutachtungsqualität.

> **Der Nutzen in klinisch-forensischen Gutachten rechtfertigt den Aufwand**

Fazit für die Praxis

- Die radiologische Bildgebung bietet die einzige Möglichkeit, an Lebenden objektiv erfasste Befunddaten zu inneren Verletzungen zu erhalten. Daher sollte in entsprechenden Fällen jeweils geprüft werden, ob ein Scan durchgeführt werden kann oder ob bereits geeignete klinische Daten zur Verfügung stehen.
- Das Zeitfenster zur Durchführung von MRT-Scans beträgt bis zu mehreren Tagen.
- Klinische Radiologen sollten für die optimale Planung und Durchführung der Scans frühzeitig einbezogen werden.
- Die Befundung von Bilddaten erfordert eine interdisziplinäre Zusammenarbeit mit klinischen Radiologen; die Befundung ausschließlich durch Rechtsmediziner ist problematisch.
- Auch bei Verwendung vorgängig erhobener MRT- oder CT-Daten zu rekonstruktiven Zwecken wird eine forensisch-radiologische Nachbefundung mit Fokus auf rechtsmedizinisch interessierende Befunde dringend empfohlen.

Korrespondenzadresse

Dr. P. A. Glemser
Abteilung Radiologie, Deutsches Krebsforschungszentrum
Im Neuenheimer Feld 280, 69120 Heidelberg, Deutschland
p.glemser@dkfz.de

Einhaltung ethischer Richtlinien

Interessenkonflikt. P.A. Glemser, A. Krauskopf, D. Simons, H.P. Schlemmer und K. Yen: Kooperation mit Siemens Healthcare mit finazieller Förderung.

Dieser Beitrag enthält keine Studien an Menschen oder Tieren.

Literatur

1. Riener-Hofer R (2013) Klinisch-forensische Begutachtung im Österreichischen Strafrecht aus juristischer Sicht. In: Grassberger M, Türk EE, Yen K (Hrsg) Klinisch-forensische Medizin: interdisziplinärer Praxisleitfaden für Ärzte, Pflegekräfte, Juristen und Betreuer von Gewaltopfern. Springer, Wien, S 63–71
2. Zimmermann DA (2013) Virtopsy und damit verbundene rechtliche Rahmenbedingungen und Auswirkungen, 1. Aufl. Driesen, Taunusstein, ISBN 978-3-86866-134-7
3. Malli N, Ehammer T, Yen K et al (2013) Detection and characterization of traumatic scalp injuries for forensic evaluation using computed tomography. Int J Legal Med 127:195–200
4. Yen K (2013) Klinisch-forensische Bildgebung. In: Grassberger M, Türk EE, Yen K (Hrsg) Klinisch-forensische Medizin: interdisziplinärer Praxisleitfaden für Ärzte, Pflegekräfte, Juristen und Betreuer von Gewaltopfern. Springer, Wien, S 149–156
5. Grassberger M (2013) Allgemeine klinisch-forensische Traumatologie. In: Grassberger M, Türk EE, Yen K (Hrsg) Klinisch-forensische Medizin: interdisziplinärer Praxisleitfaden für Ärzte, Pflegekräfte, Juristen und Betreuer von Gewaltopfern. Springer, Wien, S 179–225
6. Yen K, Dirnhofer R, Ranner G (2009) Clinical forensic imaging. In: Thali MJ, Vock P, Dirnhofer R (Hrsg) The virtopsy approach: 3D optical and radiological scanning and reconstruction in forensic medicine. CRC, Boca Raton
7. Yen K, Vock P, Christe A et al (2007) Clinical forensic radiology in strangulation victims: forensic expertise based on magnetic resonance imaging (MRI) findings. Int J Legal Med 121:115–123
8. Yen K (2013) Klinisch-forensische Bildgebung. In: Grassberger M, Türk EE, Yen K (Hrsg) Klinisch-forensische Medizin: interdisziplinärer Praxisleitfaden für Ärzte, Pflegekräfte, Juristen und Betreuer von Gewaltopfern. Springer, Wien, S 154–155
9. Rengier F, Mehndiratta A, Tengg-Kobligk H von et al (2010) 3D printing based on imaging data: review of medical applications. Int J Comput Assist Radiol Surg 4:335–341
10. Urschler M, Höller J, Bornik A et al (2014) Intuitive presentation of clinical forensic data using anonymous and person-specific 3D reference manikins. Forensic Sci Int 241:155–166
11. Urschler M, Bornik A, Scheurer E et al (2012) Forensic-case analysis: from 3D imaging to interactive visualization. IEEE Comput Graph Appl 32:79–87
12. Schuh P, Scheurer E, Fritz K et al (2013) Can clinical CT data improve forensic reconstruction? Int J Legal Med 127:631–638

Radiologe 2015 · 55:1015–1028
DOI 10.1007/s00117-015-0030-5
Online publiziert: 4. November 2015
© Springer-Verlag Berlin Heidelberg 2015

Redaktion
S. Delorme, Heidelberg (Leitung)
P. Reimer, Karlsruhe
W. Reith, Homburg/Saar
C. Schäfer-Prokop, Amersfoort
C. Schüller-Weidekamm, Wien
M. Uhl, Freiburg

 CrossMark

A.-O. Schäfer
Klinik für Diagnostische und Interventionelle Radiologie, Klinikum St. Georg Leipzig, Leipzig,
Deutschland

Lokale Bildgebung beim Rektumkarzinom – Update 2015
MRT als „Imaging"-Biomarker

Zusammenfassung
Die Bedeutung der spezialisierten Magnetresonanztomographie (MRT) beim Rektumkarzinom geht heute weit über die Detektion und die lokale Ausbreitungsdiagnostik hinaus und nimmt in zunehmendem Maße die Patientenprognose in den Fokus. Die Identifikation prognostischer Faktoren, unter die der Tumor- und der Nodalstatus, der Befall der Resektionsränder, das Vorhandensein einer extramuralen vaskulären Infiltration, der Tumorregressionsgrad nach neoadjuvanter Therapie sowie die Veränderungen von Mikrozirkulation, Permeabilität und Gewebezellularität im Gefolge einer Behandlung fallen, sind neben den Bestrebungen, strukturierte Befundung flächendeckend einzuführen, bedeutende Elemente der modernen Diagnostik des Rektumkarzinoms und heben die MRT in den Rang eines „Imaging"-Biomarkers.

Schlüsselwörter
Diagnostik · Magnetresonanztomographie · Rektumkarzinom · Staging · Prognose

Lernziele

Nach Absolvieren dieser Fortbildungseinheit kennen Sie ...
— **die Grundlagen der MRT-Diagnostik beim Rektumkarzinom.**
— **die Prognosefaktoren des Rektumkarzinoms.**
— **MR-detektable Prognosefaktoren des Rektumkarzinoms.**
— **die Möglichkeiten der MRT zur Response-Vorhersage unter neoadjuvanter Therapie.**
— **die MERCURY-II-Studie zum tief sitzenden Rektumkarzinom.**

Hintergrund

Der Stellenwert der Magnetresonanztomographie (MRT) für das Staging von Patienten mit Rektumkarzinom ist unumstritten [1, 2, 3, 4]. Nachdem die anatomisch-morphologisch orientierte Diagnostik des lokalen Ausprägungsgrades der Tumoren im letzten Jahrzehnt geklärt wurde, treten multiparametrische MR-Techniken einschließlich Diffusion und Perfusion als Träger molekularer Information in den Vordergrund des klinisch-wissenschaftlichen Interesses. Auch ein vormals rein histopathologischer Prognosefaktor rückt in das Blickfeld des Interesses, die sog. **extramurale vaskuläre Infiltration (EMVI)**, die als Eindringen von Tumorzellen in die Gefäße jenseits der Muscularis propria definiert wird. Diese Tumormanifestation ist ein unabhängiger Faktor für schlechtes Überleben [5]. Besonders problematisch sind die tief sitzenden Rektumkarzinome, denen die europäische multizentrische MERCURY-II-Studie gewidmet wurde. Ziele der MERCURY-II-Studie [6] waren die prospektive Validierung der hoch aufgelösten MRT als Instrument der präoperativen Beurteilung der Lagebeziehung tief sitzender Karzinome zur mesorektalen Faszie und die Etablierung einer präoperativen Systematik zur Einschätzung der intersphinkteren Ebene zur Reduktion des CRM („circumferential resection margin", zirkumferenzieller Resektionsrand)-Befalls.

Um alle Kernaussagen einer „State-of-the-art"-Rektum-MRT synoptisch zusammenzuführen, sollte die strukturierte Befundung in verstärktem Maße Einzug finden, um Chirurgen, Onkologen und Strahlentherapeuten in die Lage zu versetzen, individualisierte Behandlungsentscheidungen rasch und effizient treffen zu können.

Die folgende Übersicht ist als Update neuester Entwicklungen der hoch differenzierten MRT beim Rektumkarzinom zu verstehen und möchte den Lesern wesentliche neue Tendenzen vermitteln, unterstützt durch prägnante Literaturempfehlungen. In diesem Zusammenhang werden die Übersichtsarbeiten des Autors in *Der Radiologe* [1] und *Der Chirurg* [2] zur Lektüre empfohlen, um Basiswissen aufzufrischen und Inhalte zu vertiefen.

Local imaging of rectal cancer – update 2015. MRI as imaging biomarker

Abstract

The significance of state of the art magnetic resonance imaging (MRI) for rectal cancer goes far beyond the detection and diagnostics of local dispersion and is increasingly focusing on patient prognosis. The identification of prognostic factors, such as tumor (T) and nodal (N) status, involvement of the circumferential resection margin, presence of extramural vascular invasion, tumor response prediction following neoadjuvant therapy, therapy-related changes in microcirculation, permeability and tissue cellularity and structured reporting are important elements of advanced rectal cancer imaging. In this context, multiparametric MRI is progressively evolving into a powerful imaging biomarker.

Keywords

Diagnostics · Magnetic resonance imaging · Rectal neoplasms · Tumor staging · Prognosis

Grundlagen der MRT-Diagnostik beim Rektumkarzinom

Patientenvorbereitung

- Miniklistier (Microlax®) 30 min vor Untersuchungsbeginn;
- rektale Instillation von 100–150 ml Ultraschallgel-Wasser-Gemisch (1:2);
- i.v. Spasmolyticum (Buscopan®) unmittelbar vor Untersuchungsbeginn.

Empfohlene Feldstärke, Spulen- und Sequenzwahl

- 1,5 oder 3 Tesla;
- „Phased-array"-Spule auf und unter das Becken, alternativ nur auf das Becken und Verwendung der „Spine"-Spule.

Standardprotokoll

- Triplanare T2-gewichtete Sequenz, empfohlene Schichtdicke sagittal 5 mm, axial und koronar 3 mm;
- axiale T2-gewichtete Sequenz orthogonal zur Tumorachse;

bei Tumoren des mittleren Rektumdrittels:
- koronare T2-gewichtete Sequenz parallel zur Tumorachse;

bei Tumoren des unteren Rektumdrittels:
- koronare T2-gewichtete Sequenz parallel zur Achse des Analkanals;
- axiale Diffusion mit b-Werten 50, 100, 400, 800 und 1000;
- i.v. Kontrastmittel (KM) nicht obligat, hilfreich für die Charakterisierung einer Analkanalinfiltration und von Lymphknotenmetastasen;

bei i. v. Applikation von Kontrastmittel:
- axiale Gradientenechosequenz post KM mit Dixon-Fettsättigungstechnik, exzellente Darstellung der Strukturen des kleinen Beckens und der Beckenwand;

bei Durchführung von MR-Perfusion:
- axiale, zeitaufgelöste, KM-gestützte Gradientenechosequenzen.

MR-morphologische Aspekte beim Rektumkarzinom

Adenokarzinome weisen ein intermediäres Signal in der T2-Gewichtung auf, das über dem der Muscularis propria und unter dem der Submukosa rangiert. Muzinöse Adenokarzinome präsentieren sich flüssigkeitsisointens, siegelringzellige Adenokarzinome hypointens, analog der Muscularis propria.

Das um das Rektum gelegene Mesorektum enthält Fett, Arterien, Venen, Lymphgefäße und Lymphknoten. Das Mesorektum ist umgeben von einer Hüllfaszie, der mesorektalen Faszie, die den Resektionsrand der **totalen mesorektalen Exzision (TME)** repräsentiert. Die mesorektale Faszie kann mit hoch aufgelösten MR-Sequenzen in ihrer Gesamtheit als feines, hypointenses Band erfasst werden, was den hohen Stellenwert der MRT definiert. Die Intaktheit der mesorektalen Faszie ist ein Qualitätsindikator der TME-Chirurgie. Reicht ein Rektumkarzinom, eine Lymphknotenmetastase, ein „tumor deposit" oder eine EMVI in der Bildgebung bis 1 mm an die mesorektale Faszie heran, gilt der Resektionsrand als bedroht (CRM+). Als Resektionsrand bei Karzinomen des unteren Rektumdrittels wird der Musculus levator ani herangezogen. Der Befall des Resektionsrandes bedingt eine neoadjuvante Therapie.

Überschreitet ein Karzinom die Muskelschicht in das mesorektale Fett, wird ein T3-Stadium in der MRT dann beschrieben, wenn sich knotige Tumorausläufer jenseits der Muscularis demarkieren. Bei feinen, spikulären Veränderungen im Fettgewebe um das Karzinom und die Rektumwand liegt mit höherer Wahrscheinlichkeit eine desmoplastische Reaktion zugrunde. Es

Die Intaktheit der mesorektalen Faszie ist ein Qualitätsindikator der TME-Chirurgie

besteht in solchen Fällen die Gefahr des „overstaging" eines Stadium-T2-Karzinoms (Infiltration der Muscularis propria). Die Invasionstiefe in mm ist bei T3-Karzinomen obligat zu ermitteln. Werden die Analspinkteren von einem tiefen Rektumkarzinom infiltriert, gilt der Analkanal als beteiligt, was einem weiteren T3-Kriterium entspricht.

Die T4-Karzinome werden unterteilt in Tumoren, die das viszerale Peritoneum perforieren (T4a) oder Nachbarorgane des Rektums und den Musculus levator ani infiltrieren (T4b). Die peritoneale Umschlagfalte heftet sich an die Vorderwand des mittleren Rektumdrittels und bietet dabei in der axialen Schichtführung ein „möwenschwingenartiges" Erscheinungsbild (sog. **„seagull sign"**). Lassen sich noduläre Tumorausläufer in diese Struktur nachweisen, sind die Kriterien für ein mrT4a-Stadium erfüllt. Oberhalb der peritonealen Anheftung sind die vordere und Teile der lateralen Rektumwand peritonealisiert.

Mesorektale Lymphknotenmetastasen können durch kein diagnostisches Verfahren hinreichend genau gesichert oder ausgeschlossen werden. Kriterien, die in der MRT für eine Lymphknotenmetastase sprechen, sind:

— irreguläre Kontur,
— inhomogenes Binnensignal,
— runde Konfiguration,
— hypointense Areale in einem Lymphknoten nach i. v. KM-Applikation,
— unmittelbare Nachbarschaft gruppierter Lymphknoten zum Tumorbett,
— „tumor deposits" oder Satelliten (Stadium N1c): Residuen metastatisch durchsetzter Lymphknoten, die netzförmig-irregulär imponieren.

> **Mesorektale Lymphknotenmetastasen können durch kein diagnostisches Verfahren hinreichend genau gesichert oder ausgeschlossen werden**

Demarkieren sich 1 bis 3 metastasensuspekte mesorektale Lymphknoten, liegen die Stadien mrN1a/b vor, bei 4 oder mehr Lymphknoten werden die Stadien mrN2a/b beschrieben.

Mindestanforderungen an eine qualifizierte Befundung

Der Abstand des aboralen Tumorrandes von der analen Öffnung wird mittels starrer Rektoskopie ermittelt. Die Lokalisation des Karzinoms kann in der MRT orientierend angegeben werden. Eine entscheidende Landmarke repräsentiert in diesem Zusammenhang die peritoneale Umschlagfalte, die das mittlere Rektumdrittel markiert.

In der primären Staging-MRT sind im Befund obligat anzugeben:

— mrT-Stadium, mrN-Stadium;
— minimaler Abstand des Karzinoms, einer Lymphknotenmetastase, eines „tumor deposits" oder einer EMVI zum zirkumferenziellen Resektionsrand in mm, bei Tumoren des unteren Rektumdrittels mesorektale Faszie und/oder M. levator ani, bei Tumoren des mittleren Rektumdrittels die mesorektale Faszie;
— Befall des CRM;
— Invasionstiefe in mm bei Karzinomen der T3-Kategorie;
— EMVI;
— muzinöse oder siegelringzellige Differenzierung.

Nach Beendigung einer neoadjuvanten Therapie und unmittelbar präoperativ sollten im Befund nach Vergleich mit der Eingangs-MRT angegeben werden:

— Änderung des T- und/oder N-Stadiums, ymrT, ymrN;
— minimaler Abstand vom CRM;
— CRM-Befall;
— Invasionstiefe in mm bei Stadium T3-Karzinomen;
— EMVI-Status;
— mrTumorregressionsgrad (mrTRG).

ESMO-Leitlinie

> **Die ESMO-Leitlinie empfiehlt die MRT im primären diagnostischen „work-up" des Rektumkarzinoms für alle Tumorstadien**

Die innovative Leitlinie der European Society for Medical Oncology (ESMO; [7]) empfiehlt die MRT im primären diagnostischen „work-up" des Rektumkarzinoms für alle Tumorstadien, insbesondere mit dem Ziel der Klärung einer möglichen Sphinkterinfiltration und zur Evaluation des Nodalstatus.

Die entscheidenden Ziele der Behandlung des Rektumkarzinoms sind, das Risiko eines Lokalrezidivs so weit wie möglich zu minimieren (für die kurativ-intendierte Therapie sollte dieses Risiko unter 5 % liegen) und eine gute Sphinkterfunktion zu erhalten. Um die Behandlungsentscheidung innerhalb multidisziplinärer Teams zu unterstützen, wird eine Risikostratifizierung der Rektumkarzinome in 4 therapierelevante klinische Subkategorien vorgenommen:
1. sehr frühe Karzinome (einige cT1);
2. frühe Karzinome – „good" (cT1-2, einige cT3);
3. intermediäre Karzinome – „bad" (ultratiefe cT2, cT3 und einige cT4a);
4. lokal fortgeschrittene Karzinome – „ugly" (cT3 mit CRM, einige cT4a und alle cT4b).

Neben den onkologisch allgemein bekannten TNM- und Grading-Maßstäben werden für die Einteilung die Tiefe der submukösen Infiltration (sm) und die EMVI zur Risikostratifikation herangezogen. Die Leitlinie empfiehlt auf dem Boden dieser Einteilung folgendes differenziertes risikoadaptiertes therapeutisches Prozedere:
1. Sehr frühe Karzinome cT1sm1/sm2 low risk (G1,2) N0:
   lokale Exzision mittels transanaler endoskopischer Mikrochirurgie (TEM);
   bei negativen prognostischen Faktoren (sm > 2, high-risk (G3/4), T2, V1):
   TME;
   bei Kontraindikation Radiochemotherapie (RCT).
2. Frühe Karzinome cT1-2, cT3a(b) im mittleren oder oberen Drittel, cN0 (cN1 im oberen Drittel), CRM negativ (nach MRT-Evaluation), keine EMVI:
   chirurgische Therapie mit TME bei Tumorlokalisation oberhalb des M. levator ani oder partieller Mesorektumexzision (PME) bei Tumoren des oberen Drittels.
3. Intermediäre Karzinome cT2 ultratief, cT3(b)c, CRM negativ (nach MRT-Evaluation), cT4a mit geringer peritonealer Infiltration, N0, cN1-2, EMVI+:
   präoperative Kurzzeit-Radiotherapie (RT) oder Langzeit-RCT & TME;
   bei Hochrisikopatienten für Operation und kompletter Remission nach RCT – „wait and see".
4. Lokal fortgeschrittene Karzinome cT3 CRM positiv (nach MRT-Evaluation), cT4a,b, iliakale Lymphknotenmetastasen:
   neoadjuvante RCT & TME respektive erweiterte chirurgische Konzepte
   bei Patienten, die keine RCT tolerieren, Kurzzeit-RT alternativ möglich.

Prognostische Kriterien für Lokalrezidiv und Metastasierung

Zu den histopathologischen Merkmalen, die mit der Entstehung eines Lokalrezidivs eng verknüpft sind, zählen unter anderem TNM-Stadium, T-Substadium, CRM-Status, Anzahl der Lymphknotenmetastasen, extranodale Tumor-Deposits, peritoneale Ausbreitung, Tumorperforation, Qualität der TME, Lymphgefäßinfiltration, EMVI und perineurale Invasion [8, 9].

An dieser Stelle sei auf die T3-Substadien-Einteilung und deren Relevanz für die Lokalrezidivrate hingewiesen. Die Substadien T3a/b beschreiben die wandüberschreitenden Karzinome mit einer mesorektalen Invasionstiefe von bis zu 5 mm, während die Substadien T3c/d-Karzinome tiefer als 5 mm infiltrieren. Die T3c/d-Tumoren besitzen dabei eine deutlich schlechtere Prognose.

Die für das therapeutische Management von Patienten mit Rektumkarzinom kritischste Struktur stellt die mesorektale Faszie dar. Der CRM bildet das entscheidende Qualitätskriterium in der Rektumchirurgie. Reicht das Karzinom sehr nahe an den CRM heran oder befällt es den CRM (< 1 mm Abstand), hat das unmittelbare Auswirkungen auf die Lokalrezidivrate [10].

Lokoregionäre Lymphknotenmetastasen besitzen ebenfalls Einfluss auf die Lokalrezidivrate, die bei pN1 mit bis zu 15 % und bei pN2 mit bis zu 32 % angegeben wird [8].

Im Wesentlichen gelten die Prädiktoren für ein Lokalrezidiv auch für die Entstehung einer Metastasierung, allen voran der CRM-Befall. Die EMVI ist ein weiterer entscheidender prognostischer Faktor für eine Fernmetastasierung. Man kann nach aktueller Datenlage von einer Verdreifachung des Risikos für die Entstehung von Metastasen innerhalb eines Jahres ausgehen [5, 11, 12, 13].

Der CRM ist das entscheidende Qualitätskriterium in der Rektumchirurgie

Welche negativ-prognostischen Kriterien können mittels MRT nachgewiesen werden?

Histologische Tumordifferenzierung: Fokus schleimbildende Karzinome

Zu den seltenen, schleimbildenden Tumoren des Rektums zählen das muzinöse und das siegelringzellige Karzinom

Zu den seltenen, schleimbildenden Tumoren des Rektums zählen das muzinöse und das siegelring-zellige Karzinom. Das muzinöse Karzinom ist charakterisiert durch extrazelluläre Schleimbildung, die von mehr als 50 % des Stromas ausgeht, während beim siegelringzelligen Karzinom intrazel-luläre Schleimbildung vorhanden ist. Mittels MRT ist die Detektion des muzinösen Karzinoms aufgrund des flüssigkeitsisointensen Signals des Tumors in T2-Gewichtung und der DWI („**dif-fusion weighted imaging**") mit hoher diagnostischer Genauigkeit leicht möglich (◘ **Abb. 1a–i**). Differenzialdiagnostisch zu beachten ist, dass sich azelluläre Schleimseen im Gefolge der neo-adjuvanten RT/RCT in einem initial soliden Adenokarzinom entwickeln können. Man spricht von induzierten muzinösen Karzinomen, die eine deutlich bessere Prognose besitzen als die nichtinduzierten Formen.

Das siegelringzellige Karzinom fällt aufgrund seiner exzessiven desmoplastischen Reaktion in der MRT als markant hypointenser Tumor in der T2-Gewichtung auf.

Die im Vergleich schlechtere Prognose der schleimbildenden Karzinome des Rektums erklärt sich durch ihren schlechten Differenzierungsgrad, das zumeist fortgeschrittene Tumorstadium bei Erstdiagnose und ihr limitiertes Ansprechen auf die neoadjuvante RCT. Bemerkenswert ist in diesem Zusammenhang, dass sich die Inzidenz des siegelringzelligen Karzinoms in der Altersgruppe der unter 40-jährigen Patienten seit der 1980er-Jahren vervierfacht hat [14, 15].

TNM-Stadien

Die TNM-Klassifikation ist ein einfach strukturiertes, äußerst praktikables Schema, das sowohl die klinische (cTNM) als auch die histopathologische Einstufung (pTNM) maligner Tumoren gewährleistet.

In Zusammenhang mit dem Staging des Rektumkarzinoms liegt aus prognostischen und therapeutischen Überlegungen ein besonderer Fokus auf der exakten Einstufung der cT3-Kategorie, unter die bei Erstdiagnose 75 % der Patienten fallen. Um genaue prognostische Aussagen zum Outcome dieser heterogenen Patientengruppe treffen zu können, ist es für die Beurteilung der MRT ganz entscheidend, die T3-Kategorie fallbezogen exakt zu subklassifizieren in:

- T3a (< 1 mm jenseits der Muscularis propria),
- T3b (1–5 mm),
- T3c (5–15 mm),
- T3d (> 15 mm).

Der Lymphknotenstatus ist ein weiterer, wichtiger Prognosefaktor beim Rektumkarzinom

Der Lymphknotenstatus ist ein weiterer, wichtiger Prognosefaktor beim Rektumkarzinom. Eine Metaanalyse [8] konnte zeigen, dass die Sensitivität und die Spezifität der MRT bei 77 und 71 % rangieren, was, analog zu anderen diagnostischen Verfahren, die Limitation der Primärdiagnostik veranschaulicht.

Zirkumferenzieller Resektionsrand (CRM)

Ein entscheidender Vorteil der MRT liegt in der exakten Beurteilung des CRM

Ein entscheidender Vorteil der MRT gegenüber allen anderen diagnostischen Verfahren liegt in der, verglichen mit der Histopathologie, exakten Beurteilung des CRM. Auf dem Boden der MRT-basierten Vorhersage des CRM-Status ist ein risikostratifiziertes Patientenmanagement realisiert, in dessen Zentrum die adäquate Patientenselektion für eine neoadjuvante Therapie steht. Zur Abschätzung eines tumorfreien/befallenen CRM sollte ein „cut-off" von 1 mm gewählt werden, der in 96,7 % der Fälle die Vorhersage eines tumorfreien CRM erlaubt [8, 9].

Extramurale vaskuläre Infiltration (EMVI)

Die EMVI ist definiert als Präsenz maligner Zellen innerhalb von venösen Blutleitern jenseits der Muscularis propria und ist konsekutiv mit lokal fortgeschrittenen Karzinomen vergesellschaftet.

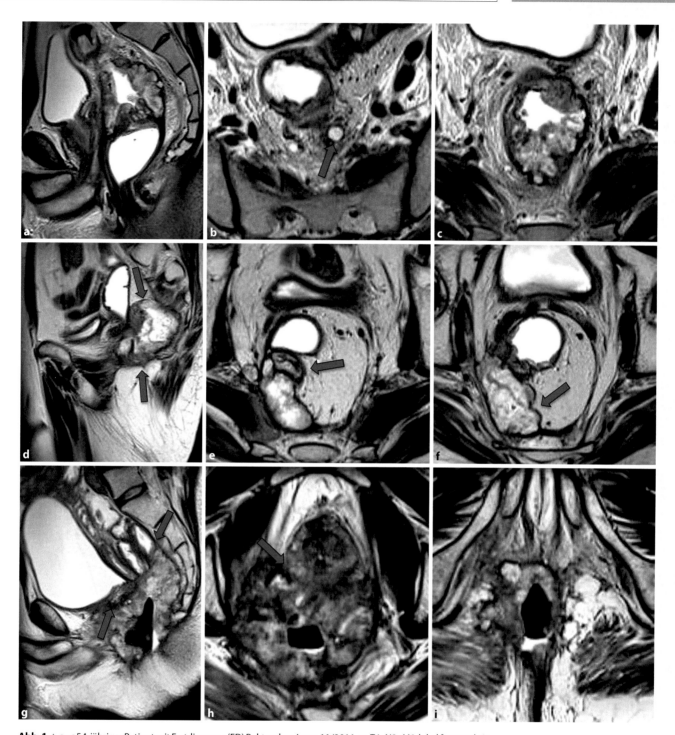

Abb. 1 ▲ **a–c** 54-jähriger Patient mit Erstdiagnose (ED) Rektumkarzinom 11/2011, mrT4aN2aM0; lokal fortgeschrittenes muzinöses Rektumkarzinom: **a** Sagittale T2-TSE (Turbo-Spin-Echo)-Sequenz. **b,c** Paraaxiale T2-TSE-Sequenz: typisches, flüssigkeitsisointenses Tumorsignal in den überwiegenden Tumorarealen; mesorektale Lymphknotenmetastasierung *(Pfeil)*; 01/2012 neoadjuvante Radiochemotherapie (RCT) 50,4 Gy; 04/2012 tiefe anteriore Rektumresektion; Histo: muzinöses Adenokarzinom ypT3N2b(11/20)L1V0Pn1. **d–i** 54-jähriger Patient mit ED muzinöses Rektumkarzinom 11/2011, ypT3N2b(11/20)L1V0Pn1; **d–f** Lokalrezidiv: **d** Sagittale T2-TSE-Sequenz. **e,f** Paraaxiale T2-TSE-Sequenz; typisches kombiniert luminales/extraluminales Lokalrezidiv des muzinösen Rektumkarzinoms, das vom blinden Ende der J-Pouch ausgeht *(Pfeile)*; 03/2013 Lokalrezidiv; 04/2013 intraoperative Strahlentherapie (IORT) 15 Gy, abdominoperineale Rektumexstirpation. **g–i** Re-Rezidiv mit sezernierender Tumorfistel: **g** sagittale T2-TSE-Sequenz. **h,i** Paraaxiale T2-TSE-Sequenz; perineales Re-Rezidiv des muzinösen Rektumkarzinoms, das um eine kutane Tumorfistel gruppiert ist und Prostata, Blasenboden und Ileum infiltriert *(Pfeile)*; im Verlauf zeigt der Tumor deutliche solide Komponenten als Ausdruck eines aggressiveren Mischtumors; 08/2013 Re-Rezidiv und Fernmetastasen

Sie weist beim Rektumkarzinom eine Prävalenz von 40 % auf. In einer Meilensteinarbeit zu dieser Thematik beschrieben Talbot et al. [16] 1980 eine 5-Jahres-Überlebensrate von 33 % bei histopathologischem Nachweis von EMVI. Eine EMVI beim Rektumkarzinom repräsentiert einen unabhängigen negativen Prädiktor für Lokalrezidiv, Metastasierung und Patientenüberleben und kann als Hochrisikokriterium bezeichnet werden, dessen Nachweis nicht-invasiv mittels MRT unter Berücksichtigung der Bildkriterien geführt werden kann. In einer aktuellen Studie ermittelten Sohn et al. [11] EMVI, lokale Lymphknotenmetastasen und T-Stadium als unabhängige Risikofaktoren für eine synchrone Fernmetastasierung. Bugg et al. [5] demonstrierten, dass die EMVI auch einen unabhängigen Risikofaktor für eine metachrone Metastasierung darstellt. Es konnte gezeigt werden, dass eine in der MRT persistierende EMVI nach neoadjuvanter RCT (ymrEMVI) analog der histopathologisch gesicherten EMVI (ypEMVI) ein reduziertes Überleben vorhersagt [12, 13]. Umso erstaunlicher ist die Tatsache, dass der Nachweis von EMVI auf die Behandlungsentscheidung derzeit keinen relevanten Einfluss hat.

Eine EMVI beim Rektumkarzinom repräsentiert einen unabhängigen negativen Prädiktor für Lokalrezidiv, Metastasierung und Patientenüberleben

Der Nachweis von EMVI hat auf die Behandlungsentscheidung derzeit keinen relevanten Einfluss

MRT-Kriterien für eine EMVI (mrEMVI)

Der wesentliche Aspekt bei der Beurteilung einer potenziellen EMVI ist der direkte Nachweis von intravaskulärem Tumorsignal in T2-Gewichtung bei Vorhandensein eines die Rektumwand überschreitenden Karzinoms. Die hier skizzierten Kriterien gelten für Venolen mit Durchmessern von 3 mm oder mehr (◘ Abb. 2a–c).

MRT und Tumor-Response unter neoadjuvanter Therapie

In der Ära der TME-Chirurgie kann eine dramatische Senkung der vormals hohen Lokalrezidivraten auf deutlich unter 10 % beobachtet werden. Anders verhält es sich mit der Fernmetastasierung, die bei bis zu 40 % der Patienten im Krankheitsverlauf entsteht oder bereits initial angelegt ist [9]. Indikation und Zusammensetzung der neoadjuvanten Therapien beim Rektumkarzinom sollten aufgrund des evidenten Problems der hohen Metastasierungsraten modifiziert werden. Im Mittelpunkt neuer risikoadjustierter Therapieempfehlungen, die bereits in internationale Leitlinien Eingang gefunden haben, steht die Evaluation der Tumor-Response mit der hoch aufgelösten MRT, die in Händen trainierter Experten in der Lage ist, Patienten zu identifizieren, die ein gesteigertes Risiko für die Entwicklung eines Lokalrezidivs und von Fernmetastasen aufweisen [7, 18]. Eine bereits realisierte Variante der klinischen Response-Vorhersage stellt die T2-basierte MRT dar. Sie erscheint aufgrund ihrer hohen räumlichen Auflösung derzeit noch Diffusions- und Perfusionsansätzen überlegen, die jedoch ebenfalls bereits Bestandteil integrierter Sequenzprotokolle im Rahmen der multiparametrischen MRT sind und mögliche Ausgangspunkte einer zukunftsweisenden Bildgebung repräsentieren.

Eine bereits realisierte Variante der klinischen Response-Vorhersage stellt die T2-basierte MRT dar

MRT-basierte Tumorregression (mrTRG)

Die Vorhersage der Tumorregression mittels T2-gewichteter Sequenzen ist an die pathologische Response-Beurteilung (pTRG) angelehnt [9, 19]; mrTRG beschreibt den prozentualen Grad der Fibrose oder der muzinösen Regression im Tumorbett im Vergleich zu den noch vorhandenen Tumorresten. Dafür ist es obligat, eine Baseline-MRT vor Therapiebeginn und eine Kontroll-MRT im Intervall nach Therapieabschluss präoperativ durchzuführen. Die T2-basierte mrTRG bildete einen Arm der MERCURY (Magnetic Resonance Imaging and Rectal Cancer European Equivalence)-Studie [20]. Bezogen auf das krankheitsfreie- und das Gesamtüberleben fanden sich signifikante Unterschiede zwischen der Patientengruppe mit gutem (mrTRG 1-3) und der mit schlechtem Tumoransprechen (mrTRG 4,5) auf die neoadjuvante RCT. Zurzeit gilt die mrTRG als die verlässlichste Methode, um den Grad des Tumoransprechens präoperativ einzuordnen. MRT-basierte Response-Evaluation erscheint sehr vielversprechend und könnte im Therapiemanagement der Zukunft eine entscheidende Rolle spielen.

Zurzeit gilt die mrTRG als die verlässlichste Methode, um den Grad des Tumoransprechens präoperativ einzuordnen

Unter Einbeziehung von Diffusion und Perfusion ist eine validere Einschätzung des Tumoransprechens zu erwarten. Noch sinnvoller wäre die Response-Beurteilung mittels multiparametrischer MRT bereits im frühen zeitlichen Intervall nach Therapieeinleitung. Gute Responder könnten nach Abschluss der neoadjuvanten Therapie einer „Watch-and-wait"-Strategie [21, 22]

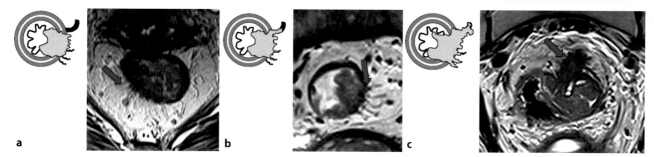

Abb. 2 ▲ **a** T3-Rektumkarzinom, para-axiale T2-TSE (Turbo-Spin-Echo)-Sequenz; typische wandüberschreitende, noduläre Tumorausläufer, normale Kaliber der angrenzenden extramuralen Venen ohne Tumorsignal *(Pfeil)*, keine Hinweise auf extramurale vaskuläre Infiltration (EMVI). **b** T3-Rektumkarzinom, paraaxiale T2-TSE-Sequenz; Tumorsignal in gering erweiterten extramuralen Venen *(Pfeil)*, EMVI mit hoher Wahrscheinlichkeit vorhanden. **c** T4-Rektumkarzinom, parakoronare T2-TSE-Sequenz; eindeutig irreguläre extramurale Gefäßkontur, definitiv intravaskuläres Tumorsignal mit knotig imponierender Gefäßaufweitung *(Pfeil)*, EMVI sicher vorhanden. (Die Schemazeichnungen sind publiziert unter der Creative Commons Attribution License und wurden vom Autor modifiziert [17]. Copyright © 2008 the author(s), publisher and licensee Libertas Academica Ltd)

zugeführt werden, während schlechten Respondern präoperativ mit einer Intensivierung der Behandlung die Chance eröffnet wird, eine bessere prognostische Gruppe zu erreichen.

Multiparametrische MRT – Zeit für den diagnostischen Wandel?

Die Kombination anatomisch hoch aufgelöster MRT mit funktionellen Techniken, wie der Quantifizierung von Perfusionsparametern durch DCE-MRI („dynamic contrast-enhanced MRI") und der Gewebezellularität durch DWI in einem Untersuchungsgang wird als multiparametrische MRT (mpMRT) bezeichnet und hat bereits einen festen Stellenwert in der Diagnostik des Prostatakarzinoms eingenommen [23, 24, 25].

Die rein anatomisch orientierte MRT im lokalen Staging des Rektumkarzinoms nach neoadjuvanter RCT ist limitiert. Die mpMRT könnte in Zukunft dazu beitragen, diese diagnostische Lücke zu schließen, da die „Add-on"-Analyse von Veränderungen der Mikrozirkulation, der Permeabilität und der zellulären Dichte im Karzinom genauere Aussagen zur Response verspricht. Ein momentan noch evidentes Problem ist das Fehlen einer Standardisierung in Akquisition und Auswertung der funktionellen Methoden. Auch existieren derzeit keine multizentrisch aufgesetzten prospektiven Studien. Es ist jedoch zu erwarten, dass unter Einsatz funktioneller MR-Techniken eine exaktere und raschere Beurteilung des Tumoransprechens gelingt als mit rein morphologischer Bildgebung. Dies könnte zu einer personalisierten Therapieanpassung und zur konsekutiven Verbesserung der Patientenprognose führen.

Die multiparametrische MRT hat bereits einen festen Stellenwert in der Diagnostik des Prostatakarzinoms

Die rein anatomisch orientierte MRT im lokalen Staging des Rektumkarzinoms nach neoadjuvanter Radiochemotherapie ist limitiert

Diagnostische Unterstützung des Therapiemanagements tiefsitzender Rektumkarzinome

Tief sitzende Rektumkarzinome sind definiert als Tumoren, die mit ihrem untersten Anteil weniger als 6 cm vom Analrand entfernt sind. Sie stellen eine diagnostische und im Besonderen auch therapeutische Herausforderung dar. Diese 30 % aller Rektumkarzinome beteiligen den CRM in 20–36 % der Fälle, was ursächlich ist für das im Vergleich zu den höher gelegenen Karzinomen deutlich schlechtere onkologische Outcome.

Ziele der europäischen, multizentrischen MERCURY-II-Studie waren die prospektive Validierung der hoch aufgelösten MRT als Instrument der präoperativen Beurteilung der Lagebeziehung tiefsitzender Karzinome zur mesorektalen Faszie und die Etablierung einer präoperativen Systematik zur Einschätzung der intersphinkteren Ebene zur Reduktion des CRM-Befalls [6]. Im Falle der Tumorinvasion in die intersphinktere Ebene werden die operative Entfernung der Sphinkteren und ein permanentes Kolostoma notwendig, um einen tumorfreien CRM zu erreichen. Liegt eine Infiltration der intersphinkteren Ebene vor, ist das Risiko eines CRM-Befalls 17-fach gesteigert.

In einem Rekrutierungszeitraum zwischen 2008 und 2012 konnten insgesamt 326 Patienten eingeschlossen werden, wobei nach Ausschluss von 47 Fällen, 279 Patienten definitiv analysiert

Liegt eine Infiltration der intersphinkteren Ebene vor, ist das Risiko eines CRM-Befalls 17-fach gesteigert

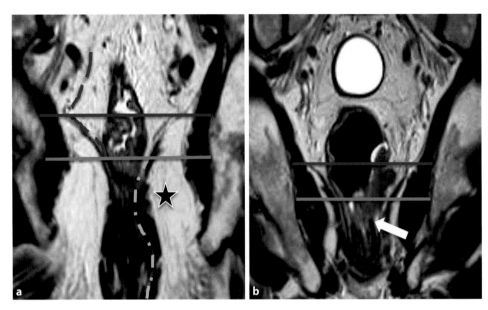

Abb. 3 ▲ Schräg-koronare Ebene als Längsachsenschnitt durch unteres Rektumdrittel und Analkanal: **a** Tief sitzende Rektumkarzinome weisen einen Abstand von weniger als 6 cm vom Analrand auf, markiert durch die *rote Linie*, die an die Ursprünge des M. levator ani angelegt wird. Die *blaue Linie* kennzeichnet den Übergang von der Ebene der mesorektalen Faszie zur intersphinkteren Ebene und wird 1 cm über dem M. puborectalis *(Stern)* angelegt *(gestrichelte rote Linie* mesorektale Faszienebene, *gestrichelte grüne Linie* intersphinktere Ebene). Beim tief sitzenden Rektumkarzinom kann der zirkumferenzielle Resektionsrand (CRM) sowohl auf dem Niveau der mesorektalen Faszie als auch auf dem Niveau der intersphinkteren Ebene beteiligt sein. **b** Beispiel für einen CRM-Befall im Bereich der intersphinkteren Ebene durch ein tief sitzendes T3-Rektumkarzinom, das den M. sphincter ani internus infiltriert *(Pfeil)*; „intersphincteric plane ‚unsafe‛"

wurden. Die MERCURY-II-Studie kombiniert die Beurteilung von mesorektaler Faszie und intersphinkterer Ebene als entscheidendes Kriterium zur prognostischen Einschätzung tief sitzender Karzinome im Hinblick auf das Risiko eines CRM-Befalls:

— „Intersphincteric-plane-‚safe‛"-Tumoren beteiligen weder die intersphinktere Ebene noch den Musculus levator ani.
— „Intersphincteric-plane-‚unsafe‛"-Tumoren dehnen sich in die intersphinktere Ebene aus, reichen ≤ 1 mm an den Musculus levator ani heran oder beteiligen umliegende Strukturen, wie den Musculus sphincter ani externus.

Dieses innovative, kombinierte Staging-Konzept wird als „MRT tief-rektale Ebene" („MRI low rectal plane", mrLRP) definiert. Bedroht ein tief sitzendes Karzinom den CRM und die intersphinktere Ebene, bezeichnet man die mrLRP als „unsafe" (◘ **Abb. 3a, b**).

Im Falle ungünstiger radiologischer Bildkriterien („unsafe intersphincteric plane", bedrohter CRM, ≥ mrT3c, mrN2, mrEMVI) wurde den Patienten eine adjuvante Chemotherapie vorgeschlagen. Operativ wurden die hoch qualitative TME und bei Karzinomen, die sich in die intersphinktere Ebene ausdehnten, die extralevatorische abdominoperineale Exzision (APE) durchgeführt.

Die „MRT tief-rektale Ebene" stellte sich als reliables diagnostisches Kriterium zur Beurteilung des Ausmaßes einer Tumorinfiltration und als Prädiktor der CRM-Beteiligung tief sitzender Karzinome heraus. Das vorgeschlagene, innovative Staging-System führte zu einer Reduktion der CRM-Befallsrate auf 9 %, was einer erheblichen Verbesserung der bislang publizierten Ergebnisse entspricht.

Strukturierte Befundung beim Rektumkarzinom

Die strukturierte Befundanalyse der MRT beim Rektumkarzinom wird entscheidend zu einer terminologischen Vereinheitlichung und damit einhergehend zu einer wahrnehmbaren Verbesserung der Kommunikation zwischen Radiologie, Viszeralchirurgie, Onkologie und Strahlentherapie beitragen. Exemplarisch soll an dieser Stelle ein Pilotprojekt der Canadian Cancer Society aufgeführt werden, das die substanziellen Aspekte bei der Befundung des Rektumkarzinoms in didaktisch hervorragender Weise kommentiert und in einem Anwenderleitfaden (User's Guide for the Synoptic MRI Report for Rectal Cancer) in komprimierter Form bündelt [26, 27].

Fazit für die Praxis

- Diagnostik und Therapie des Rektumkarzinoms sind einem stetigen Wandel unterworfen. Aktuell erscheinen nach Auffassung des Autors 5 Aspekte von hoher Praxisrelevanz:
  - EMVI,
  - mrTRG,
  - mpMRT,
  - Prädiktion der Patientenprognose mittels MRT,
  - risikoadjustierte Therapieentscheidung.
- Was die spezialisierte MRT des Rektumkarzinoms betrifft, ist anzumerken, dass das Grundgerüst der Untersuchungstechnik seit mehr als 10 Jahren in nahezu unveränderter Weise besteht, sich aber um den morphologisch orientierten Kern in zunehmendem Maße funktionelle Methoden, wie Diffusion und Perfusion, als Hülle gruppieren, die Zelldichte, Mikrozirkulation und Permeabilität in den Fokus nehmen. Damit kristallisiert sich gegenwärtig eine multiparametrische Bildgebung heraus, die durch geschickte Kombination der relevanten Sequenzen die flächendeckende Anwendung in der täglichen Praxis ermöglichen wird. Die Ziele dieser Entwicklung sind bereits greifbar:
  - prätherapeutische Einschätzung der Tumoraggressivität,
  - verbesserte MR-basierte Response-Prädiktion,
  - Unterstützung der risikoadaptierten Therapiestrategien.
- Unter Kenntnis der aktuellen Literatur kann heute eine Vielzahl prognostischer Faktoren bereits mittels qualitativ hochwertiger MRT erkannt werden, die traditionell der histopathologischen Aufarbeitung der Operationspräparate vorbehalten waren. Dieser Shift an therapierelevanten Informationen versetzt den Radiologen in die Position eines kompetenten Vermittlers im Rahmen von risikoadjustierten Tumorboard-Entscheidungen und die MRT in den Rang eines echten „Imaging"-Biomarkers. Die große Fülle an Erkenntnissen, die aus der lokalen MRT beim Rektumkarzinom gewonnen werden kann, bedarf dringend der Einführung und breiten Umsetzung der strukturierten Befundung.

Korrespondenzadresse

Prof. Dr. A.-O. Schäfer
Klinik für Diagnostische und Interventionelle Radiologie, Klinikum St. Georg Leipzig
Delitzscher Straße 141, 04129 Leipzig, Deutschland
arnd-oliver.schaefer@sanktgeorg.de

Einhaltung ethischer Richtlinien

Interessenkonflikt. A.-O. Schäfer gibt an, dass kein Interessenkonflikt besteht.

Dieser Beitrag beinhaltet keine Studien an Menschen oder Tieren.

Literatur

1. Schäfer AO, Baumann T, Pache G et al (2007) Präoperatives Staging des Rektumkarzinoms. Radiologe 47:635–651
2. Schäfer AO, Langer M, Baumann T (2012) Bedeutung der Schnittbildverfahren für das Staging des Rektumkarzinoms. Chirurg 83:439–447
3. Wolf M, Zehentmayr F, Belka C (2012) Strahlentherapie des Rektumkarzinoms. Radiologe 52:545–549
4. Karpitschka M (2012) Rektumkarzinom – Lokales Staging und Bildgebung unter neoadjuvanter Therapie. Radiologe 52:519–528
5. Bugg WG, Andreou AK, Biswas D et al (2014) The prognostic significance of MRI-detected extramural venous invasion in rectal carcinoma. Clin Radiol 69:619–623

6. Battersby NJ, How P, Moran B et al (2015) Prospective validation of a low rectal cancer magnetic resonance imaging staging system and development of a local recurrence risk stratification model: the MERCURY II study (Epub ahead of print PMID: 25822672)

7. Glimelius B, Tiret E, Cervantes A, Arnold D, ESMO Guidelines Working Group (2013) Rectal cancer: ESMO clinical practice guidelines for diagnosis, treatment and follow-up. Ann Oncol 24:81–88

8. Glynne-Jones R, Tan D, Goh V (2014) Pelvic MRI for guiding treatment decisions in rectal cancer. Oncology (Williston Park) 28:667–677

9. Battersby NJ, Balyasnikova S, Brown G (2014) Guiding post-treatment decisions in rectal cancer: mrTRG is a practical place to start. Oncology (Williston Park) 28:677–680

10. Taylor FG, Quirke P, Heald RJ et al (2011) Preoperative high-resolution magnetic resonance imaging can identify good prognosis stage I, II, and III rectal cancer best managed by surgery alone: a prospective, multicenter, European study. Ann Surg 253:711–719

11. Sohn B, Lim JS, Kim H et al (2015) MRI-detected extramural vascular invasion is an independent prognostic factor for synchronous metastasis in patients with rectal cancer. Eur Radiol 25:1347–1355

12. Chand M, Swift RI, Tekkis PP et al (2014) Extramural venous invasion is a potential imaging predictive biomarker of neoadjuvant treatment in rectal cancer. Br J Cancer 7(110):19–25

13. Chand M, Evans J, Swift RI et al (2014) The prognostic significance of postchemoradiotherapy high-resolution MRI and histopathology detected extramural venous invasion in rectal cancer. Ann Surg 261:473–479

14. Park JS, Huh JW, Park YA et al (2015) Prognostic comparison between mucinous and nonmucinous adenocarcinoma in colorectal cancer. Medicine (Baltimore) 94(15):e658

15. Tawadros PS, Paquette IM, Hanly AM et al (2015) Adenocarcinoma of the rectum in patients under age 40 is increasing: impact of signet-ring cell histology. Dis Colon Rectum 58:474–478

16. Talbot IC, Ritchie S, Leighton MH (1980) The clinical significance of invasion of veins by rectal cancer. Br J Surg 67:439–442

17. Koh DM, Smith NJ, Swift RI, Brown G (2008) The relationship between MR demonstration of extramural venous invasion and nodal disease in rectal cancer. Clin Med Oncol 2:267–273

18. Fichera A, Allaix ME (2014) Paradigm-shifting new evidence for treatment of rectal cancer. J Gastrointest Surg 18:391–397

19. Patel UB, Blomqvist LK, Taylor F et al (2012) MRI after treatment of locally advanced rectal cancer: how to report tumor response-the MERCURY experience. Ajr Am J Roentgenol 199:486–495

20. Patel UB, Taylor F, Blomqvist L et al (2011) Magnetic resonance imaging-detected tumor response for locally advanced rectal cancer predicts survival outcomes: MERCURY experience. J Clin Oncol 29:3753–3760

21. Habr-Gama A, Sabbaga J, Gama-Rodrigues J et al (2013) Watch and wait approach following extended neoadjuvant chemoradiation for distal rectal cancer: are we getting closer to anal cancer management. Dis Colon Rectum 56:1109–1117

22. Habr-Gama A, Gama-Rodrigues J, São Julião GP et al (2014) Local recurrence after complete clinical response and watch and wait in rectal cancer after neoadjuvant chemoradiation: impact of salvage therapy on local disease control. Int J Radiat Oncol Biol Phys 88:822–828

23. Hötker AM, Garcia-Aguilar J, Gollub MJ (2014) Multiparametric MRI of rectal cancer in the assessment of response to therapy: a systematic review. Dis Colon Rectum 57:790–799

24. Attenberger UI, Pilz LR, Morelli JN (2014) Multi-parametric MRI of rectal cancer - do quantitative functional MR measurements correlate with radiologic and pathologic tumor stages. Eur J Radiol 83:1036–1043

25. Intven M, Monninkhof EM, Reerink O, Philippens ME (2015) Combined T2w volumetry, DW-MRI and DCE-MRI for response assessment after neo-adjuvant chemoradiation in locally advanced rectal cancer. Acta Oncol. (Epub ahead of print PMID: 25914930)

26. Al-Sukhni E, Brown G, Milot L et al (2012) User's guide for the synoptic MRI report for rectal cancer. Joint initiative of Cancer Care Ontario and Canadian Cancer Society. https://www.cancercare.on.ca. Zugegriffen: 14.10.2015

27. Kennedy ED, Milot L, Fruitman M et al (2014) Development and implementation of a synoptic MRI report for preoperative staging of rectal cancer on a population-based level. Dis Colon Rectum 57:700–708

Radiologe 2015 · 55:1117–1132
DOI 10.1007/s00117-015-0045-y
Online publiziert: 26. November 2015
© Springer-Verlag Berlin Heidelberg 2015

Redaktion
S. Delorme, Heidelberg (Leitung)
P. Reimer, Karlsruhe
W. Reith, Homburg/Saar
C. Schäfer-Prokop, Amersfoort
C. Schüller-Weidekamm, Wien
M. Uhl, Freiburg

CrossMark

M. Meissnitzer · T. Meissnitzer · R. Forstner
Universitätsinstitut für Radiologie, Landeskrankenhaus Salzburg, Paracelsus Medizinische
Privatuniversität, Salzburg, Österreich

Gynäkologische Tumoren im kleinen Becken

Radiologische Diagnostik bei Beckentumoren leicht gemacht

Zusammenfassung
Gynäkologische Tumore zählen zu den häufigsten Tumorerkrankungen der Frau. Computertomographie (CT) und Magnetresonanztomographie (MRT) tragen zur differenzialdiagnostischen Abklärung, zum Staging und zunehmend zur Therapieplanung bei derartigen
Tumoren bei. Zur Abklärung von benignen und malignen Tumoren des Uteruskorpus und
von Ovarial-/Adnexläsionen gilt der Ultraschall als primäre Untersuchungsmodalität. Bei
sonographisch unklaren Befunden hat sich die MRT als Methode der Wahl für die weitere
Charakterisierung bewährt, da neben der Dignitätsbeurteilung zumeist auch eine spezifische Diagnose möglich ist. Auch in der Differenzialdiagnose von tumorsimulierenden
Veränderungen des Beckens ist die MRT der CT überlegen. Die MRT ist Methode der
Wahl für das lokale Staging gynäkologischer Tumoren. Dementgegen bewährt sich die CT
im Staging von Ovarialkarzinomen aufgrund der häufigen peritonealen Metastasierung
außerhalb des Beckens zum Zeitpunkt der Erstdiagnose.

Schlüsselwörter
Diagnostische Bildgebung · Beckentumoren · Differenzialdiagnose · Ultraschall ·
Ovarialkarzinom

Lernziele

Nach Absolvieren dieser Fortbildungseinheit ...
- kennen Sie die wichtigsten gynäkologischen Tumoren des Beckens.
- können Sie die richtige bildgebende Methode indizieren.
- können Sie tumorsimulierende Veränderungen des Becken von Neoplasien unterscheiden.
- sind Sie vertraut mit dem Ablauf einer strukturierten Bildanalyse bei pelvinen Tumoren.
- kennen Sie wesentliche, therapieentscheidende Befunde bei gynäkologischen Malignomen.
- sind Sie in der Lage, einen Beitrag im interdisziplinären Dialog, etwa in Tumorboards, zu leisten.

Einleitung

Neoplasien des weiblichen Beckens umfassen das breite Spektrum benigner und maligner Tumoren und tumorsimulierender Veränderungen [1]. Obwohl hinsichtlich der Inzidenz hinter dem Endometriumkarzinom (Enka) und Zervixkarzinom (Zeka) anzusiedeln, ist das Ovarialkarzinom (Ovka) verantwortlich für 50 % der Mortalität durch gynäkologische Malignome [2]. Wesentliche Aufgaben der Radiologie liegen in der Dignitätsbeurteilung und der Differenzierung tumoröser von tumorsimulierenden Läsionen, meist ausgehend von Ovarien und Adnexen [1, 2, 3, 4, 5, 6, 7]. Diese tragen wesentlich zum breiten Spektrum an Differenzialdiagnosen bei. Die prätherapeutische Bildgebung von Malignomen des Uterus und der Ovarien dient nicht nur dem Staging, sondern zunehmend zur Unterstützung einer individualisierten Therapieplanung [2].

Anamnese und Klinik

Klinische Information (◘ **Tab. 1**) ist integraler Bestandteil der Bildinterpretation, da oft erst die Kombination mit den radiologischen Befunden eine spezifische Diagnose zulässt. So sind etwa starke Schmerzen Leitsymptom einer Torsion. Entzündungszeichen, Schmerzen und eine komplexe Adnexläsion sprechen für einen Tuboovarialabszess (TOA) und gegen ein Ovka [5].

Gynecological tumors of the true pelvis. Radiological diagnosis for pelvic tumors made simple

Abstract

Tumors of the reproductive organs are among the most common female tumors. Computed tomography (CT) and magnetic resonance imaging (MRI) are used for establishing the differential diagnosis, for staging and increasingly for treatment stratification. Sonography is the first line imaging modality for assessing benign and malignant tumors of the uterus as well as ovarian and adnexal lesions. In sonographically indeterminate masses MRI is used for clarification as it allows not only a prediction of the dignity but also in most cases a specific diagnosis. The MRI examination is also superior to CT in the assessment of tumors resembling benign pelvic lesions. Whereas MRI has become established as the modality of choice for local staging and treatment planning in cancers of the uterine cervix and endometrial cancer, CT is used for staging of ovarian cancer due to the propensity for peritoneal spread outside the pelvis at the time of initial diagnosis.

Keywords

Diagnostic imaging · Pelvic neoplasms · Differential diagnosis · Ultrasonography · Ovarian neoplasms

Tab. 1	Klinische Informationen
Alter	
Symptome (Fieber, Schmerzen, Tastbefund, vaginaler Ausfluss)	
Menstruationszyklus	
Operationen und Malignome	
Schwangerschaft	
Laborbefunde (Entzündungswerte/ ggf. Tumormarker)	

Tab. 2	Strukturierte Analyse gynäkologischer Tumoren
1.	Zuordnung zum Ursprungsorgan
2.	Variante vs. Pathologie
3.	Maligne vs. benigne Kriterien
4.	Charakterisierung

Bildgebung

Stellenwert und Indikationen

„First-line"-Bildgebung bei Tumoren des Beckens ist die transvaginale und transabdominelle Sonographie (US) [3]. Sie wird breit eingesetzt bei Uterustumoren, insbesondere bei Myomen, und dem Enka und ist zentral in der Beurteilung von Adnexläsionen. Verlaufskontrollen erlauben die Beurteilung funktioneller Zysten und ihrer Komplikationen, wie etwa Einblutungen, und die Differenzierung von neoplastischen Veränderungen. Die **Duplexsonographie** unterstützt die Unterscheidung perfundierter Tumoranteile von Koagel oder Nekrosen ebenso wie die Diagnostik einer Torsion beim **„akuten Unterbauch"** [3].

Bei sonographisch unklaren Tumoren des Beckens (Tumoren mit unklarem Ursprung und unklare Adnexläsionen) besitzt die Magnetresonanztomographie (MRT) einen zentralen Stellenwert als Problemlöser [4, 5, 6]. Die Analyse des Signalverhaltens auf T1-gewichteten (T1W-), T2W- und fettunterdrückten Sequenzen erlaubt üblicherweise eine Zuordnung und spezifische Charakterisierung [4, 5]. Kontrastunterstützte T1W- und funktionelle MR-Techniken wie Diffusionswichtung (DWI) und dynamische KM-Sequenzen verbessern die diagnostische Aussagekraft bei Beckentumoren [7, 8, 9]. 3 T sind 1,5 T hinsichtlich ihrer diagnostischen Aussagekraft nicht überlegen. Vorteile der höheren Feldstärke, etwa Auflösung und Geschwindigkeit, stehen technischen Herausforderungen, insbesondere in der DWI, gegenüber.

Die Bedeutung der Computertomographie (CT) liegt in der Akutdiagnostik und im Staging des Ovka [1, 2, 10, 11]. In der Tumorcharakterisierung und im lokalen Staging von Uterusmalignomen ist die CT der MRT jedoch unterlegen [10, 12].

PET-CT-Untersuchungen werden derzeit vorwiegend zum Rezidivnachweis angewendet [13].

Bei sonographisch unklaren Tumoren des Beckens besitzt die MRT einen zentralen Stellenwert

Bildinterpretation –Prinzipien bei unklaren Beckentumoren

Bei Vorliegen eines Beckentumors bewährt sich folgendes schrittweises Vorgehen (◘ Tab. 2; [4, 14]):

- Zunächst erfolgt die Zuordnung zum Ursprungsorgan, z. B. ovariell versus extraovariell bzw. uterin versus ovariell oder extraperitoneal.
- Der nächste Schritt gilt dem Ausschluss tumorsimulierender Veränderungen, wie etwa eines anteflektierten Uterus, Follikelzysten, ovarieller Pseudozysten, Darmschlingen etc.
- Dann erfolgt die Dignitätseinschätzung, basierend auf spezifischen bildgebenden Befunden. Dazu zählen der Fettnachweis, solide Läsionsanteile, Diffusionsrestriktion, Hypervaskularisation, organüberschreitendes oder infiltrierendes Wachstum, pathologische Lymphknoten oder eine Peritonealkarzinose [1, 4, 5, 6, 7, 8, 9].
- Der letzte Schritt sieht die Charakterisierung der Läsion aufgrund der vorangegangenen Analyse und der klinischen Information mit Berücksichtigung möglicher Differenzialdiagnosen vor.

Tumoren des weiblichen Beckens werden im Folgenden nach Ursprungsorganen geordnet im Detail diskutiert.

Ovar und Adnexe

Die Zuordnung einer tumorösen Läsion zu den Ovarien gelingt zumeist durch Identifikation folgender Strukturen und Zeichen:

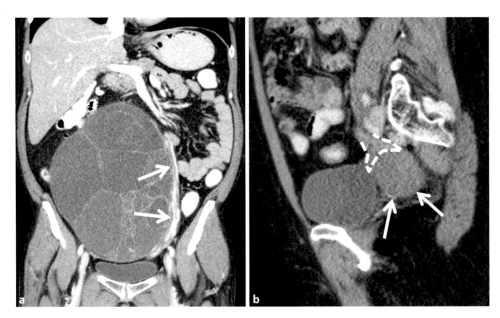

Abb. 1 ▲ Organzuordnung: „Ovarian vessel sign" (**a**, *Pfeile*) und „beak sign" (**b**, *gestrichelte Markierung*) erlauben die Zuordnung eines Beckentumors zum Ovar. Zystadenom (**a**) und Fibrothekom (**b**) bei 2 verschiedenen Patientinnen

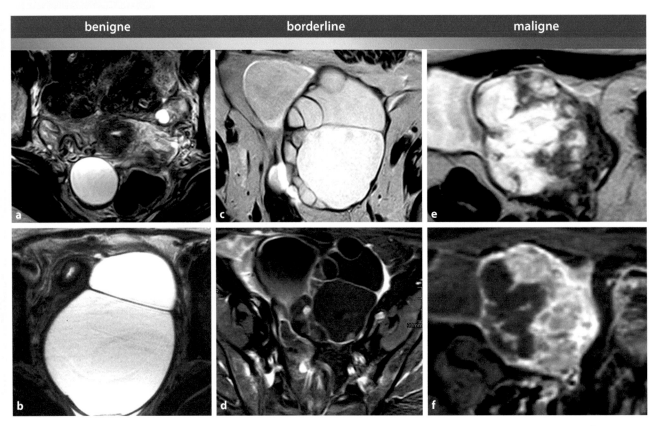

Abb. 2 ▲ Spektrum epithelialer Tumoren von benigne bis maligne; T2W-Bilder (*oben*) und fettunterdrückte T1-Sequenzen mit Kontrastmittel (KM, *unten*): Zunehmende Septendicke und solide stark KM-aufnehmende Anteile sprechen für Malignität; benignes Zystadenom (**a,b**), Borderline-Tumor (**c,d**) und Ovarialkarzinom (**e,f**)

Tab. 3 Histopathologische Subtypen der Ovarialtumoren

Epithelial (60–70 %)	Keimzell (ca. 25 %)	Keimstrang-Stroma (ca. 7 %)
Serös	Teratom (reif/unreif)	Fibrothekom
Klarzellig	Dysgerminom	Granulosazelltumor
Endometrioid		Sertoli-Leydig-Zell-Tumor
Muzinös		
Brenner		

Tab. 4 FIGO/TNM-Stadien-Einteilung des Ovarialkarzinoms. (Modifiziert nach [17])

Lokalisierte Erkrankung (ca. 30 %)	Stadium I (T1)	Auf das Ovar oder Tube begrenzt	Operation und Chemotherapie	Im Stadium III ggf. neoadjuvante Chemotherapie
	Stadium II (T2)	Tumorausbreitung über das Ovar hinaus, aber auf das Becken begrenzt		
Fortgeschrittene Erkrankung (ca. 70 %)	Stadium III (T3)	Retroperitoneale LK, peritoneale Ausbreitung über das Becken hinaus, auch oberflächliche Leber-, Milzimplantationen		
	Stadium IV	Pleura, extraabdominelle LK, hämatogene Metastasen		

LK Lymphknoten

- ovarieller Gefäßstiel („ovarian vessel sign"),
- Ovarialfollikel (Verbindung des Ovars zum Tumor „beak sign"),
- Verlagerungsmuster oder Fehlen des ipsilateralen Ovars (◘ **Abb. 1**; [14, 15]).

Neoplastische Veränderungen der Ovarien

Histopathologisch kann der Großteil der Ovarialtumoren in eine der 3 Gruppen unterteilt werden (◘ **Tab. 3**). Die mit mehr als 60 % größte Gruppe stellen die epithelialen Tumoren dar, die für 90 % der Malignome verantwortlich sind [16]. Bei etwa 5–15 % der Ovarialmalignome handelt es sich um Metastasen eines Magen-, Pankreas-, Gallenblasen- oder Mammakarzinoms.

Epitheliale Tumoren

Bei den epithelialen Tumoren sind 60 % benigne, 35 % maligne, und 5 % sind sog. Borderline-Tumoren, Neoplasien mit geringem malignen Potenzial (◘ **Abb. 2**). Letztere haben mit einer 5-Jahres-Überlebensrate von 95 % eine deutlich bessere Prognose als das Ovka. Seröse Tumoren weisen die stärkste Assoziation zum Tumormarker CA 125 auf.

Seröse und muzinöse Zystadenome sind die häufigsten benignen Tumoren dieser Gruppe. Bildgebend zeigen sich seröse Zystadenome uni- oder multilokulär zystisch, psammomatöse Verkalkungen sind möglich [5, 6, 7]. Muzinöse Zystadenome sind im Vergleich dazu eher multilokulär und größer, und der Zysteninhalt weist einen höheren Eiweißgehalt auf. Das Zystadenofibrom des Ovars, ein seltener benigner Tumor, zeigt typischerweise in der MRT kleine stark T2W-hypointense fibröse Septen [7]. Eine Septendicke von mehr als 3 mm oder solide Anteile weisen jedoch auf das Vorliegen eines Karzinoms oder bei jüngeren Frauen auf einen Borderline-Tumor hin (◘ **Abb. 2**; [7]). Befunde, die klar für Malignität sprechen, sind Lymphknotenmetastasen, viel Aszites und Veränderungen einer Peritonealkarzinose bzw. Fernmetastasen [4, 6, 7, 11, 12]. Brenner-Tumoren sind meist benigne solide Tumoren, die in bis zu 85 % der Fälle Verkalkungen aufweisen.

Bei sonographischen Zeichen eines Ovarialkarzinoms sollte eine CT zur präoperativen Therapieplanung durchgeführt werden [2, 10]. Die so diagnostizierten Befunde, wie etwa peritoneale Metastasen, Lymphknotenmetastasen oder Organinfiltrationen, unterstützen das interdisziplinäre Management bei Patientinnen mit einem Ovka. Die CT dient dabei als „roadmap" für eine radikale Operation. Sie gibt Aufschluss über die exakte Lokalisation von Metastasen, die Tumorlast und

Seröse und muzinöse Zystadenome sind die häufigsten benignen epithelialen Tumoren

Bei sonographischen Zeichen eines Ovarialkarzinoms sollte eine CT zur präoperativen Therapieplanung durchgeführt werden

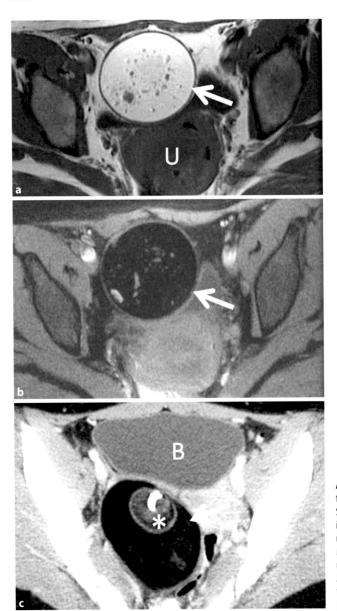

Abb. 3 ◄ Dermoid; T1W- (**a**) und fettunterdrückte T1-Sequenz (**b**): Spezifischer Befund des Dermoids (*Pfeile*) ist der Fettnachweis mit Signalabfall (**a,b**, *Pfeil*) in der Magnetresonanztomographie. Fettnachweis und Rokitansky-Knoten (**c**, *Stern*) mit einem Zahn in der Computertomographie (**c**, andere Patientin; *U* Uterus, *B* Harnblase)

schwer resektable Metastasen und dient so als wichtige Grundlage für eine neoadjuvante Therapie (◘ **Tab. 4**). Die Sensitivität der CT hängt von der Größe und Lage der peritonealen Läsionen ab und liegt für die Größe unter 1 cm bei 25–50 % [10, 11]. Bildgestützt (US oder CT) kann auch die histologische Sicherung bei peritonealer Karzinose sinnvoll sein [10].

Die CT gilt derzeit als Methode der Wahl zur Therapieplanung eines Ovarialkarzinoms

Die CT gilt derzeit als Methode der Wahl zur Therapieplanung eines Ovarialkarzinoms, da sie in kurzer Untersuchungszeit alle relevanten Informationen liefert. Bei Kontraindikationen wird eine PET (Positronenemissionstomographie)/CT oder eine MRT mit Gd T1W und DWI (b > 800) empfohlen [10]. Trotz vielversprechender Ergebnisse im Nachweis der peritonealen Karzinose und einer Fernmetastasierung sind lange Untersuchungszeiten, gerätespezifische Unterschiede und fehlender Konsensus der zu verwendenden b-Werte limitierend für eine flächendeckende Anwendung der MRT zum Ovarialkarzinom-Staging [10, 17].

In der rezenten FIGO Klassifikation wird nicht mehr zwischen Ovka, Tuben- und primär peritonealem Karzinom unterschieden, da beim serösen Ovka ein gemeinsamer Ausgang vom Tubenepithel angenommen wird [18].

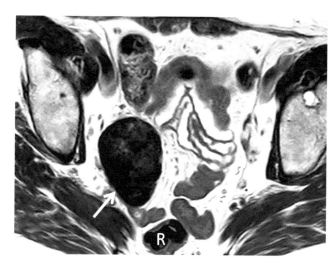

Abb. 4 ◄ Fibrothekom des rechten Ovars mit pathognomonischem stark hypointensem Signal auf T2W-Bildern (*Pfeil; R* Rektum)

Keimzelltumoren

Zu den Keimzelltumoren der Ovarien zählen reife und unreife Teratome, Dysgerminome und seltene Malignome des Kindesalters [16]. Der mit 20 % aller Ovarialtumoren weitaus häufigste Tumor ist das reife zystische Teratom, welches sich aus 3 Keimblättern zusammensetzt und meist als **Dermoid** bezeichnet wird (◘ **Abb. 3**). Monodermale Teratome, wie etwa die Struma ovarii und das Karzinoid des Ovars, sind selten. Der pathognomonische Befund eines Dermoids ist eine unilokuläre Zyste mit Fettnachweis in der CT oder MRT oder einem Lipidflüssigkeitsspiegel [4]. Dermoide können einen sog. **Rokitansky-Knoten** mit unterschiedlichen Geweben wie Zähnen, Gastrointestinalepithel oder Knorpel aufweisen (◘ **Abb. 3**; [5, 6]). Dermoide sind meist Zufallsbefunde, können aber auch zu Torsion, Ruptur und selten zu maligner Transformation führen. In bis zu 15 % der Fälle zeigt sich ein bilaterales Auftreten.

Der häufigste maligne Keimzelltumor ist das Dysgerminom, welches typischerweise bei Frauen im Alter unter 30 Jahren auftritt, solide aufgebaut und zumeist auf ein Ovar begrenzt ist. Im Gegensatz zu diesem prognostisch günstigen Malignom umfasst das Spektrum maligner Keimzelltumoren jedoch auch aggressive Wachstumsformen. Typischerweise finden sich die Tumormarker, etwa AFP- oder Beta-hCG-Werte, erhöht [16].

Häufigster maligne Keimzelltumor ist das Dysgerminom

Keimstrang-Stroma-Tumoren

Diese sind mit etwa 7 % seltene, großteils benigne Ovarialtumoren. Hormonaktivität mit Symptomen wie Hirsutismus, Pubertas praecox oder Endometriumstimulation mit Blutungsanomalien können Hinweise für diese Tumorentität sein [19].

Mit rund 50 % sind Fibrothekome oder Fibrome die häufigsten Keimstrang-Stroma-Tumoren. Als sonographisch hypoechogene, schallabschwächende Läsion sind sie schwer von Uterusmyomen oder soliden malignen Ovarialtumoren zu differenzieren. In der MRT sind diese aufgrund des Bindegewebsanteils T2W-hypointens und hypovaskularisiert, was in der Mehrzahl der Fälle eine spezifische Diagnose ermöglicht (◘ **Abb. 4**; [5, 19]). Granulosazelltumoren, die meist bei Frauen unter 30 Jahren auftreten, zeigen einen schwammartigen multizystischen bis soliden Aufbau, einzelne Zysten können Einblutungen aufweisen [7]. Der seltene Sertoli-Leydig-Tumor kann zur Virilisierung führen [16].

Fibrothekome oder Fibrome sind die häufigsten Keimstrang-Stroma-Tumoren

Der seltene Sertoli-Leydig-Tumor kann zur Virilisierung führen

Nichtneoplastische tumorsimulierende Läsionen der Ovarien und Adnexe

Nichtneoplastische Ovarialläsionen sind bei Weitem die häufigsten pelvinen Veränderungen der geschlechtsreifen Frau. Dazu zählen funktionelle Zysten (Follikel- und Corpus-luteum-Zysten), Endometriome, Theka-lutein-Zysten als Teil des ovariellen Hyperstimulationssyndroms und peritoneale Inklusionszysten. Diese zystischen Veränderungen sind Domäne der Ultraschalldiagnostik. Um diese häufigen physiologischen Ovarialzysten von neoplastischen Veränderungen,

Der Radiologe 12 · 2015 | **151**

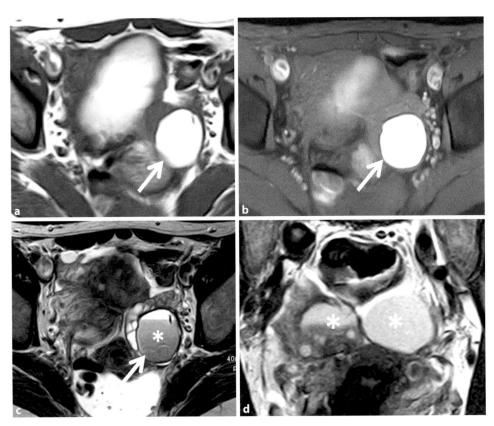

Abb. 5 ▲ Endometriosezyste (**a–c**, *Pfeil*) des linken Ovars mit typischem Signalverhalten in der Magnetresonanztomographie: hyperintens auf T1W- (**a**) und fettunterdrückten T1-Sequenzen (**b**), hypointenses Signal auf T2W (**c**) mit „shading" (*). T2W-Bild einer bilateralen Endometriose einer anderen Patientin (**d**) mit adhärenten Ovarien („kissing ovaries"; *)

insbesondere von Zystadenomen, zu unterscheiden, wurde ein Algorithmus zum Management publiziert [3].

Komplex aufgebaute **Endometriosezysten** können im US mitunter schwer von malignen Veränderungen zu differenzieren sein (☐ **Abb. 5**; [3, 4]). Die MRT stellt den bildgebenden Goldstandard dar mit Darstellung chronischer Blutungen mit hohem Signal auf T1W und T1 mit Fettsuppression und einem Signalabfall auf T2W, dem sog. **„shading"**. Zusätzliche Befunde sind Adhäsionen (☐ **Abb. 5**; [5]).

Bei der Adnextorsion handelt es sich um einen gynäkologischen Notfall

Bei der Adnextorsion handelt es sich um einen gynäkologischen Notfall, welchem meist eine zystische Ovarialläsion (Zyste oder Dermoid) zugrunde liegt.

Typisch für eine **Hydrosalpinx** sind inkomplette Septen, deren sorgfältige Analyse die Differenzierung von kompletten Septen bei Zystadenomen erlaubt (☐ **Abb. 6**; [5]).

Eine zystisch-solide Adnexläsion mit **Pyosalpinx** ist wegweisend für das Vorliegen eines Tuboovarialabszesses (☐ **Abb. 7**). Klinik und ausgeprägte begleitende entzündliche Veränderungen sind wegweisende Befunde [6].

Peritoneale Inklusionszysten oder ovarielle Pseudozysten sind entzündlich oder postoperativ bedingt

Peritoneale Inklusionszysten oder ovarielle Pseudozysten sind tumorsimulierende zystische Veränderungen, welche entzündlich oder postoperativ bedingt sind (☐ **Abb. 8**). Meist zeigen sich ausgedehnte zystische Gebilde abgekapselter peritonealer Flüssigkeit im Becken, die das Ovar zentral oder randständig darin aufspannen [14].

Uterus

Die T2W der MRT ermöglicht die direkte Visualisierung des normalen Uterus ebenso wie die Detektion und exakte Zuordnung tumoröser Veränderungen. Die Integration funktioneller Information erleichtert zusätzlich die Tumorabgrenzung und kann möglicherweise prognostische Informationen liefern [2].

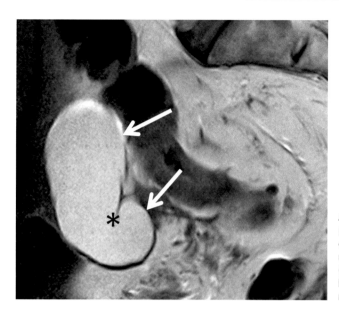

Abb. 6 ◄ Magnetresonanztomographie einer Hydrosalpinx, welche in der sag. T2W als tubuläre Struktur mit dünnem inkompletten Septum (*) erkennbar ist, als Zufallsbefund bei einer Patientin nach Hysterektomie (*Pfeile*)

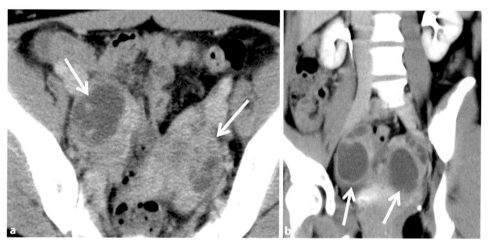

Abb. 7 ▲ Bilaterale Tuboovarialabszesse (TOA): Bei einer Patientin mit stark erhöhten Entzündungswerten zeigt die Computertomographie komplexe bilaterale Adnexläsionen (*Pfeile*) mit umgebender Fettgewebsinfiltration, typisch für eine Pyosalpinx bzw. TOA

Uterusmyome und Differenzialdiagnosen

Der Großteil aller Uterustumoren sind Myome, die in etwa 30 % der Fälle durch Schmerzen, Dys- oder Hypermenorrhoe, Fertilitätsprobleme und selten Harnproblematik kompliziert werden.

Das Uterusmyom ist typischerweise eine fokale, homogen T2W-hypointense Läsion mit variabler Vaskularisation (◻ **Abb. 9**; [20]). Größere Uterusmyome weisen regressive Veränderungen (hyalin, myxomatös, zystisch oder hämorrhagisch) auf. Diese degenerierten Myome sind inhomogen in T2W (◻ **Abb. 9**). Eine Sonderform sind zelluläre, sehr gut vaskularisierte Myome, die auf T2W ein intermediäres Signal aufweisen können [20]. Regressive schollige Verkalkungen erlauben die spezifische CT-Diagnose eines Uterusmyoms. Die MRT erlaubt die therapierelevante Zuordnung in subseröse, submuköse und murale Lokalisation. Die MRT gilt als Problemlöser bei unklaren US-Befunden und bei rasch wachsenden Uterustumoren, aber auch vor operativer oder interventioneller Therapie. Klinik, Zahl, Lage und Größe der Myome und Wunsch des Uteruserhalts sind Entscheidungskriterien für das therapeutische Vorgehen bei Uterusmyomen. Die MRT ist dabei entscheidend für die Planung einer Embolisationstherapie sowie für die Planung und Steuerung einer MR-HIFU („magnetic resonance imaging-guided high-intensity focused ultrasound")-Therapie [21]. Sie kann auch Therapieerfolg oder mögliche Komplikationen nachweisen.

Die MRT erlaubt die therapierelevante Zuordnung in subseröse, submuköse und murale Lokalisation

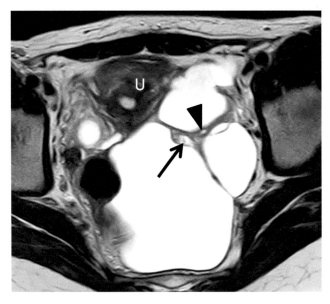

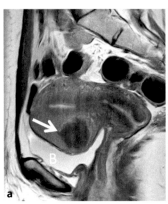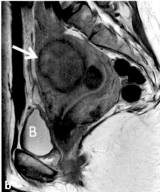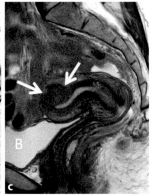

Abb. 8 ◄ Pseudozyste des linken Ovars: Ein im Ultraschall unklarer zystischer Tumor des Beckens kann in der Magnetresonanztomographie als ovarielle und die Peritonealhöhle auskleidende Pseudozyste diagnostiziert werden (*Pfeil* in der Pseudozyste aufgespanntes linkes Ovar, *Pfeilspitze* Follikel, *U* Uterus)

Abb. 9 ▲ Spektrum benigner tumoröser Veränderungen des Uterus: typisches T2W-hypointenses murales Myom (**a**, *Pfeil*), signalangehobenes atypisches Myom (**b**) neben kleineren typischen Myomen und oväläres Adenomyom (**c**, *Pfeile*; *B* Harnblase)

Eine wichtige Differenzialdiagnose muraler Myome ist das Adenomyom

Eine wichtige Differenzialdiagnose muraler Myome ist das Adenomyom. Kriterien der Differenzierung von Myomen sind kleine auf T1 und T2 hyperintense Binnenläsionen, eine elliptische Form und unscharfe Ränder (◻ **Abb. 9**; [20]).

Die meisten Leiomyosarkome des Uterus entstehen *de novo*. Eine Unterscheidung von Leiomyosarkomen und regressiven Myomen kann schwierig sein. Inhomogene Morphologie, rasches Wachstum und postmenopausales Alter sprechen eher für das Vorliegen eines Sarkoms (◻ **Abb. 10**; [20]).

Endometriumpolypen unterscheiden sich von subserösen Myomen durch Hyperintensität auf T2W und oft kleine zystischen Anteilen (◻ **Abb. 11**).

Endometriumkarzinom

Das Enka ist das häufigste gynäkologische Malignom und manifestiert sich als atypische Blutung der postmenopausalen Frau. Risikofaktoren sind Östrogenexposition, Adipositas, Nulliparität und Diabetes. Etwa 10 % der Enka sind hereditär bedingt, zumeist im Rahmen des Lynch-Syndroms. Beim Großteil der Enka handelt es sich um Adenokarzinome. Die histopathologische Subtypisierung ermöglicht die prognostisch und zunehmend therapeutisch relevante Unterscheidung zwischen Enka Typ I (80 %) und Typ II (20 %; [22]). Letztere sind assoziiert mit einem fortgeschrittenen Stadium zum Diagnosezeitpunkt, einem biologischen Verhalten ähnlich dem Ovka und schlechterer Prognose [2].

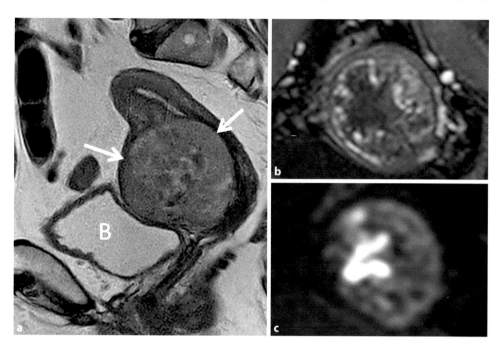

Abb. 10 ▲ Leiomyosarkom: 71-jährige Patientin mit großem inhomogenen Uterustumor auf den sagittalen T2W-Bildern (**a**, *Pfeile*) mit heterogenem früh-arteriellen Enhancement (**b**) und Diffusionsstörung (**c**; *B* Harnblase)

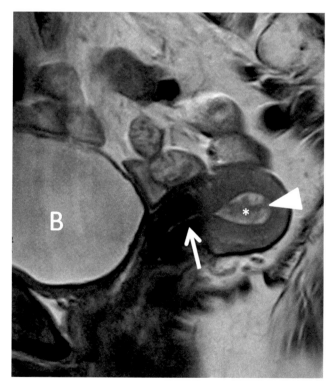

Abb. 11 ◄ Endometriumpolyp: retrovertierter Uterus mit zervikaler Stenose (*Pfeil*) und T2W-hyperintenser polypoider Veränderung im Cavum uteri (*). Im Bereich des Fundus ist der Stiel des Polypen erkennbar (*Pfeilspitze*)

Das Enka ist iso- bis hyperintens im Vergleich zum Myometrium auf T2W (◘ **Abb. 7**; [2]). Typ-II-Karzinome sind eher gekennzeichnet durch eine inhomogene Struktur mit Hämorrhagien und Nekrosen. In unklaren Fällen können Kontrastmittelgabe und diffusionsgewichtete Sequenzen die Genauigkeit der Myometriuminfiltration erhöhen [2, 8]. Die DWI erleichtert die Diagnostik einer extrauterinen Tumorausbreitung und die Lymphknotendetektion [2].

Die zentrale Aufgabe der Bildgebung beim Enka liegt im lokalen Staging, inbesondere in der Beurteilung der Myometriuminfiltration (◘ **Abb. 12**) und der Detektion einer Zervix- oder Lymphknoten (LK)-Beteiligung (◘ **Tab. 5**; [2]). Die Kombination der MRT-Befunde mit dem

Die zentrale Aufgabe der Bildgebung beim Endometriumkarzinom liegt im lokalen Staging

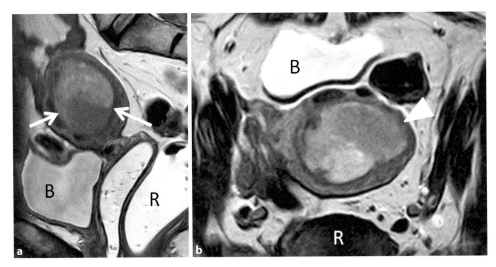

Abb. 12 ▲ Magnetresonanztomographie beim Endometriumkarzinom im Stadium IB: tumoröse Veränderung, ausgehend vom Cavum uteri (*Pfeile*), mit Verdünnung des Myometriums über 50 % (*Pfeilspitze; B* Harnblase, *R* Rektum)

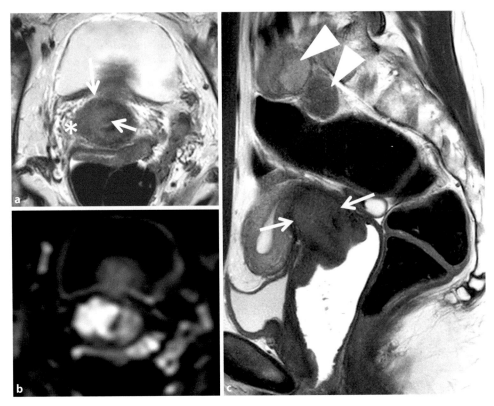

Abb. 13 ▲ Magnetresonanztomographie beim Zervixkarzinom im Stadium IIB: Die auf den Zervixkanal geneigte T2W- (**a**) und die DWI-Sequenz (**b**) zeigen das Karzinom (*Pfeile*) und die rechtsseitige Parametrieninfiltration (*); pathologische Lymphknoten entlang der A. iliaca communis rechts (**c**, *Pfeilspitzen*)

histologischen Subtyp erlaubt eine Risikostratifizierung und ermöglicht so zunehmend ein maßgeschneidertes operatives Lymphknotenmanagement [2, 22].

Zervixkarzinom

Das Zeka steht an zweiter Stelle der gynäkologischen Malignome in Europa und weist eine bimodale Altersverteilung zwischen 33 bis 40 Jahren und 75 Jahren auf. Der Ausgang von der Transformationszone zwischen Platten- und Zylinderepithel erklärt die führenden Tumorhistologien mit Plattenepithel- (ca. 70 %) und Adenokarzinomen (25 %). Wichtigste Risikofaktoren

Tab. 5	FIGO/TNM-Staging des Endometriumkarzinoms. (Modifiziert nach [2])	
Stadium I (T1)	IA (T1a) < 50 % Myometriumdicke IB (T1b) > 50 % Myometriumdicke	Operation +/- Radiotherapie
Stadium II (T2)	Zervixstromabeteiligung	
Stadium III (T3)	Über Uterus hinaus, aber auf Becken begrenzt	Operation +/- Radio- und Chemotherapie
Stadium IV (T4)	IVA Harnblasen/Darmbeteiligung IVB Fernmetastasen	

Tab. 6	FIGO/TNM-Staging des Zervixkarzinoms. (Modifiziert nach [2])	
Stadium I (T1)	Auf Zervix begrenzt	
Stadium II (T2)	Zervixüberschreitung A: ohne Parametrieninfiltration B: mit Parametrieninfiltration	Stadien I–IIA: Operation
Stadium III (T3)	Beteiligung von Beckenwand oder unterstem Vaginaldrittel	Stadien IIB–IVB: Radiochemotherapie
Stadium IV (T4)	A: Harnblasen-/Rektumbeteiligung B (M1): Fernmetastasen	

sind sexuell übertragene Infektionen wie HPV (humane Papillomaviren) [23]. Das Zeka zeigt eine intermediäre Signalintensität auf T2W und ist meist hypervaskularisiert mit Nekrosen im Falle großer Tumoren [2, 24].

Für das Staging des Zeka hat sich die T2W-Sequenz am besten bewährt (◻ Abb. 13; [2]). Die MRT unterstützt die Therapieentscheidung zwischen Operation in Frühstadien und Radiochemotherapie im fortgeschrittenen Tumorstadium [2]. Die Tumorgröße und das Vorliegen einer Parametrieninfiltration bestimmen hierbei das therapeutische Management [2]. Die MRT ist auch wesentlich für die Indikationsstellung einer radikalen Trachelektomie, einer fertilitätserhaltenden Operation beim Zeka mit einer Größe von unter 2 cm (◻ Tab. 6; [2, 25]).

Eine Parametrieninfiltration kann bei Vorliegen eines intakten signalarmen Stromarings um den Tumor auf T2W mit einem hohen NPV („negative predictive value", 93–100 %) ausgeschlossen werden [2]. Zeichen einer Parametriuminfiltration sind irreguläre noduläre Konturen, die direkte Ausbreitung von Tumorgewebe in die Parametrien (◻ Abb. 13) oder eine distale Ureterobstruktion [24]. Entscheidend für die Parametrienbeurteilung ist die korrekte Neigung der T2W normal auf den Zervikalkanal (◻ Abb. 13; [26]).

Eindeutige Zeichen der Infiltration der Harnblase oder des Rektums sind Fistelbildungen und Tumoranteile in Harnblase und Rektum. Signalalterationen der Muskularis allein sind allerdings keine sicheren Infiltrationszeichen. Die Stärke der MRT besteht im Besonderen im Ausschluss einer Harnblasen- und Rektuminfiltration (NPV ca. 98 %) und somit in der Vermeidung einer Zystoskopie oder Rektoskopie [27].

Für das Staging des Zeka hat sich die T2W-Sequenz am besten bewährt

Fistelbildungen und Tumoranteile in Harnblase und Rektum sind Zeichen der Infiltration dieser Strukturen

Fazit für die Praxis

- Dieses Manuskript liefert einen Überblick über das breite Spektrum der tumorösen und tumorsimulierenden Veränderungen des weiblichen Beckens. Bildgebung bei Beckentumoren erfolgt initial zumeist im Ultraschall, die MRT gilt als Problemlöser.
- Harmlose tumorsimulierende Veränderungen, meist ausgehend von den Ovarien und Adnexen, sollten sicher bildgebend erkannt sowie von benignen und malignen Läsionen differenziert werden.
- Spezifische Befunde, wie der Nachweis von Fett, Bindegewebe bzw. Blutabbauprodukten in der MRT, erlauben meist eine spezifische Diagnose. Neuere Techniken wie DWI und KM-Dynamik erhöhen dabei die Aussagekraft der MRT.
- Bei den gynäkologischen Malignomen steht neben der Diagnostik vor allem das Staging zur Therapieplanung im Mittelpunkt.
- Radiologisch detektierbare Parametrieninfiltration beim Zervixkarzinom, die Tiefe der Myometrieninfiltration beim Endometriumkarzinom oder die exakte Beurteilung der Lokalisation und

Ausdehnung der peritonealen Aussaat beim Ovarialkarzinom sind wesentliche Informationen für die interdisziplinäre Patientenbetreuung.

Korrespondenzadresse

Prof. Dr. R. Forstner
Universitätsinstitut für Radiologie, Landeskrankenhaus Salzburg, Paracelsus Medizinische Privatuniversität
Müllner Hauptstraße 48, 5020 Salzburg, Österreich
R.Forstner@salk.at

Einhaltung ethischer Richtlinien

Interessenkonflikt. M. Meissnitzer, T. Meissnitzer und R. Forstner geben an, dass kein Interessenkonflikt besteht.

Dieser Beitrag beinhaltet keine Studien an Menschen oder Tieren.

Literatur

1. Meissnitzer M, Forstner R (2011) Radiologische Diagnostik des Ovarialkarzinoms. Radiologe 51:581–588
2. Sala E, Rockall AG, Freeman SJ et al (2013) The added role of MR imaging in treatment stratification of patients with gynecologic malignancies: what the radiologist needs to know. Radiology 266:717–740
3. Levine D, Brown DL, Andreotti RF et al (2010) Management of asymptomatic ovarian and other adnexal cysts imaged at US: Society of Radiologists in Ultrasound Consensus Conference Statement. Radiology 256:943–954
4. Spencer JA, Forstner R, Cunha TM, Kinkel K (2010) ESUR guidelines for MR imaging of the sonographically indeterminate adnexal mass: an algorithmic approach. ESUR Female Imaging Sub-Committee. Eur Radiol 20:25–35
5. Spencer JA, Ghattamaneni S (2010) MR imaging of the sonographically indeterminate adnexal mass. Radiology 256:677–694
6. Imaoka I, Wada A, Kaji Y et al (2006) Developing an MR imaging strategy for diagnosis of ovarian masses. Radiographics 26:1431–1448
7. Mohagheg P, Rockall AG (2012) Imaging strategy for early ovarian cancer: characterization of adnexal masses with conventional and advanced imaging techniques. Radiographics 31:1751–1773
8. Moore WA, Khatri G, Madhuranthakam AJ et al (2014) Added value of diffusion-weighted acquisitions in MRI of the abdomen and pelvis. AJR Am J Roentgenol 202:995–1006
9. Thomassin-Naggara I, Balvay D, Aubert E et al (2012) Quantitative dynamic contrast-enhanced MR imaging analysis of complex adnexal masses: a preliminary study. Eur Radiol 22:738–745
10. Forstner R, Sala E, Kinkel K, Spencer JA (2010) ESUR guidelines: ovarian cancer staging and follow-up. Eur Radiol 20:2773–2780
11. Coakley FV (2002) Staging ovarian cancer: role of imaging. Radiol Clin North Am 40(3):609–636
12. Tsili AC, Tsampoulas C, Charisiadi A et al (2008) Adnexal masses: accuracy of detection and differentiation with multidetector computed tomography. Gynecol Oncol 110(1):22–31
13. Prakash P, Cronin CG, Blake MA (2010) Role of PET/CT in ovarian cancer. AJR 194:464–470
14. Forstner R, Kinkel K (2007) Adnexal masses: characterization of benign ovarian lesions. In: Hamm B, Forstner R (Hrsg) MRI and CT of the female pelvis. Springer, Berlin Heidelberg New York, S 197–232
15. Lee JH, Jeong YK, Park JK, Hwang JC (2003) „Ovarian vascular pedicle" sign revealing organ of origin of a pelvic mass lesion on helical CT. AJR Am J Roentgenol 181(1):131–137
16. Chen VW, Ruiz B, Killeen JL et al (2003) Pathology and classification of ovarian tumors. Cancer 97(supplement 97):2631–2642
17. Michielsen K, Vergote I, Op de Beeck K, Amant F et al (2014) Whole-body MRI with diffusion-weighted sequence for staging of patients with suspected ovarian cancer: a clinical feasibility study in comparison to CT and FDG-PET/CT. Eur Radiol 24:889–901
18. Höhn AK, Einenkel C, Horn LC (2014) Neue FIGO Klassifikation des Ovarial-, Tuben- und primären Peritonealkarzinom. Pathologe 35:322–326
19. Chung BM, Park SB, Lee JB et al (2015) Magnetic resonance imaging features of ovarian fibroma, fibrothecoma, and thecoma. Abdom Imaging 40:1263–1272
20. Kido A, Togashi K, Koyama T et al (2003) Diffusely enlarged uterus: evaluation with MR imaging. Radiographics 23:1423–1439
21. Trumm CG, Napoli A, Clevert DA, Stahl R et al (2013) MR gesteuerter fokussierter Ultraschall. Radiologe 53:200–208
22. Colombo N, Preti E, Landoni F et al (2011) Endometrial cancer: ESMO Clinical Practice Guidelines for diagnosis, treatment and follow-up. Ann Oncol 22(6):35–39
23. Frumovitz M (2015) Invasive cervical cancer: Epidemiology, risk factors, clinical manifestations, and diagnosis. http://www.uptodate.com. Zugegriffen: 10.09.2015
24. Okamoto Y, Tanaka YO, Nishida M et al (2003) MRI of the uterine cervix: imaging – pathologic correlation. Radiographics 23:425–445
25. Noel P, Dube M, Plante M, St-Laurent G (2004) Early cervical cancer and fertility saving treatment options: MR as a tool in patient selection and follow-up treatment modality. Radiographics 34:1099–1119
26. Balleyguier C, Sala E, Cunha TM et al (2011) Staging of uterine cervical cancer with MRI: guidelines of the European Society of Urogenital Radiology. Eur Radiol 21:1102–1110
27. Rockall AG, Ghosh S, Alexander-Sefre F et al (2006) Can MRI rule out bladder and rectal invasion in cervical cancer to help select patients for limited EUA? Gynecol Oncol 101(2):244–249

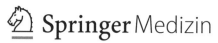
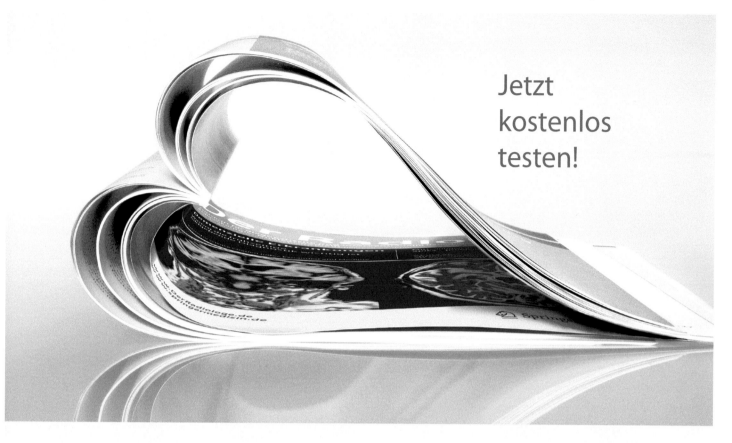
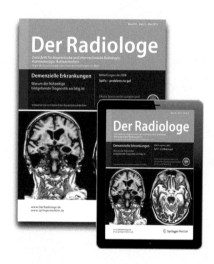

Printed in the United States
By Bookmasters